轻轻松松话健康丛书

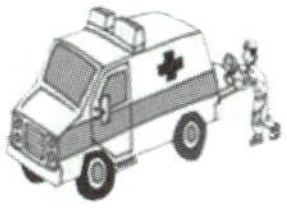

# 家庭医生

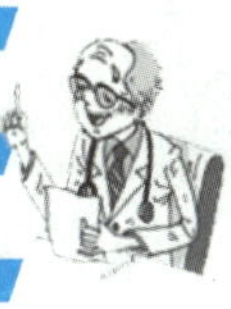

JIATING YISHENG


主 编 李 青

副主编 潘兴乾 邢金芳 吴庆民 毕永梅 洪永富

编 委 陈海燕 陈 静 崔海游 高竹青 缪 莉 任德玲 宋 涛 王 瑾 王 军 夏 杰 张 洁 周楠楠 周 琼




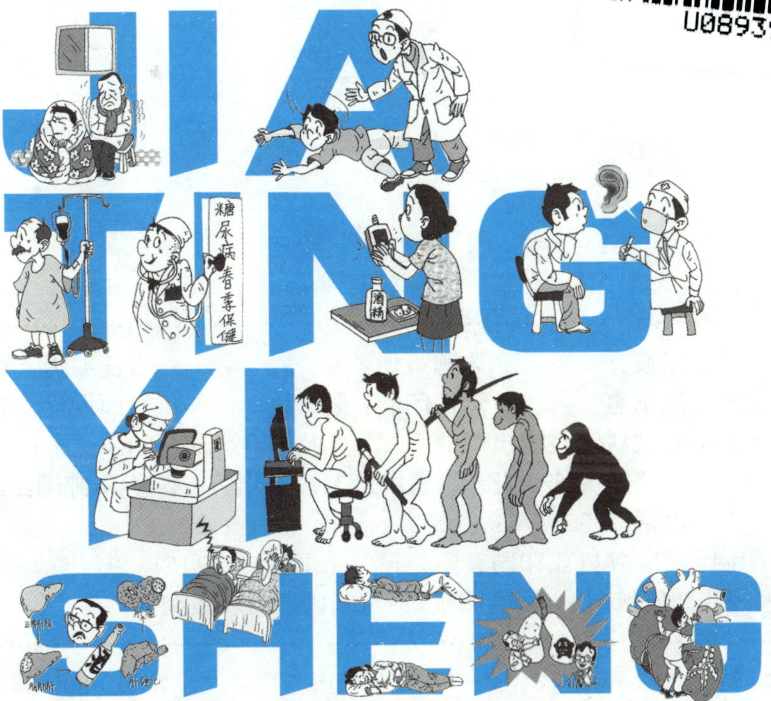



时代出版传媒股份有限公司

安徽科学技术出版社

**图书在版编目(CIP)数据**

家庭医生 / 李青主编. --合肥:安徽科学技术出版社,2016.9(2025.6 重印)

(轻轻松松话健康丛书)

ISBN 978-7-5337-6398-5

Ⅰ.①家… Ⅱ.①李… Ⅲ.①家庭医学-基本知识 Ⅳ.①R4

中国版本图书馆 CIP 数据核字(2014)第 194256 号

家庭医生　　主编　李青

出 版 人:王筱文　　选题策划:吴　玲　　责任编辑:吴　玲

责任校对:戚革惠　　责任印制:梁东兵　　封面设计:朱　婧

出版发行:安徽科学技术出版社　　http://www.ahstp.net

(合肥市政务文化新区翡翠路 1118 号出版传媒广场,邮编:230071)

电话:(0551)63533323

印　　制:河北晔盛亚印刷有限公司　　电话:15811513201

(如发现印装质量问题,影响阅读,请与印刷厂商联系调换)

开本:710×1010　1/16　　印张:16.5　　字数:305 千

版次:2016 年 9 月第 1 版　　2025 年 6 月第 5 次印刷

ISBN 978-7-5337-6398-5　　定价:88.00 元

# 前　言

随着社会老龄化问题的日益严重，健康已被越来越多的中老年人所关注。什么是健康？简单地说，健康就是拥有强壮的体魄，能抵御各种疾病的侵袭；深层次地说，健康还包含健全的精神状态，良好的心理调节能力。因此，提升自我保健意识，培养健康的生活习惯，必将成为越来越多的中老年朋友的追求。

近年来，安徽益寿文化传媒有限公司出版的《益寿文摘》报畅销全国，影响力大，已发展成为“中国报业领军品牌”“中国老年健康报业龙头报纸”，“益寿文摘”注册商标也被评为“中国驰名商标”。其传授的医学养生保健知识，引领众多中老年人形成了健康的生活方式，解除了无数读者的病患。为惠及全国中老年朋友，《益寿文摘》报社特组织多名医学专家，从《益寿文摘》报中遴选精华，编撰了这套《轻轻松松话健康丛书》。

本套丛书共计100余万字，分《家庭医生》《运动养生》《食疗养生》《中医验方》四个分册。丛书图文并茂、通俗易懂，集科学性、知识性、趣味性、实用性于一体，旨在帮助中老年人正确认识疾病，制订正确、合理的膳食及运动计划，采取科学、有效的治疗方法，寻找最适合自己的保健方式，从而享有高品质的生活。不过需要说明的是，书中介绍的内容仅供读者朋友诊断、治疗疾病时参考，如果身体不适，患者还是要及时去医院诊治。

希望本套丛书能为您开启健康长寿之门，陪您共度瑰丽夕阳人生。由于编者时间及水平有限，丛书难免存在不足之处，敬请广大读者批评、指正，以便再版时修订。

编者

2016年5月

# 目　录

## 第一篇　医学专家详谈病

## 第二篇 疾病发作与预防

## 第三篇 疾病治疗与护理

## 第四篇 疾病与健康杂谈

## 第五篇　合理用药须牢记

## 第六篇 检查体检要合宜



## 第七篇 疾病预警莫忽视

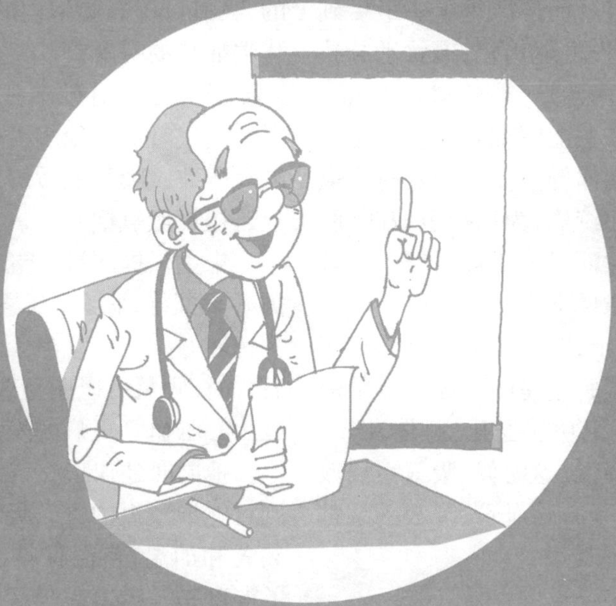

# 第一篇

## 医学专家详谈病

## 科学补氧才健康

### ——解放军第一一七医院心内科朱志军主任谈吸氧

杭州的赵奶奶有心绞痛病史，最近走路时间稍微长些就感觉胸痛、心慌。她听说吸氧能改善这些症状，就买了个氧气包，天天在家里吸。但是，头晕、心慌的症状非但没减轻反而还严重了。最后到医院检查，医生告之赵奶奶：冠状动脉狭窄严重，需要手术治疗。

解放军第一一七医院心内科朱志军主任表示，定期保健吸氧或病发时吸氧可预防或缓解心绞痛，为治疗争取时间。但患者不能因此而过分依赖吸氧，忽视在专科医生的指导下进行治疗。

俗语"氧气足，则百病消"。许多老年人一活动就气喘，这是因为随着年龄的增长，身体各组织功能退化，身体获氧、储氧能力大大降低。这时候，吸氧可以改善气喘症状，对于心脑血管、呼吸系统都大有好处。

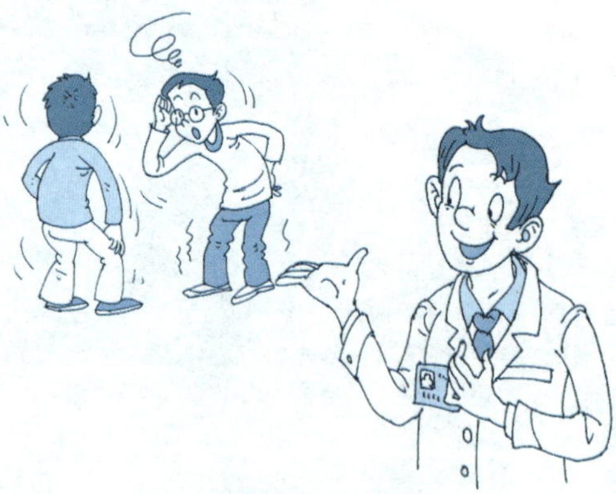

吸氧对哮喘有很好的治疗作用。哮喘是由于支气管痉挛、气管炎症等情况，使肺泡与外界的换气功能减弱而引起的，吸氧可提高肺泡内的氧浓度，有助于哮喘症状的缓解。

吸氧还可有效治疗肺源性心脏病、慢性支气管炎。很多类似病例皆因严重缺氧所致，吸氧能缓解患者缺氧症状和显著提高血氧饱和度。

朱主任提醒说，老年人吸氧时间点需要掌握好，临睡前、早起后、运动前后都比较好。特别是冬天老年人晚上睡不着觉时，吸氧可以明显改善睡眠质量，并减少心脑血管疾病的发病概率。

他同时建议：氧气浓度不宜过高，否则可能导致氧中毒，吸氧最好经过湿化装置和加温，室温保持 37℃和 95%以上的湿度是呼吸道黏膜系统正常工作的必要条件；尽量使用一次性导管；室内禁止吸烟，禁止点火，以防爆炸；在连接湿化瓶时，两根玻璃管切勿颠倒，否则会导致老年人窒息；老年人饮水或进食时，应暂停吸氧，待结束后再给氧。

（陆桂芳/文）

# 中老年人怎样预防血脂异常

## ——心血管病专家胡大一支招

高血脂与心脑血管病的发生、发展密切相关。许多心脑血管病患者血液中胆固醇和甘油三酯的含量较正常值显著增高，且伴有脂质代谢紊乱。因此，积极防治高脂血症，对于防治心脑血管病至关重要。日前，记者采访了著名心血管病专家胡大一教授，请他讲一讲如何预防高脂血症。

### 血脂异常是怎么回事？

血脂是血液中胆固醇、甘油三酯和类脂的总称。其中对心脑血管疾病意义较大的是胆固醇和甘油三酯。

胆固醇是一种软的脂肪样物质，存在于血液及身体所有的细胞中，是构成细胞膜和一些激素的重要成分，机体组织的许多重要功能都离不开胆固醇。身体通常每天可自己产生1 000毫克的胆固醇，多数在肝脏生产。另有100~500毫克是从食物中直接获取的。虽然胆固醇是健康机体的组成部分，但是如果血液中胆固醇过多，就成为一个严重问题，因为它是导致心脑血管疾病的主要因素之一。

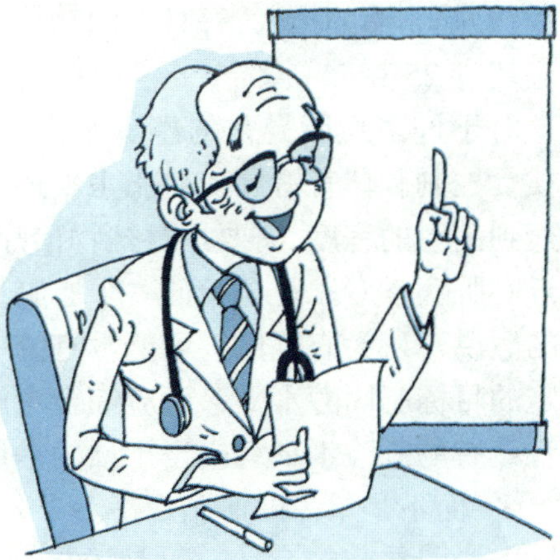

胆固醇从血液移动到细胞中，需要有特殊的载体，称为脂蛋白。人体内有许多种脂蛋白，有两种人们应该了解，就是低密度脂蛋白（LDL）和高密度脂蛋白（HDL）。

每一个年龄在20岁以上的人，都应了解自己的血脂水平，正常人每5年检查一次。血脂的检查项目最好包含以下内容：总胆固醇（TC）、低密度脂蛋白胆固醇（LDL-C）、高密度脂蛋白胆固醇（HDL-C）及甘油三酯4个项目。如果不能测4个项目，至少要测总胆固醇和高密度脂蛋白胆固醇。对于有心脑血管疾病的患者或有其他危险因素如高血压、吸烟等，就需要更加频繁地检测血脂。

### 血脂多高算是异常？

胡教授提示：

（1）如果没有冠心病及其他血管性疾病，没有糖尿病，只有1个或没有危险因素，那么低密度脂蛋白胆固醇应小于4.65毫摩/升（160毫克/分升）。

（2）如果没有冠心病及其他血管性疾病，没有糖尿病，只有2个或以上危险因素，那么低密度脂蛋白胆固醇应小于

3.36毫摩/升(130毫克/分升)或小于2.59毫摩/升(100毫克/分升)。

(3)如果有冠心病、其他血管疾病和/或糖尿病,那么低密度脂蛋白胆固醇应小于2.59毫摩/升(100毫克/分升)。最为重要的是低密度脂蛋白胆固醇越低,患冠心病的风险就越低。如果你需要降低低密度脂蛋白胆固醇,那么医生会开一个适合你的“治疗性的生活方式改变”处方。如果经过生活方式的改变不能使低密度脂蛋白胆固醇降到满意水平,就要接受药物治疗。药物配合饮食控制和运动,一般可将血脂降到满意水平。

在年轻人(男性20~35岁,女性20~45岁),如果低密度脂蛋白胆固醇大于或等于3.36毫摩/升(130毫克/分升),就应该进行生活方式的改变。如果低密度脂蛋白胆固醇大于或等于4.91毫摩/升(190毫克/分升),应考虑接受药物治疗。高密度脂蛋白携带血液中1/4~1/3的胆固醇。一些专家认为,高密度脂蛋白可将胆固醇从动脉带到肝脏,从而减轻脂质在动脉壁的沉积。此外高密度脂蛋白还能将过多的胆固醇从动脉粥样斑块中移走。因此高密度脂蛋白的含量越高,发生心脑血管疾病的风险就越低。如果高密度脂蛋白大于1.55毫摩/升(60毫克/分升),被认为具有抵御心脑血管疾病发生的作用。相反,如果高密度脂蛋白小于1.03毫摩/升(40毫克/分升),那么发生心脑血管疾病的风险将显著增加。有一些方法有助于提高高密度脂蛋白水平:戒烟、保持合适的体重、每日活动30~60分钟等。高甘油三酯血症的患者往往伴有低的高密度脂蛋白水平。孕激素、类固醇及雄激素有降低高密度脂蛋白的作用。雌激素有升高高密度脂蛋白的作用。

在生活中,应采取哪些预防措施?

胡教授介绍说,健康的饮食对血脂异常患者会有帮助。

(1)多吃蔬菜和水果。

(2)多吃谷类食物,包括粗粮。

(3)每周应至少吃2次鱼。

(4)可食用无脂或低脂奶制品、豆制品、去皮的禽肉、瘦猪肉。

(5)应该保持一定量的活动,以消耗体内过多的热量。要减轻体重,需要使每日消耗的热量多于摄入的热量,运动是最好的方法。

(6)限制高热量、低营养食物的摄入,这包括许多添加糖的食品和饮料。

(7)限制高饱和脂肪酸、高胆固醇食物的摄入,例如全脂奶粉制品、肥肉、蛋黄等,均含有较高的饱和脂肪酸或胆固醇。

(8)每日食盐摄入量应小于6克。

(9)限制酒的摄入,每日纯酒精摄入不应超过25克。

对于许多血脂异常的患者来说,光靠饮食控制和体育锻炼,血脂水平还不能达到满意的程度,需要进行药物治疗。最近心脏病学专家正在验证一个心脏保护的假说,认为心脏保护可能没有统一固定的目标胆固醇水平,而应综合考虑患者具有的危险水平;应当干预的是危险水平,而不是单一的血脂水平。

(曹玉祥/文)

# 严冬怎样防治中风

## ——心脑血管病专家洪昭光谈防病

中风又称“脑卒中”，是脑血管病。它因起病急、来势猛、变化快，像风一样“善行数变”“变化莫测”而类比名为“中风”。据统计，我国中风发病率高，死亡率亦在75%~80%。即使没有危及生命，也有75%以上患者丧失劳动能力和生活自理能力。我国著名心脑血管病专家洪昭光教授日前在接受记者采访时指出，每年12月份至次年3—4月份为脑血管病的高发期，中老年朋友应掌握科学防治中风的知识。

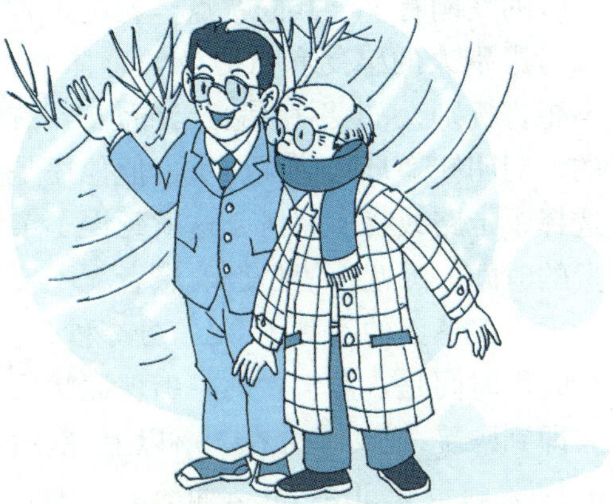

### 寒冷季节为什么容易发生脑血管病呢?

洪教授说，这是因为低温可使体表血管弹性降低，外周阻力增加，血压升高，进而导致脑血管破裂出血。寒冷的刺激还可使交感神经兴奋，肾上腺皮质激素分泌增多，从而使小动脉痉挛收缩，增加外周阻力，使血压升高，导致脑出血。寒冷还可使血液中纤维蛋白原的含量增加，血液黏稠度增高，促使血液凝固，因而引发脑血栓的形成。对于有脑血管病危险因素的人群来说，在冬季注意保暖，对预防中风是很重要的。

### 发生中风怎么办?

洪教授回答说，一旦发病也没关系，就是千万别耽误。真正出现典型的脑血管病时，到达医院的时间越早越好，原则上在6小时之内，发病后不延误就诊，这非常重要。应该重点注意两件事，第一件事是千万别紧张，不要动，就地卧倒，越紧张耗氧越多，越动耗氧越多。第二件事是一定别自己去找医生，要让医生来救你。如果你自己去找医生，上楼、下楼都是很危险的。

对于脑血管病患者来讲，时间就是生命。20世纪80年代一项流行病学研究表明，国外的人患病上医院很快，而我们就很慢，这是为什么呢?后来发现，其实北京急救车接到报警后，会迅速来到患者家里。但是人们得病以后，往往先琢磨我得的是什么病?我要不要上医院呢?挺一挺行不行?喝点水，找家属问问，你看我该不该上医院?绕一圈，耽误了及时就医。所以，有病赶快打120或者找医院，一动不动，安安静静躺着，预后就能大大改善。

洪教授指出，很多因为延误治疗所导致的案例有一个共同特点，就是患者太考虑别人的感受和自己的情感体验，不想打扰别人，也不相信自己的判断。有的人明明知道自己情况严重，但他还是选择了走路或骑车就医，这就延误了宝贵的时间。因此，一旦发病，患者就不要考虑太多情面的问题了，要争分夺秒，这个时候时间是非常宝贵的。出现症状后立即到医院，成功率会在70%以上；拖后6小时，就只有50%~60%；如拖了6小时以上，治愈率只有30%左右；12小时以后，成功救治的概率就非常低了。因此这个时候，每一分钟都是宝贵的，每一分钟都不能拖。除了患者自己保持高度警觉以外，现在很多医院也都设有绿色通道，心脑血管病患者发病时，可以不用排队、挂号，这就为患者赢得了宝贵的时间。

## 怎样早期发现中风的发病信号？

洪教授提醒，在预防方面，平时要关注脑血管病的发病信号。

(1)经常性头痛、头晕、耳鸣、视物不清、眼前发黑。

(2)睡眠差，梦多，或感觉老是睡不醒，醒后又很累。

(3)舌头发麻、发僵，说话不利索。

(4)手发抖、发颤，做一些日常基本动作都感到困难，如穿针、扣扣子等。

(5)腿脚、手指尖或手指发麻，摸东西没有感觉，洗手、洗脚感觉不出水的冷热。

(6)嘴角常感到湿润或控制不住地流口水。

(7)思维缓慢、反应迟钝、记忆力减退、注意力不集中。

(8)会莫名其妙地跌跤。

(9)看什么都不顺眼，对人、对事无原因发火。

(10)难以控制自己的情绪，经常性地哭或笑。

以上10点对早期发现中风很有帮助，大家一定要牢记，以外，一旦发病应立即就医为拯救生命赢得宝贵时间。

（曹玉祥/文）

## 心脏支架，架不出健康好心脏

——心血管病专家胡大一谈

眼下，医学新技术的滥用，已经成为一个全球普遍现象。前不久，国际上最权威的临床医学杂志之一的美国《新英格兰医学杂志》刊登了一项最新研究，指出在接受冠脉造影（以下简称“冠造”）检查的美国人中，有 1/5 是“非必须”的；美国有近半数不该放心脏支架的人被放了支架。这是关于过度医疗的一项最新数据。

我国著名心血管病专家胡大一教授指出，我国也存在滥用心脏支架的情况。

胡教授指出，心脏支架虽是一次性的，但放置不合理的支架给患者造成的伤害却是终身性的，它会给患者带来精神压力、药物不良反应、进行其他手术时的不便等。他说，我国目前用的心脏支架几乎都是药物支架，与裸支架相比，不仅价格更高，安放后更要吃 1 年的氯吡格雷，终身服用阿司匹林对抗血栓，这两种药物会刺激胃肠道，还会带来出血风险。

胡教授认为，作为心血管疾病的防治专家，其任务应该是尽快探索出如何进行早期干预、降低心血管疾病的发病率和致残率，总之要把疾病预防、生活方式的干预放到心血管疾病的防控首位。心血管疾病的预防、治疗和康复应坚持“尽早、综合、适度”三大原则。应该从强调疾病诊断、看重短期疗效、追求治疗药物研发和技术更新，转变到关注危险因素防控、着眼危险分层和预后评估，全面、规范疾病管理，实现患者的长期获益。

“尽早”是指心血管疾病的预防“越早越好”。有研究发现，对于老年人、糖尿病和心脏病患者，即使应用了多种治疗手段，包括强化降压治疗和多重危险因素干预，即使放了支架，发生心血管事件的风险仍很高。所以，对心血管疾病的预防应当是“越早越好”。

“综合”是指心血管病的管理已从控制单一的危险因素，扩大到控制总的心血管危险。比如，高血压常与血脂紊乱、糖尿病、肥胖和吸烟等多项危险因素有协同作用，共同促使心血管疾病发生。因此，不应孤立地看待某一种危险因素，比如治疗高血压就应与患者的整体治疗一并考虑，以达到更全面、整体地控制心血管危险的目的。严格管理血压的同时还应关注其他危险因素的综合管理，这已成为高血压综合防治的趋势。

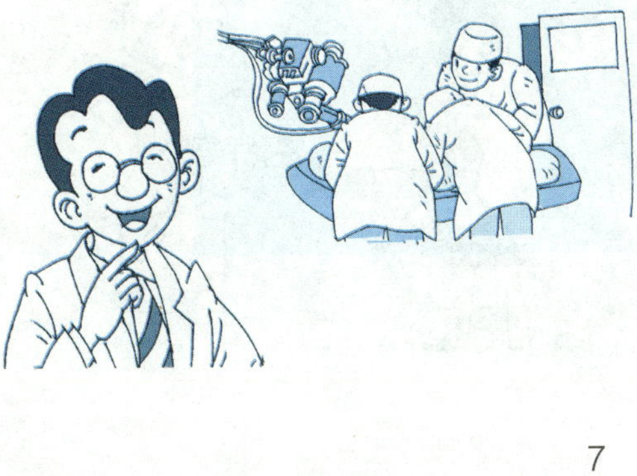

“适度”是指心血管病的治疗要适当。已有明确证据表明，积极控制各种包括高血压、糖尿病和高脂血症在内的危险因素可以预防心血管病。但为进一步降低心血管危险，更大程度地改善预后，指标“越低越好”或“低一些更好”甚至一度成为心血管疾病防治的“主旋律”。胡教授认为，应合理、认真地应用并遵循疾病诊断和治疗的现有证据和指标，不要一味追求新技术和新奇的想法，这将对提高医疗质量，保障公众健康产生更重要的影响。

（刘京徽/文）

## 血压高容易伤听力

——高血压病专家张卓伯教授说

近日，日本老年医学会公布的一组数据显示，日本65岁以上的老年人中，患有听力障碍的人数将达到1 500万，其中，患有高血压、脑梗死及心脏病的人是“主力军”，其出现耳背的概率比正常人高出许多，尤其要注意。

哈尔滨医科大学附属第四医院高血压病专家张卓伯教授说，临床证实，高血压病患者确实容易出现耳鸣、耳聋症状，这是因为高血压引起的动脉硬化影响了内耳的血液供应，使听神经的功能发生了退行性改变；且很多高血压病患者同时伴有血脂异常，这会引起内耳脂质沉积，过氧化脂质增加，直接导致内耳毛细胞损伤，血管萎缩，供血不足，进而影响听力。

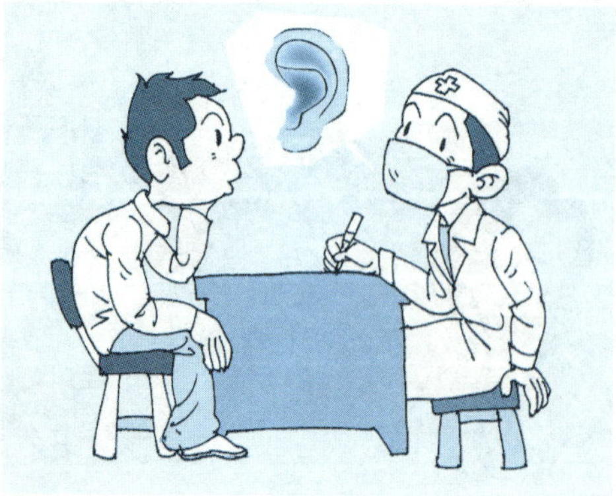

专家建议，积极治疗高血压、高血脂、脑动脉硬化及糖尿病，对防止微循环障碍、延缓老年人听力减退的速度非常重要。除了进行及早治疗外，患者要注意饮食调理，少吃高脂肪食品，尤其是动物内脏，多吃有降脂作用的食物，如大豆、蘑菇、大蒜、洋葱、生姜、深海鱼、坚果等。同时，生活中要注意爱护耳朵、保护听力，具体包括：尽量减少噪声对听力的干扰，家里的电视机、收音机音量不要开太大，少到喧闹的场合去；不要用耳勺、火柴棒等挖耳朵，以免碰伤耳道引起感染、发炎，甚至弄破鼓膜；慎用链霉素、庆大霉素、卡那霉素等抗生素，不要一次用过量，或者服用时间过长；多按摩耳垂后凹陷处翳风穴，可增加血液循环、保护听力；控制情绪，避免情绪波动，保持愉快心情。

（岳金凤/文）

## 打胰岛素，胖人多动瘦人少动

### ——中华医学会糖尿病学分会前任主任委员杨文英说

小林前不久因为吃得多、尿得多、口渴和严重消瘦被医院诊断为2型糖尿病。由于他血糖过高，医生让他住院，先打一阵胰岛素。一天，小林听见医生嘱咐一位即将出院的患者："回去要多活动啊，别老坐着。"小林记在心里，一有机会就去医院的花园里快走，结果有一天晕倒了，幸亏被发现得及时，后果不严重。医生告诉小林，运动要谨慎，否则易发生低血糖。小林很困惑，问医生："都是打胰岛素的患者，你为啥嘱咐别人多动，却让我少动呢?"医生说："原因就在于，那个患者胖，而你瘦。"

中华医学会糖尿病学分会前任主任委员、卫生部中日友好医院内分泌代谢中心主任杨文英教授告诉大家，即便都是需要打胰岛素的2型糖尿病患者，是否要加强运动也要因人而异。

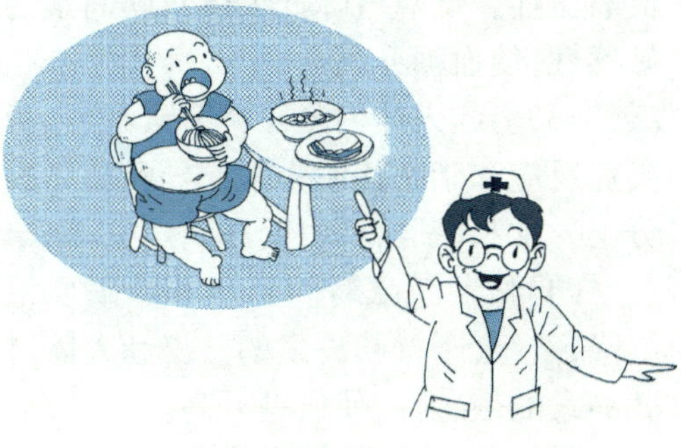

以患者小林为例，有典型的"三多一少"症状，而且体形很瘦，说明他体内的胰岛素分泌量严重不足，需要补充外源性胰岛素来纠正体内的代谢异常。由于胰岛素降低血糖的效率极高，能迅速把血糖从几十降到正常以下，而运动也具有降糖的功效，所以，两者叠加很容易导致低血糖。

身体肥胖的2型糖尿病患者，则存在程度不等的胰岛素抵抗，即身体对胰岛素不敏感，打胰岛素是为了纠正胰岛素的相对不足。运动不但具有降低血糖的作用，还能提高身体对胰岛素的敏感性，因此非常适合较胖的患者。"对于肥胖的2型糖尿病患者，我们一般先嘱咐他运动减肥，如果通过运动等生活方式调整，再加上口服药，血糖依然控制不住，才会用胰岛素。打上胰岛素的患者，如果积极参与运动，能够减少胰岛素的用量。"杨文英教授说。此外，打胰岛素的胖人加强运动，还能避免因治疗带来的体重增加。

最后，杨文英教授强调，凡事不能走极端：鼓励胖患者运动，不等于可以随时随地、大运动量地活动，应在餐后30分钟至1小时运动，宜选择轻、中度的有氧运动，如走路、慢跑、做哑铃操等，每次不少于30分钟；瘦患者也不是说绝对不能动，饭后散散步、活动一下筋骨，对身体也是有益的。

（张彤/文）

## 打鼾：糖尿病危险因素
——呼吸内科主任医师高和指出

打鼾俗称“打呼噜”，常常伴有阻塞性睡眠呼吸暂停综合征（OSAS）。阻塞性睡眠呼吸暂停的主要特征是，人在睡眠中反复出现由于上呼吸道阻塞而导致的呼吸停顿现象，会引起睡眠质量下降和间断低氧，进而损害多种器官。

越来越多的研究和临床实践表明，睡眠呼吸暂停与2型糖尿病之间的关系密切。来自国际糖尿病联盟的报告数据显示：睡眠呼吸障碍患者得糖尿病的风险是一般人的2.5倍以上，有58%的睡眠呼吸障碍患者患有糖尿病；阻塞性睡眠呼吸暂停综合征患者中，糖尿病的患病率大于40%，而糖尿病患者中，有23%以上的人同时伴有阻塞性睡眠呼吸暂停综合征。而且，睡眠呼吸暂停程度越严重，患糖尿病的概率越大。

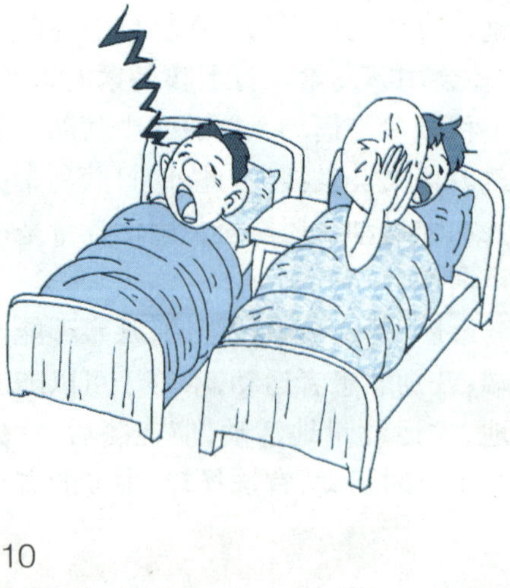

打鼾为何成糖尿病的危险因素？中国人民解放军空军总医院副院长、呼吸内科主任医师高和指出，打鼾之所以成为糖尿病的危险因素，可能有以下四方面的原因：

（1）睡觉时出现呼吸暂停，让人感到喘不过气，容易被“憋醒”，结果导致整晚一直处于入睡和“憋醒”的交替过程中，有时有数百次，这时人体的交感神经也跟着兴奋起来，血糖就会随之升高，长期如此，会增加患糖尿病的风险或使原有的糖尿病恶化。

（2）人体的代谢过程必须有氧气参加，而人体本身氧的储备很少，必须不断从空气中获取。频繁的睡眠呼吸暂停，导致呼吸气体交换不足，就会出现间歇性低氧血症，低氧可降低人体对胰岛素的敏感性，使血糖升高。

（3）引起人体内分泌调节紊乱、全身炎症反应和脂肪代谢失常，导致胰岛素分泌异常和肥胖，诱发糖尿病。

（4）长期睡眠时间不足和睡眠质量下降，也会干扰胰岛素的分泌和人体对胰岛素的敏感性，使血糖升高。

正是因为打鼾与糖尿病之间有“亲密关系”，所以经常打鼾的人一定要做常规的糖尿病筛查。此外，打鼾必须早发现、早治疗。

（瞿晟/文）

## 面瘫了，别用冷水洗脸

### ——西安市中心医院神经内科狄政莉主任医师提醒

近日，记者从西安市各大医院获悉，初夏，一些身体免疫力低下的人尤其是老年人、糖尿病患者发生面瘫的情况有所增加。这种在民间俗称“歪嘴巴”的病因严重影响外表而令人心生恐惧。如何才能远离面瘫的突然“侵袭”呢?记者近日采访了西安市中心医院神经内科狄政莉主任医师。

### 夏天贪凉吹风易面瘫

狄政莉主任医师介绍，面瘫是一种周围性面神经麻痹的疾病。患者往往是突然就“瘫”了，比如正说着话或者吃着东西，或者刚起床，就出现口眼歪斜、一侧面肌瘫痪、眼睑不能闭合、流泪等症状，十分痛苦。

目前面瘫病因尚未完全明确，诱发因素可能为风寒、病毒感染和自主神经功能不稳。“夏天有的人贪凉猛吹风扇、空调易致面瘫。”

### 防风强体是关键

我国传统医学认为，“虚邪贼风，避之有时”。“避之有时”，是说对自然界能致人生病的风邪要及时躲避。比如过堂风，最易使人生病，因此切不要在穿堂、过道等处久留，更不能在此处睡眠。

狄政莉主任医师提醒，年老体弱、病后、过劳、酒后及患有糖尿病、关节炎、神经痛等慢性疾病者，尽可能不要迎风走。晚上睡觉应注意避免夜间凉风入侵。坐车也要注意少开窗吹风。早出晚归骑摩托车和电动车上下班的市民可以佩戴头盔、口罩，穿风衣。

另外，面瘫发生前，有相当一部分患者存在身体疲劳、睡眠不足、精神紧张及身体不适等情况。专家建议，防止面瘫平时还要注意保持良好的心情，保证充足的睡眠，并适当进行体育运动，增强机体免疫力。

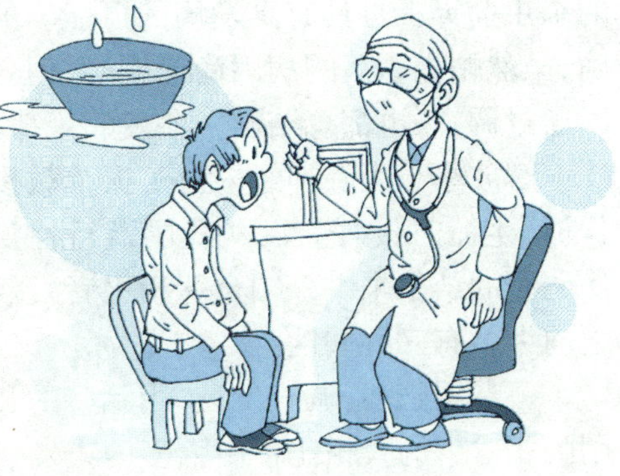

## 面瘫治疗拖不得

面瘫的早期治疗很重要，发病的最初 15 天内是最佳治疗期。面瘫虽不是大病，不会危及患者生命，但有一小部分患者由于治疗效果欠佳，丧失表情功能，影响美观和身心健康。因此如出现额纹消失、眼裂闭合不全、嘴角歪斜等状况要及时就诊。

## 抬眉眨眼助康复

一旦出现面瘫，患者应忌吃生冷、煎炸、油腻、易发以及刺激性食物。多食蔬菜、粗粮、黄豆制品、瘦肉等。保证充足的睡眠。减少电视、电脑、紫外线等光源刺激。注意保暖，头三天不宜洗头，不要用冷水洗脸。避免正面吹风。

自行按摩面部，锻炼面部肌群有助于面瘫的康复。如多做抬眉、眨眼、睁眼、鼓气、吹口哨、大幅度张口等表情动作。

（方琦/文）

# 三类人易得帕金森病

——解放军总医院神经内科王振福教授谈

近日，英国《柳叶刀神经病学》杂志刊登的一项最新研究称，夜间在睡梦中吓得大叫或大哭的人，5 年内更可能患帕金森病。芬兰科学家发现，很多帕金森病患者曾经生活在农村，接触过农业化学品，如杀虫剂、除草剂、化肥等。长期饮用生的井水，由于可能接触到渗入其中的杀虫剂等，也具有高发病的可能。的确，虽然帕金森病的病因尚未明确，但各国通过调查，也都总结出一些发病规律。

解放军总医院神经内科王振福教授告诉《生命时报》记者，从我国流行性疾病调查的结果来讲，帕金森病患者发病之前大多有三种共性。

一是用脑多。调查发现，用脑多的和用脑相对少的人相比，用脑多的人发病率高一些，容易得帕金森病。二是便秘者。帕金森病患者发病前，大多有睡眠障碍、嗅觉障碍、便秘、抑郁等情况。三是情绪问题。平常焦虑、抑郁的人，患帕金森病的概率更高。大约有 40%的帕金森病患者患病前情绪低落，30%有焦虑的情

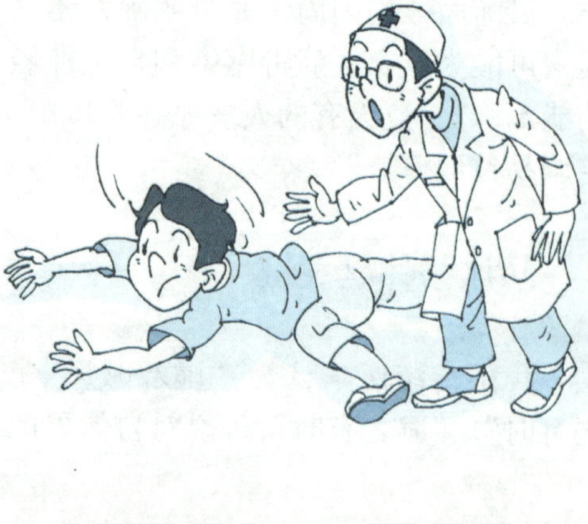

感障碍。除此之外，早期的帕金森病患者还会出现少动、强直、震颤等症状，晚期有姿势障碍、反射障碍等。

我国65岁以上人群中，帕金森病的患病率约为1.7%。随着我国老龄化的加剧，帕金森病的患病率将进一步攀升。对于我国帕金森病患者的治疗，中华医学会神经病学分会帕金森病及运动障碍学组组长、上海交通大学医学院附属瑞金医院神经科陈生弟教授指出，首先要采用药物治疗的手段对疾病予以控制，使用新一代的非麦角类多巴胺受体激动剂进行早期治疗，可让患者早期受益；另一方面，要从生活中的细节着手，为患者创造一个安全、舒适的家，并给予其更多关爱和照顾，全面提升患者的生活品质。

（郑丹/文）

## 气温升高，中风的危险性也升高

### ——神经外科专家李会忠主任医师答读者问

中风是中老年人的“杀手”，重则危及生命，轻则也会导致身体部分功能的丧失，给康复带来很大的困难。大多数人会认为中风多发生在寒冷的季节，夏天气温高时危险不太大。其实，当气温上升到一定程度时，中风的危险性也加大了。福建省第二人民医院神经外科李会忠主任医师在其多年的临床急救工作中发现，夏季高温时节中老年人的中风发病率也会有所上升。所以，在炎夏到来之际，有心血管病史的中老年人更要注意防暑降温。

### 问：什么季节是中风的高发期？

答：冬夏两季气温最冷和最热的时候，中风的发病率明显高于其他季节。因为寒冷的刺激使体内交感神经兴奋，血管收缩，血压升高，易导致原来已有病变的血管发生破裂、出血。夏季气温高，出汗多，使血液浓缩，血液黏稠，流速减慢，容易导致脑供血不足或脑梗死。所以老年人应注意冬季防寒保暖、夏季防暑降温。

### 问：为什么情绪剧烈变化，如大怒、大悲等，也会引发中风？

答：人在情绪剧烈变化时，体内会产生一些特殊的物质，如肾上腺素、儿茶酚胺、血管紧张素等，使血管痉挛、血压增高、血液凝固性增大，也就加速动脉硬化和血栓形成，从而诱发中风。所以有人在大怒之下当场发生中风。

### 问：什么是小中风，它会发展成中风吗？

答：小中风在医学上称为“一过性局灶性缺血发作”，发作时表现为一肢无力、单眼失明等。但只是一过性的，症状只持续几秒、几分钟或几个小时，但在24小时内可以完全恢复正常，不留后遗症。小中风虽然没有造成什么危害，但是它提示了脑血管内的病变，可发展成中风，或作为中风的先兆，应引起足够的警惕。老年人若出现小中风的症状，应及时去医院的神经内科检查，以防中风。

### 问：我今年65岁，不久前有一次突然右上肢麻木乏力，很快又恢复正常，这也是小中风吗？

答：这也是小中风的常见症状，如果伴有动脉硬化、高血脂、高血糖、高血压或心脏病，就更要注意预防可能发生的中风。

### 问：我有时口角周围有麻木感，或轻或重，这是什么原因？

答：老年人口角周围有麻木感，常提示有血管病变。口周的感觉神经是由椎-基底动脉分支供血的，供血不足可引起麻木症状，不能掉以轻心，应去医院就诊。

### 问：中风与高血压密切相关，我平时血压并不高，也会发生中风吗？

答：高血压导致的中风大多数是由于脑血管破裂所致的，称为“脑出血”，或称“出血性脑卒中”。但血压不高也可能发生中风，这种中风大多是缺血性脑卒中，即血栓堵塞了脑血管，这也称为“脑梗死”。所以血压不高的老年人同样也存在中风的危险性。

### 问：突然发生口眼歪斜就是中风吗？

答：不一定。单纯的口眼歪斜是面神经瘫痪所致的，并非脑血管的病变，所以不是中风。

### 问：中风后遗症能完全治愈吗？

答：目前的治疗要让中风患者完全恢复到中风前的水平十分困难。但这样说并不等于放弃对中风后遗症的治疗。一些中风后遗症患者经过药物治疗和功能锻炼，瘫痪的肢体功能有了不同程度的恢复和改善，生活质量也有所提高。因此，中风后遗症的患者不可丧失信心，要配合医生治疗，同时自己也要积极进行功能锻炼。

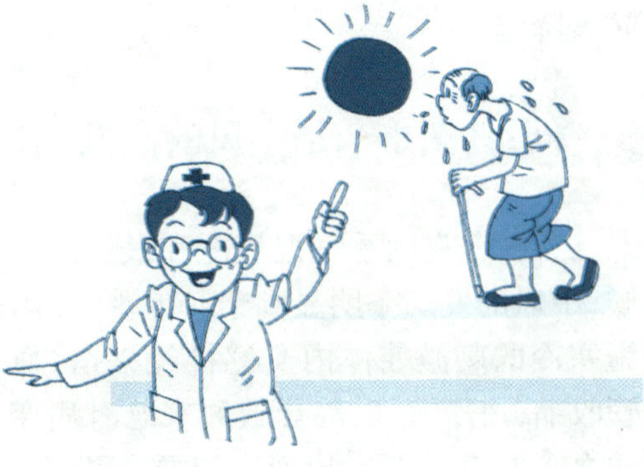

### 问：为什么说预防动脉硬化可防中风？

答：在中风的诊断方面，如今随着CT和磁共振成像的应用，已能十分有把握地鉴别出血性中风和缺血性中风，并确定病变的部位。但在中风的治疗方面，无论是内科疗法还是外科手术，都未能取得突破性进展。决定中风患者生死存亡和预后状态的最重要因素，仍是中风病变的部位和范围大小。因此，无论多先进的诊断和治疗都是被动的，而主动预防中风发生，减少、推迟其发展，才是最关键的。

医学专家认为，中风的发病基础是动脉硬化，只有防止动脉硬化的发生，才可能从根本上预防中风。专家建议，预防动脉硬化要从儿童开始，其关键仍是合理饮食、健康的生活方式、戒烟酒等。已有脑动脉硬化且有症状者，在老年期开始防治也不算晚。如能及时防止动脉硬化进一步发展与恶化，仍可减少中风发生的危险。

（黄民杰/文）

## 五大专家话卒中

### 60岁是重灾区

脑卒中筛查与防治工程自2009年启动以来，虽然取得重要阶段性成果，但与国家对慢病总体控制目标和人民群众日益增长的健康需求相比，还存在较大差距。2011—2012年脑卒中高危人群筛查信息数据分析显示，中国脑卒中患病率以每年8.1%的速度增加。且78%左右是缺血性脑卒中，60~64岁人群中脑卒中患病率最高，脑卒中发病呈年轻化发展趋势。严峻的现实应该让全社会认识到，防治脑卒中已经到了火烧眉毛的时刻。回顾2013年中国脑卒中防治工程成果数据，主要有以下几方面。

基地医院增至306家。我国已建立脑卒中筛查与防治基地医院306家，辐射县（区）级二级医院2353家，各级医疗机构总数与2010年相比增加约90%。

筛查门诊增3倍。与2010年相比，2013年全国基地医院中风预防/筛查门诊数目从44家增加到156家，卒中随访门诊由48家增加到150家。

救治能力大幅提高。通过基地医院建设，我国脑卒中救治工作逐渐走上规范化轨道。

（王陇德 国家卫计委脑卒中筛查与防治工程委员会副主任）

## 脑梗死治疗抓住发病后3小时

脑卒中一般分为脑梗死和脑出血两种，前者占70%~80%。脑梗死发生后3小时内尤其关键，静脉溶栓对其治疗立竿见影。如果及时送医并接受溶栓药物治疗，多数患者都能恢复工作或自理能力。时间就是大脑，时间就是生命。一旦超过3小时可能错过最佳时机，脑组织可因缺血时间过长出现偏瘫、失语等后遗症。

然而，脑卒中的溶栓手术在中国开展不容乐观，不仅基层医院开展十分困难，即使省级医院开展程度也比较低。

溶栓手术需要几个层面的支持，如果仅仅依靠一两个神经内科医生，根本无法开展。溶栓手术时效性强，必须做到各个环节的畅通，打破各个环节障碍。

（王金环　天津环湖医院院长）

## 心和脑要一起治

心血管病和脑血管病是发病率、死亡率都很高的两类疾病，两者也有很多共同的危险因素。心血管系统发生病变时，往往也伴随着脑血管病变。已有的证据充分表明，高血压、糖尿病、血脂异常、高半胱氨酸血症以及吸烟、酗酒等多种高危因素均可以同时引起心脑血管的异常，而当上述多种危险因素被纠正后，心血管风险下降的同时脑卒中的风险随之显著下降。

因此，做好上述疾病的救治和预防，在疾病发作前预防并尽力干预，避免出现可能的悲剧，心血管医生责无旁贷。在这个过程中，心血管医生应站在脑卒中防控的第一线。

（胡大一　北京大学人民医院心内科教授）

## 两种手段治疗颈动脉狭窄

目前，治疗颈动脉狭窄的手术主要有两种：颈动脉内膜剥脱术和颈动脉支架成形术。医生会根据病人的状况做出具体选择。比如说如病人偏胖、颈动脉狭窄的位置较高、脖子较短，手术视野暴露困难的话，支架是最好的选择；如果病人颈动脉狭窄很严重，大于95%，并且斑块很不规则、斑块表面凹凸不平或有溃疡，这种情况下放支架会有栓子脱落的风险，更适合做剥脱术。此外，当患者全身状况差，难以耐受全麻，要求手术时间短，放支架更适合；如果患者预期寿命长，病程长，适合做剥脱术。

（凌锋　首都医科大学宣武医院介入放射诊疗中心主任）

## 补叶酸，防卒中

高血压是脑卒中及冠心病发病及死亡的主要危险因素，因此，控制高血压是预防脑卒中的关键。

值得注意的是，血液内一种名为“同型半胱氨酸（Hcy）”的化学物质是让高血压患者发生脑卒中的“帮凶”。而在中国的高血压患者中，约75%的人伴有同型半胱氨酸升高，这些人也被称为“H型高血压患者”。大量流行病学研究和基因多态性研究均显示，高Hcy是心脑血管疾病尤其是脑卒中发生的重要独立危险因素。

中国人群的流行病学研究表明：由于我国人群特有的基因型和饮食习惯等造成的低叶酸摄入之间的共同作用，导致我国人群血浆Hcy水平显著高于国外人群。H型高血压的管理主要是对叶酸摄入量进行干预。研究表明，叶酸摄入量与Hcy水平呈负相关。

因此，降压联合降低Hcy的治疗方案，有可能成为我国脑卒中防治的重要措施。由于饮食习惯的差异，我国人群叶酸的缺乏要比欧美严重得多。也就是说，我国脑卒中的预防既要坚持控制传统5个风险因素（高血压、糖尿病、高血脂、吸烟、肥胖），同时也要结合中国的特点，通过补充叶酸，可以进一步降低这些H型高血压患者的脑卒中风险。

（霍勇　北京大学第一医院心内科主任）

（王艳/文）

## 治白癜风一定要有耐心

——第四军医大学西京医院皮肤医院主任医师高天文说

近年来患白癜风者似乎越来越多。第四军医大学西京医院皮肤医院主任医师高天文教授介绍，治疗白癜风如同种地，种子（黑色素细胞）被虫子完全破坏了，产生不了色素从而形成白斑。治疗首先要杀虫，使黑色素细胞有一个无虫子的生长环境，这期间还要平整土地、浇水、施肥，黑色素细胞再生后，逐渐“开花结果”产生黑色素，每一步都需要一个较长的过程。对于患者需要注意的事项并不多，关键是对治疗白癜风一定要有耐心，至于各种忌口等都是误导，另外，高天文教授也给出了几个确实需要注意的方面。

### 长时间暴晒诱发或加重病情

门诊现场：一位年仅5岁的患儿，刚开始只是下巴、额头有两块白斑。前段时间户外温度有时在三十七八摄氏度，孩子贪玩，没几天，身上到处都是。

高天文：虽说适当的阳光照射能够刺激黑色素细胞，使黑色素细胞功能增强，有利于白癜风的恢复，但这得有个“度”。长时间暴晒，会使黑色素细胞“受伤”，这个孩子就是这样的情况。

虽然可以适当晒晒太阳，却不能暴晒，特别是阳光强烈的时候，否则不利于本病的恢复。另外，还需要强调的是，在发展期暴晒可能会使原有的白斑面积变大，恢复期甚至痊愈后长时间暴晒，也会使病情复发及加重。

## 应酬太多也会助长白癜风

门诊现场：25 岁的王先生，从事销售，之前已治好了 80%。由于工作需要，应酬较多，最近发展得特厉害。

高天文：治疗这个病久了，我们习惯叮嘱他们，一定要戒烟戒酒，坚持治疗。在接诊的患者中，有很大一部分患者都是之前治疗过，在病情稍微好转后，就又忙于工作了，等到病情发展严重，又来了。尤其像这位患者，年轻的上班族，多是各种原因迫于应酬，不得不抽烟喝酒的。

烟草和过多的酒精可以降低人体的免疫力，加重黑色素细胞的损伤，从而导致白癜风的病情加重。

## 坏情绪惹祸，白斑更“缠绵”

门诊现场：陈女士，31 岁，在所有复诊患者中，她的治疗效果可算倒数第一，经询问才知道最近因为夫妻关系比较紧张，心情特别不好。

高天文：在临床调查中，约 60%的白癜风患者有过精神创伤、压力过大、紧张，或过度劳累等。

患者在发病后会有担心、忧郁、焦虑、悲观等，再受到工作、学习等困扰，坏情绪就会更严重。这种“因郁致病”与“因病致郁”对白癜风及整个身体健康均有影响，女性则更为明显。所以，一旦得了此病要始终保持豁达顺畅的心情，以积极的精神状态投入到治疗中。

## 个体化治疗患者间别攀比

门诊现场：7 岁的患儿，左颈部白癜风已经好了 85%，但继续采用多种治疗方法色素均不再增多。

高天文：该患儿的白癜风是节段型，特别难恢复，让他停止治疗，只要不再发展，等十三四岁再来做个表皮片移植就痊愈了。

白癜风发病原因、类型等差异很大，治疗也各不相同。别人治疗效果很好的方法却不一定适合你。例如，对于另一位白斑已占体表 1/3 的 17 岁小伙，则要求他现在必须一周至少照 2 次窄谱中波紫外线，每月复诊调整用药。患者一定不要病急乱投医，要到正规的医院诊治。

（汪明/文）

# 大脑需要什么

## ——神经外科主任医师贺晓生教授谈护脑

中国医师协会小儿神经外科专家委员会副主任委员、陕西西京医院神经外科主任医师贺晓生教授通过手术，亲眼目睹过至少 2 000 人的大脑。结合大脑的爱好，他有很多护脑经验要和大家分享。

大脑喜欢色彩　平时使用有色笔或有色纸，能帮助记忆。贺晓生说，色彩会影响大脑的认知和分析能力，因此大人的世界不要总是黑白分明，可以学学孩子，多用五颜六色的东西。他自己平时最喜欢浅红和橘黄，这也是对人最有警示作用的两种颜色，能刺激大脑反应，提高注意力。贺晓生的家里，书房是凝重的棕色，客厅地板则是明快的浅色，每天置身其中，不知不觉中提高了思维能力。

大脑爱吃菠菜　大脑是一台珍贵而复杂的发动机，必须补充"优质燃料"。在贺晓生看来，"优质燃料"就是最新鲜的水果和蔬菜，比如菠菜，以及肥瘦搭配的新鲜肉类，最好是牛肉、羊肉和鱼肉。国外也有研究表明，多吃菠菜可以减少记忆力减退现象。相反，大脑"最差的燃料"就是含化学添加剂多的食物，比如罐头食品和方便面等含防腐剂多的食品，以及经嫩肉粉处理过的肉类。

大脑害怕缺水　大脑电解质的运送大多依靠水分。所以身体缺水的时候，人会头痛、头晕，无法集中注意力。贺晓生每天至少要喝 8 杯水，尤其两次手术间隙，一定要喝杯水，让大脑重新动起来。他建议，在做决定前或做用脑比较多的工作时，都多喝一点水。

大脑喜欢和身体交流　如果你躺着或靠着什么东西，身体很懒散，大脑就会认为你正在做的事情一点都不重要。贺晓生说，他思考问题时，喜欢手里把玩一样东西，或下意识地敲敲桌面，离开椅背坐姿端正，哪怕跷着二郎腿，都会让大脑

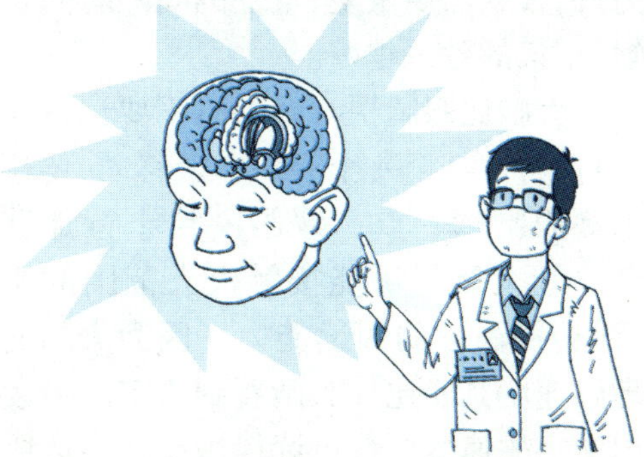

保持警觉。另外，散步或室内踱步是思考问题的好方式。美国《衰老神经科学前沿》杂志刊登的研究发现称，散步时人的推理能力会提高，散步还能防止大脑功能减退。

大脑喜欢动　在临床上，贺晓生看过一个 70 多岁老年人的大脑，发现他的脑回非常饱满，一点皱缩都没有。这样一些老年人，大多从事脑力劳动或艺术类工作，在晚年还不断工作，是所谓的"活跃人"。"玩能让你去动脑琢磨的游戏，是最好的脑锻炼方法。"贺晓生说，他最推荐打桥牌和适度地打麻将，也可以有意识地在晚上回忆一天的经历。但他反对脑筋急转弯等让人绞尽脑汁却百思不得其解的游戏，因为它的无逻辑并不会对大脑起到促进作用。此外，在压力很大的情况下过度用脑，会对大脑形成一定的损害。

大脑爱听自言自语　自言自语其实是一个人在对大脑说话，它是巩固记忆、修整认识的一个很好的方法。但最好多说积极的话。比如不要说"我怎么老是迟到"，最好说"明天我一定不会迟到"，鼓励自己，可增强大脑对这一想法的认知。

另外，大脑需要重复，重复的间隔时间越短，记忆的效果越好。

大脑比眼睛快　看书时不要让目光一行一行，甚至一个字一个字移动，要让书离眼睛远一点，双眼一目十行地移动，让大脑尽可能接触很大范围的文字，会提高你的阅读能力。因为大脑的理解速度其实比你眼睛看到文字、嘴读出文字的速度要快，读得慢反而会造成大脑怠工。

大脑需要氧气　大脑虽然只占人体体重的2%，但耗氧量却达全身耗氧量的25%。充足的氧气可以让大脑快速思考，而缺氧时，人会觉得没干什么活却非常疲惫、情绪善变、困得要命却睡不着。贺晓生说，他平时会多吃一些含铁食物，如猪肝、黑木耳等，因为铁能增强血红蛋白运输氧气的能力。此外，每1~2周到山里去呼吸一次高质量的氧气，而不是整天在城市里吞吐汽车尾气。

大脑喜欢宽敞的环境　在30平方米的办公室里办公的人，和在10平方米的办公室里办公的人，思维方式是不一样的。贺晓生说，大脑更喜欢宽敞的环境，视野开阔首先让人的心理不压抑，情绪好对大脑的思考会产生影响。其次，眼睛看到的东西越多，越能刺激大脑的思维。如果你经常身处狭窄的环境中，就要多去户外走走，解放大脑。

大脑需要休息　成人大脑集中精力最多只有25分钟，所以每工作20~30分钟，应该休息10分钟。对于贺晓生来说，工作累了，最喜欢的休息方式不是睡觉，而是听邓丽君的歌或《彩云追月》等悠扬的民乐。他说："用脑越多，消耗参与大脑运转的物质就越多，换一种用脑方式，可以让这种物质的来源增加，恢复大脑的思考能力。"

（张静/文）

## 癌能累出来

——肿瘤科专家石远凯教授、徐建芳主任医师、孙凌宇博士共同指出

生活节奏不断加快，现代人压力越来越大，很多人长期受到慢性疲劳的困扰。慢性疲劳虽然不会直接危害人们的生命，但长期疲劳仍然会带来严重的健康隐患，甚至诱发癌症。

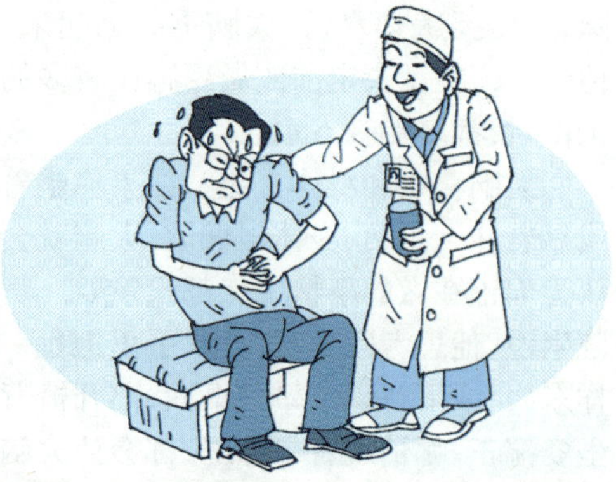

中国医学科学院肿瘤医院副院长石远凯教授、同济大学附属上海市肺科医院肿瘤科徐建芳主任医师、哈尔滨医科大学附属第四医院肿瘤外科孙凌宇博士

都指出，千万别让劳累成为癌症滋生的温床。

上海市进行的一项“万名癌症患者整体康复情况调查”结果显示，在癌症诱因的自我分析中，36.6%的患者认为是过度劳累而诱发，7.1%的患者认为是工作压力过大诱发。美国圣路易华盛顿大学的一项研究也指出，过度劳累容易诱发癌症，许多癌症患者回顾发病前两三年，通常是身心处于极大的压力之下。

劳累之所以会诱发癌症，孙凌宇认为，人的身体长年处于过度劳累和精神紧张状态，免疫功能因此削减，身体修补DNA的能力下降，患癌症的概率明显提高。在最容易被累出的癌症中，淋巴瘤首当其冲，过度劳累导致血液透支，由于某种代偿机制，淋巴系统自动调节补充，导致淋巴无限增生，央视新闻主播罗京就是典型。

石远凯说，年轻人的免疫系统处于发育过程中，需要不断适应外界的变化，因此压力、劳累等都容易导致其产生恶性改变。除了淋巴瘤，孙凌宇还介绍，肝癌、肺癌等也被列入累出来的癌症前三名。过度劳累虽不直接导致癌变，但会导致肝病、肺病反复发作、不断加重，并最终诱发癌症。

因此，专家建议，预防癌症，生活中要劳逸结合，健康膳食。不要过度劳累，加班不要太晚，工作时间不要过度紧张，每天保证8小时睡眠，周六、周日保证一定的休闲时间、健身活动，以调适心情。此外要戒烟限酒，不过多地吃咸而辣的食物，不吃过热、过冷的食物，少吃红肉、蛋黄、乳酪，多吃蔬菜、海带等绿色食品；生活要规律，避免通宵的游艺活动。

（陈虞/文）

## 有痣者勿乱点

### ——中国临床肿瘤协会黑色素瘤专家委员会主任委员郭军教授指出

热门电影《非诚勿扰2》给观众带来了一段温情的故事。贯穿整个电影剧情的主线之一，就是孙红雷饰演的李香山得了“不治之症”恶性黑色素瘤。回顾自己的病史，李香山在自己的追悼会上呼吁：“有痣一定要早把它点了，别不当回事。”但伦敦大学国王学院的科学家最新研究显示，长痣多会老得慢。多痣的人一般比实际年龄年轻6~7岁，而且患心脏病及骨质疏松症等衰老性疾病的概率比较低。那么，身上长痣到底好不好，有多少会癌变，什么样的痣要赶紧点呢？

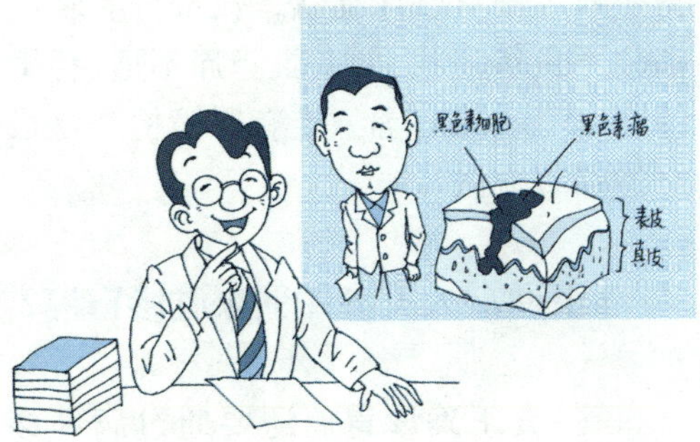

"'有痣一定要早把它点了。'这句话是不对的。当然,如果不是黑色素瘤,而确实是'痣'是可以'点'的。"北京肿瘤医院肾癌黑色素瘤内科主任郭军教授说。我们可以通过自我检查早期发现黑痣的变化及异常黑痣的出现。如原有黑痣在一年中明显增大,颜色明显加深、发亮;黑痣的边缘变得不规则或出现卫星状小黑痣,或数个痣融合,表面凹凸不平时,千万不要大意,一定要及时到有经验的专科医师处就诊,进行规范的活检,以排除黑痣恶变的可能。

现在所谓"点痣"的方法无非是激光、冷冻等方法,其实这些方法对于真正的黑色素瘤来说,是一类非常危险的操作。因为黑色素瘤早期还在表皮层,未进入真皮层,这一类操作很有可能将黑色素瘤早期变成中期,也就是将黑色素瘤带入真皮层,就有可能发生后续的转移。

而即使得了早期恶性黑色素瘤,也不像李香山那样所说的是"不治之症",它完全是可以治愈的。国际上对于黑色素瘤早期推荐的治疗是完整切除,切除后送病理检查,病理确诊后再进行扩大切除和辅助治疗。黑色素瘤早期在皮肤内水平生长,只要经过扩大切除和辅助治疗,基本不会发生转移。它早期往往是处于水平生长期的,这时候扩大切除手术就有可能使患者痊愈。

(袁月/文)

## 胃癌爱找中老年男人

### ——北京肿瘤医院副院长沈琳教授指出

胃癌是我国常见的恶性肿瘤之一,其早期隐匿性强,约七成患者确诊时即为中晚期。由于缺乏有效的治疗手段,中晚期胃癌整体治疗效果不理想,患者5年生存率仅30%左右。如何防范胃癌的攻击,让我们看看北京肿瘤医院副院长沈琳教授给出的建议。

**问:胃癌在中国的发病率如何,胃癌患者会出现什么不良症状?**

答:在卫生部组织的1990年至1992年全国第二次死因调查中,我国胃癌的死亡率占到所有因癌症死亡人数的23.2%。据北京肿瘤研究所肿瘤防治办公室统计显示,北京市的胃癌发病率为18.995/10万,且一直居高不下。

胃癌的发病较为隐匿,近半数早期胃癌病人没有临床症状,仅部分有轻度消化不良等症状,如上腹隐痛不适、轻微饱胀、疼痛、恶心等。唯有胃镜检查是最好的筛查方法。

**问:通常大夫会如何来确诊胃癌?**

答:真正确诊胃癌还要通过病理穿

刺或者内镜下取活检或者穿刺、超声引导下取活检等，组织学确诊是它最重要的一种诊断方法。

病理诊断是胃癌的确诊依据，病理学分析要考虑肿瘤和淋巴结的分型，现在所有病人常规都会查 HER2（人表皮生长因子受体-2 的缩写）的状态，看看它是阳性还是阴性。如果是阳性，则表示患者癌细胞内有过多 HER2 蛋白出现在癌细胞表面，癌细胞增长较快，侵袭性增强，这类患者病情也相对更容易恶化。

## 问：胃癌的高发人群和年龄有什么特殊性？

答：男性胃癌的发病率是女性的 1.5~2.5 倍，仅次于肺癌和前列腺癌，其死亡率仅次于肺癌居第二位，而且它还会随着年龄的增加而显著升高，发病的高峰集中在 40~80 岁。其中，中年男性是胃癌的主要发病群体。究其原因，主要可能与大饥大饱、烟酒过度、生活没有规律、遗传特性以及其他未知因素有关。同时，有数据显示，多数中年男性都不同程度患有胃病，尤其是胃溃疡，像胃息肉、胃溃疡、慢性萎缩性胃炎等疾病，都有演变成胃癌的可能。而且，科学家还发现，雌激素可能对胃具有保护作用，因此女性发病率相对较低。

## 问：遗传和生活习惯跟胃癌之间有多大关联？

答：在胃癌的高危因素中，遗传是很重要的一点。如果这个家族 2~3 代里有人得过肿瘤，特别是消化系统肿瘤，包括胃癌、食管癌、胆管系统肿瘤、肠道肿瘤等，那你将来可能患胃癌的概率要比正常人高很多。如果这个家族有超过两个人得过胃癌，那么其他族人的患病概率就会高几十倍。

慢性消化系统疾病，如溃疡和慢性萎缩性胃炎合并有不典型增生或肠上皮化生的人，患胃癌的机率也比正常人高很多。

如果在这个基础上又合并幽门螺杆菌感染，那就更高危了。抽烟、喝酒的人也要警惕，并不是说喝酒的人只是肝癌高危人群，或者抽烟的人是肺癌高危人群，抽烟、饮酒与很多肿瘤的发生都密切相关，包括胃癌。

另外就是饮食习惯，比如喜欢吃高盐饮食、腌制食品，特别是没腌透的食品，其中亚硝酸盐含量比较高，是明确的致癌物质。还有一些不良的饮食习惯，比如长期喜欢吃烫、对胃刺激性比较大的食物，吃霉变的食物，被污染的食物，包括水源污染、工业污染、农药污染等，都会对消化系统造成慢性损伤，反反复复修复过程中也可能会发生变异，产生肿瘤。

日本是胃癌高发国。它的蔬菜比肉还贵，很多蔬菜是油炸的或者腌制保存的，高盐饮食加之幽门螺杆菌的感染都致使其胃癌居高不下。但日本人二代移民到西方国家以后，研究人员就发现他们的胃癌发病率下降了，所以说胃癌的发生跟饮食习惯还是有关系的。

### 问：我们该如何早期发现胃癌，是否有一些蛛丝马迹可以帮助我们去判断？

答：80%的胃癌患者没有早期症状，但根据临床经验，我们归纳了一些胃癌的早期信号，希望能引起大家的警惕。40岁以上的男性（嗜烟酒者应放宽到35岁）；有家族史、慢性胃病史，合并幽门螺杆菌感染者，稍有上腹部不适，应予筛查；多年前做过胃部切除手术，术后恢复良好，近期又发生消化不良、上腹疼痛、呕吐、黑便、健康状况减退者，也应趁早前往医院做胃镜检查。

胃镜的使用使得更多的胃癌可以在早期发现，大大降低了死亡率。如果胃癌仅限于胃壁黏膜层，5年生存率可达95%。因此早检查、早治疗是降低胃癌死亡率的最关键手段。

### 问：目前胃癌的治疗上，主要有哪几种方法？

答：胃癌的治疗方法无外乎这几个方面：手术治疗、药物治疗，另外就是放射治疗和其他治疗。手术治疗是根治性手段，只适用于早中期病人。但在中国，绝大部分患者属于中期，手术以后有60%左右会复发，这个人群还需要后续的药物治疗。

药物治疗范畴比较广，现在有靶向药物治疗等。靶向药物治疗主要是它有选择性，有明确的靶部位，是针对细胞膜表面受体或配体或下游信号传导路径当中的一个关键点，对不同人群有针对性，因为不同的胃癌患者生物学特征可能是不一样的，如针对HER2阳性的胃癌患者，常可用曲妥珠单抗联合化疗等。

值得提醒的是，现在还有一些手术前后的辅助治疗，这都是用来预防术后复发转移，或提高手术切除率的，但不能说有药物治疗就不需要手术治疗了，只要有手术完整切除的机会就不能放弃。另外就是对一些已经失去手术治疗机会的，或者是术后复发转移的病人，进行化疗的目的就是改善生活质量，减少痛苦，延长生存期。

（袁月/文）

## 有关胃癌防治知识的问答

### ——肿瘤外科专家方公贤主任医师谈胃癌

方公贤是肿瘤外科主任医师，福建省人民医院肿瘤科主任，中华医学会福建分会肿瘤专业委员会常务委员。其擅长胃肠、乳腺、甲状腺肿瘤的手术综合治疗。在此，特邀请方公贤主任回答读者有关胃癌防治的问题。

## 问：胃癌的早期诊断方法有哪些？

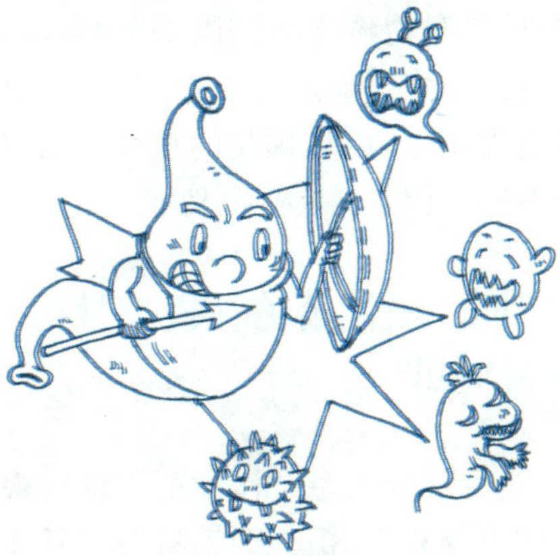

答：对有胃癌早期信号者，除进行X线气钡双重造影外，最可靠的是纤维胃镜加活组织病理诊断，它能够明确病变的部位、范围，以确定胃癌诊断，为临床治疗提供必要的依据。

## 问：验血能早期发现胃癌吗？

答：不少人希望只通过简单验血就能早期发现胃癌，这种想法是不现实的。验血查CEA（癌胚抗原）是通过生化免疫技术在血清中寻找癌细胞标志物来识别癌症的一种方法。然而CEA阳性常见于胃癌肿瘤较大或已有远处转移者，对早期胃癌的发现率<5%，所以对胃癌早期诊断帮助不大。

## 问：胃溃疡久治不愈就会变成胃癌吗？

答：关于胃溃疡是否会癌变，长期以来一直是医学界关注的问题。以往认为经久不愈的胃溃疡患者其胃癌的发病率较高，而且某些胃溃疡患者的明显临床症状改变常是恶变的征象。胃溃疡发生癌变，可能与以下因素有关：①当胃黏膜糜烂或溃疡时，易于被致癌物质诱发感染。②溃疡边缘的黏膜因受刺激而发生异型增生或肠上皮化生，以致恶变成癌。因此，患胃溃疡后一定要按要求系统治疗，用药2个月溃疡仍不好转，应当仔细检查是否为胃癌。反复发作的胃溃疡，应当密切观察和做活检，确定是否为胃癌。

## 问：胃息肉能变癌吗？

答：对胃息肉癌变的报道悬殊颇大，最低者为0，最高者为50%。但息肉癌变与以下因素有关：多发性息肉的癌变率高于单发性息肉，腺瘤性息肉的癌变率高于增生性息肉；息肉直径较大、广基、无蒂者易于恶变，应积极予以手术切除。

## 问：幽门螺杆菌（HP）阳性者是否一定要进行杀菌治疗？

答：胃癌的病因复杂，不是单一因素决定的，其中HP感染是一个重要的因素。目前普遍认为HP是慢性胃炎的主要致病菌，HP与消化性溃疡特别是十二指肠溃疡关系密切，对慢性萎缩性胃炎、肠上皮化生及不典型增生的发生和发展起一定的作用。虽然目前不能完全肯定HP感染与胃癌之间的因果关系，但大量流行病学资料显示，HP在胃癌发生中起重要作用。所以从预防的角度说，积极治疗HP感染是有重要意义的。

### 问：慢性萎缩性胃炎是否就是胃癌早期？

答：不少人患了慢性萎缩性胃炎后，精神十分紧张，担心会患胃癌。其实，萎缩性胃炎患者中只有少数人转为胃癌。而且，有资料表明，从萎缩性胃炎演变为胃癌约需20年。令人欣慰的是，这种癌前病变是可以逆转的。根据胃镜下所见和取胃黏膜病理组织检查结果，可将萎缩性胃炎分为轻、中、重三度，发现肠上皮化生和不典型增生(又称“异型增生”，也分为轻、中、重三度)。一般而言，轻度慢性萎缩性胃炎伴轻度肠上皮化生短时间内是不会发生胃癌的。中、重度萎缩性胃炎应注意定期复查。伴重度肠上皮化生或中、重度不典型增生者需要结合临床表现，注意跟踪复查，决定是否手术。

### 问：慢性萎缩性胃炎防癌变应注意哪些事项？

答：①积极治疗。积极治疗慢性萎缩性胃炎，促进腺体恢复，防止发生进一步萎缩。②定期复查。应按照医生的要求定期复查，一般1~2年做1次胃镜检查。③情绪乐观。过分的紧张焦虑只会加重病情，破坏机体的免疫功能，反而使“癌魔”不请自到。因此要保持乐观的情绪，正确对待疾病。④注意饮食。避免摄入各种刺激物，如烟、酒等，不要暴饮暴食，不吃霉变食物，少吃盐腌、熏制、油炸食物。应保证足够的蛋白质摄入量，多吃如动物中的禽、鱼、肉、蛋类，以及植物中的豆类、小麦和大米等含有较多蛋白质的食物。多食维生素$B_1$、胡萝卜素、维生素C和缬氨酸含量高的食物。维生素$B_1$含量高的食物有小米、玉米、黄豆、绿豆、花生等；维生素C在新鲜蔬菜和水果中含量较多；胡萝卜素主要存在于胡萝卜、小白菜、油菜、菠菜和韭菜中；缬氨酸在豆类、鸡、鸭、鱼、蛋类中含量较多。还可常食蒜、葱、姜类食物。

(黄民杰/文)

## 肾癌早发现可治愈

### ——同济医院泌尿外科叶章群教授说

肾癌是一种难治的癌症，而它离我们并不遥远。同济医院泌尿外科叶章群教授称，肾癌在我国的发病率正逐年上升。中国目前统计的结果显示，男性肾癌发病率为4.7/10万左右，女性为3/10万左右。肾癌是泌尿系统第二大肿瘤，预计每年的发病人数为2万~4.7万。

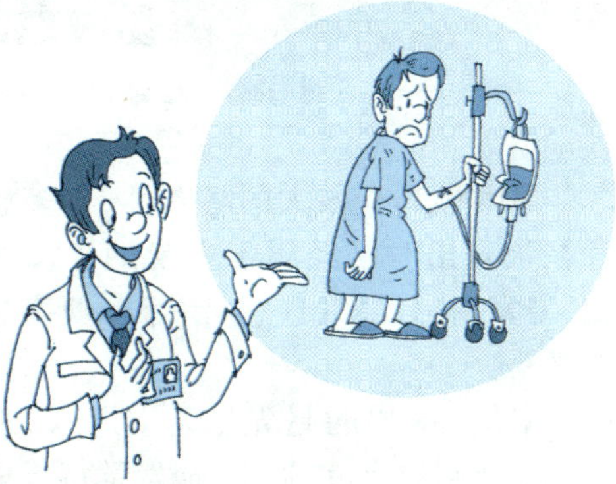

## 肾脏肿瘤九成是恶性的

叶章群教授说，肾脏良性肿瘤少见，90%以上为恶性，其中以肾癌最常见。肾癌的发病原因比较复杂，与吸烟的关系密切。吸烟会使发生肾癌的风险增大1倍。烟草中含有的芳香胺类物质和丙烯醛等有害物质，进入血液循环后经肾脏过滤，然后通过膀胱从尿液中排到体外。在肾内它们可以破坏细胞，引发并形成肾癌。

## 40岁以上每年做B超

肾癌患者如果能做到早发现、早治疗，则预后相当好，而且有可能终生不发。叶章群教授建议，40岁以上，尤其有吸烟、酗酒等不良生活方式和家族肾癌病史的男性，每年可以做一次B超筛查，发现有异常了，再做CT检查。

叶教授补充说，不吸烟是最好的预防肾癌的措施之一。坚持戒烟10年以上者，其肾癌发生率会降低；多饮水也有助于减少肾癌发生。

## 贫困肾癌患者可申请免费用药

叶章群称，以索坦（苹果酸舒尼替尼）为代表的新型靶向药物为众多肾细胞癌（RCC）患者带来了新的生命希望。索坦作为新型靶向治疗药物，是晚期肾细胞癌一线治疗药。

靶向药物虽然疗效显著，但由于其价格昂贵，在经济方面存在困难的患者往往很难承受。中国癌症基金会副秘书长史安俐女士介绍说，贫困肾癌患者可以按照流程申请免费用药。为了让更多的患者获得有效治疗，从2008年起中国执行了索坦患者援助项目。据悉，至2009年，该慈善项目已覆盖全国30个省、市、区的41个城市，包括125所指定医院，救助患者700余人。在武汉，同济医院、协和医院、广州军区武汉总医院与湖北省肿瘤医院为该项目合作医院。湖北省的贫困肾癌患者或胃肠间质瘤患者可到以上四家医院的泌尿外科咨询就诊，确诊后向医生提出申请，审核通过后即可加入援助项目，免费或优惠使用索坦。

相关链接：

中国癌症基金会肾癌援助项目咨询电话：8008203095或4008203095，详情可登陆www.cfc1984.net.cn（中国癌症基金会网址）。

（关雁平/文）

# 易被忽略的鼻咽癌

## ——河北医科大学第四医院耳鼻喉科主任胡俊兰提醒

鼻咽癌具有很大的隐匿性，许多患者在被查出时已经属于中晚期了。对此，专家指出，早发现、早治疗鼻咽癌非常必要！

案例：58岁的赵先生是上海人，特别爱吃腌制的咸鱼。近来，他发觉每天早起之后，鼻涕中经常带血，有时痰中也会有血丝。赵先生最初没在意，但半个月后，赵先生的症状没有减轻，头也偶尔发疼。赵先生只好去医院检查。经过一系列的查体后，医生告诉他，可能患有鼻咽癌！赵先生大为震惊，为什么这个病偏偏就找上我了呢？

分析：专家认为，清晨鼻涕带血是鼻咽癌的早期症状之一，而日常饮食偏爱咸鱼等腌制食品也是鼻咽癌的一大“帮凶”。同时，鼻咽癌在临床中不易被发现，但一些早期鼻咽癌信号需要引起重视！

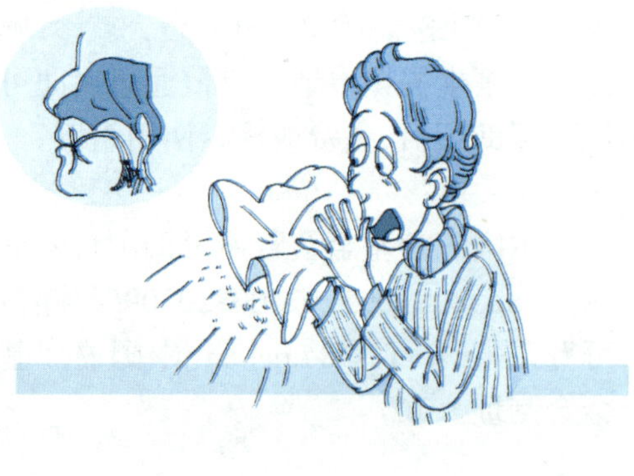

### 哪些人容易得鼻咽癌？

河北医科大学第四医院耳鼻喉科主任胡俊兰称，鼻咽癌是一种具有很强地方性的疾病，在我国北方发病相对较少，但在我国南方一些地区很常见。其中我国华南沿海地区发病率最高。鼻咽癌也有“广东癌”之称，因广东省的发病率远远高于其他省份。

胡俊兰主任称，鼻咽癌的发病因素至今尚未完全明确，但具有以下高危因素的人需要引起注意：

生活习惯不健康者　如果喜欢进食腌制食物（咸菜、咸鱼等），或者有大量吸烟习惯的人，则需要加以注意。因临床发现，常吃腌制食品会增加鼻咽癌的发病率2~7倍，而经常吸烟也会增加此病的发病率。

受环境污染者　如在生活中接触甲醛的人群，患鼻咽癌的机会会增加。因此，新装修的房子尽量多放置一段时间，且要保持通风，以免装修材料中所含甲醛等气体危害健康。

另外，鼻咽癌还与遗传因素、EB病毒感染等有很大关系。

### 如何早期发现鼻咽癌？

由于鼻咽癌多发生于鼻咽隐窝内，

位置较深，临床症状出现较晚，一旦出现稍明显的症状时已经不是早期，因此掌握早期征兆，争取早期发现非常必要。

那么，如何早期发现隐蔽的鼻咽癌呢?胡俊兰主任称，如果出现以下症状，就需要警惕是否有鼻咽癌了。

鼻涕带血　如果由偶然的鼻涕带血发展到经常性如此，则需要引起注意。

一侧耳咽管阻塞　鼻咽癌向鼻后孔发展时，主要以鼻塞症状为主；向耳方向发展时，则由于咽鼓管受阻致听力障碍，严重时可出现神经性耳聋及面瘫。

颈淋巴结肿大　如果颈部淋巴结肿大，就应去医院进行专科诊断。

头痛　鼻咽癌向颅顶发展就会出现头痛，多为一侧头痛，止痛药无效。

胡俊兰主任提醒，大多数患者在初诊时，其鼻咽癌已经发展到了中晚期，此时的治疗效果不如早期治疗。因此，早期发现、早期治疗对鼻咽癌患者非常必要。

（杨伟强/文）

## 纠正肿瘤诊疗的两大误区

对于癌症患者来说，在诊疗、康复中存在的误区往往会直接影响癌症的治疗和康复。

### 误区一：肺部有小结节，尽量手术切除

“医生，我肺部有小结节，麻烦您帮我手术切除吧，以免留有后患。我听身边很多病友说，小结节是肺部的‘不祥之物’，所以还是尽快切除为好。”

纠偏：肺部小结节不能“一刀切”

对于肺部小结节的态度是要重视，但不能一概而论，以免陷入“一刀切”的误区。目前，低剂量螺旋CT可以筛选出直径最小为3毫米的小结节，此时仅凭形态不能分辨出良、恶性，按照目前国际上认可的标准可以定期随访，不需要手术治疗。

对于检查出来结节直径在6~10毫米的患者，就不可掉以轻心了。边缘有毛刺是众多“坏结节”的标志，但也不是每个“坏结节”都会呈现出明显的特征。比如毛玻璃病变的结节，边缘的毛刺以及分叶都可能不是很明显，这就需要医师结合患者结节的大小、形态、位置、高危因素做出充分评估，并给予进一步的个体化处理建议，例如参加第二年筛查、随访复查、抗炎后复查、穿刺活检、胸腔镜或微创手术活检等。

对于那些高度怀疑的“坏结节”，其位置若处在肺叶的外周部位，可以考虑通过微创手术进行肺部局部的切除术，在清除“危险分子”的同时尽可能保存健

康的肺组织，保留患者的肺功能，以提高患者术后的生活质量。而对于小结节处在肺叶较靠近中央的位置，切不可不论具体情况一概进行“肺叶切除术”，因为这将对患者的肺功能产生不可逆的损伤。

（复旦大学附属肿瘤医院副院长 陈海泉）

### 误区二：肿瘤康复全靠住院治疗

“我去年10月底查出大肠癌。还好发现得早，11月做了手术，肿瘤基本切干净了，但是接下来要进行为期半年的化疗，隔一个月就要‘关’进医院里做一周的化疗。春节前刚做过了第二个疗程，真是又痛苦又憋屈，春节里总算可以‘放纵’一下了。在家里不用像医院那么受拘束，想吃啥就吃，想啥时睡就睡，真好啊！”

纠偏：肿瘤康复，院外康复与院内治疗一样重要

我经常对我的患者说：“肿瘤要康复，一半靠医生，一半靠你自己。”即院内治疗和院外康复的重要性，各占肿瘤康复的50%。

令人遗憾的是，有不少患者把院内治疗看作肿瘤康复的全部。出院后，他们回到家中要么放纵自己，饮食、起居不加节制，认为反正下次住院时医生会帮忙用药调整的；要么就是整天愁眉苦脸，茶饭不进，入睡困难，认为自己在饮食、睡眠上的调整对肿瘤康复的作用微乎其微，治好肿瘤还是要靠医生的治疗。

其实，患者自身的免疫状况和精神状态，对于肿瘤康复的意义绝不亚于医生的治疗方案。患者的饮食、睡眠、体重、血糖、遵医嘱定时服药以及准时复查等，这些日常生活中的细节非常重要，它们直接关系到患者的营养状态、体力状态、免疫状态、心理状态。患者如能将这四个状态在治疗间歇期调整到最佳，那对接受后续治疗以及系统地完成治疗方案，有非常重要的意义。

不少患者因为在治疗间歇期家中恢复得不好，使身心无法承受后续治疗，从而无法完成系统治疗，最终不得不中途放弃。因此，患者和家属必须要意识到，自身管理在战胜肿瘤过程中的重要性，要努力将四个状态调整好。

（上海市抗癌协会秘书长 龙江）

（《益寿文摘》/荐）

## 配助听器宜早不宜迟

——北京同仁医院临床听力学中心主任张华指出

张主任发现，一些外国患者初次使用助听器的效果大多比较好，很少出现比较嘈杂、难以忍受等不适现象，一般调节一两次均能长期应用助听器。

张主任曾认为，助听器的研发大多集中在欧美发达国家，也许助听器的言

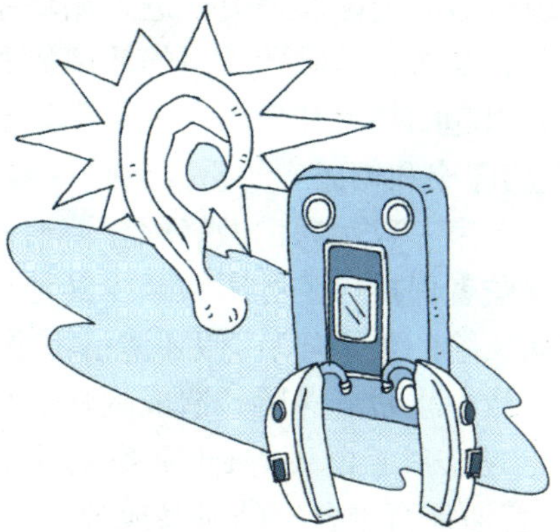

语编码策略更适合讲英语的患者。随着国外患者的增加，张主任发现他们有以下特点：大多是驻华的高级管理人员，年龄大多小于 60 岁；知识层次高，很容易接受医师选配助听器的建议；工作性质重要，听力不好对其影响很大；只要医师告知听力损失不可治愈，一般不再寻求治疗方案。

由此，张主任提出了老年性耳聋要早期干预的方案，即听力损失只要是药物和手术不能治愈，如果使用助听器有所帮助，就应该尽快选配助听器。不然时间长了听觉功能退化，助听器可能起不到应有的作用。而且越晚选配，适应期就会越长。

（张华/文）

## 清洁假牙，最好别用牙膏

### ——北京大学口腔医院教授刘宏伟建议

调查显示，我国 55 岁以上人口中有超过 1/4 的人佩戴假牙。由于缺乏科学、正确的清洁护理指导，假牙已成为引发许多致命疾病的隐患。这是中华口腔医学会会长王兴最近披露的信息。他称，假牙清洁不当可引发致命疾病绝不是危言耸听。临床研究表明：假牙与全身健康密切相关，不洁的假牙有多种可导致严重疾病的细菌、真菌，是导致义齿性口炎、细菌性肺炎甚至菌血症等严重疾病的主要原因。

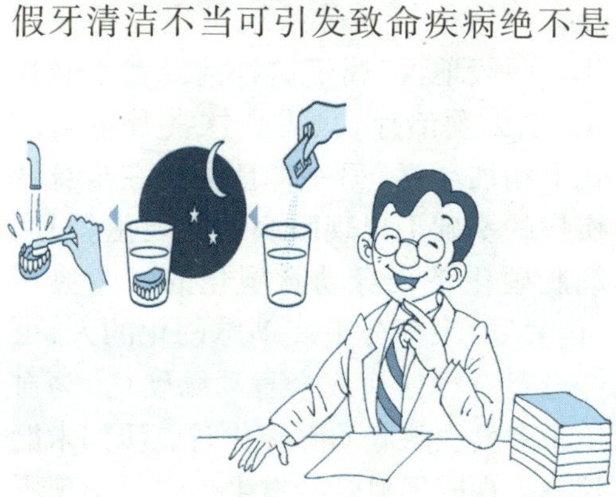

北京大学口腔医院教授刘宏伟解释说，假牙之所以能造成这么大的危害，主要是由于假牙是口腔异物，进入口腔后会逐渐形成菌斑，如果每天得不到彻底清洁，病原菌就会异常增殖，并与其他危险因素共同作用，引起严重的口腔和其他全身疾病。

有研究表明，念珠菌可在 25%~60% 的假牙佩戴人群中引起“义齿性口炎”；而附着在假牙上的其他病原菌进入呼吸系统可引起细菌性肺炎，进入循环系统可形成菌血症。假牙表面的牙菌斑和结石易引起的龋齿和牙周病也是诱发心脏病、胰腺癌和糖尿病的重要危险因素。

专家一致认为，做好假牙清洁是假牙佩戴者保持口腔健康和减少其他全身疾病风险的重要环节。假牙清洁不及时，可导致食物残渣滞留，造成龋病、牙周病、口臭、口腔溃疡等，进而影响全身健康。普通牙膏中含有的研磨成分，长期使用会在假牙表面形成刮痕，增加细菌和菌斑的蓄积，增加感染风险。

但调查发现，88.1%的假牙佩戴者不能有效地清洁假牙，76%的假牙佩戴者使用牙膏刷洗假牙。这些正是公众口腔护理观念薄弱，对不洁假牙威胁健康没有认知的表现。专家提醒，假牙使用者应保持良好的卫生习惯，每天及时清洁假牙，有条件者可用专业的假牙清洁用品，以减少患口腔疾病和其他疾病的风险。

（中新/文）

## 眼底血管硬化是个“信号”

——神经内科专家楚长彪谈

人们常说眼睛是心灵的窗口。其实，眼睛也是了解疾病的窗口。

首都医科大学宣武医院神经内科楚长彪介绍，眼底血管的变化，可以对某些全身性疾病的诊断、治疗及预后提供客观依据。眼底动脉硬化主要表现为眼底动脉血管变细、透明度降低、反光性强、血管平直、分支成锐角等，是一种衰老的表现。

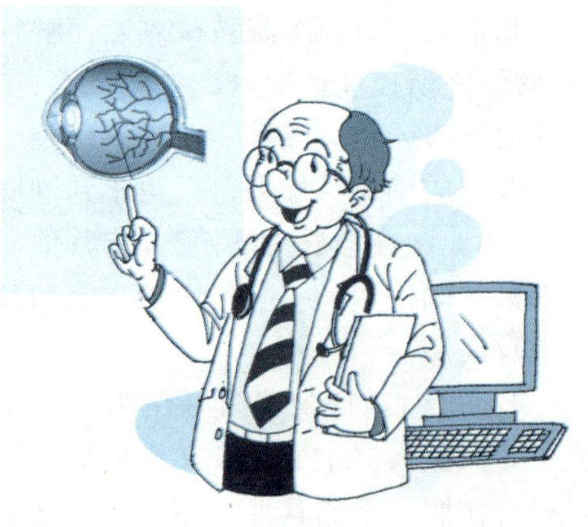

眼底动脉硬化分两种情况。一种是单纯的生理性动脉硬化，既无高血压、糖尿病等全身疾患，也无眼部其他异常情况，仅在眼底检查时发现视网膜动脉普遍稍微变细。这是因为随着年龄的增加，动脉管壁的弹力层和肌层逐渐失去弹性，导致全身动脉系统发生退行性硬化。一般地说，属于这种情况者不必紧张，也无须治疗，只需在饮食及生活方式上稍加注意。另一种情况是在全身性疾病的基础上出现眼底动脉硬化。眼底动脉硬化是全身动脉硬化的一个典型“信号”，大部分眼底动脉硬化的人，可能已患有糖尿病或全身动脉硬化。高血压患者发生眼底动脉硬化时血压如未能控制，视网膜血管会发生出血及出现不同形态的渗出物，患者的视力可出现不同程度的减退。

有眼底动脉硬化同时有高血压的中老年朋友，首先要控制高血压，血压过高或过低都易导致脑卒中的发生。患高血压病者应保持低盐、低脂饮食，终身服用有效的降血压药物。此外，患者平时饮食中应注意尽量少摄入高热量、高胆固醇类的食品，多吃蔬菜、水果，戒烟限酒，勿暴饮暴食。多运动，如散步、慢跑、打太极拳等，以保证心脑供血充分。还需每隔3~6个月检查一次眼底，以便及早发现问题。

（王璐/文）

## 眼睛越好，花得越早

### ——湖南中医药大学第一附属医院眼科主任医师张健指出

俗话说“老眼昏花”，上了年纪，老花眼几乎很难幸免。

眼睛衰老，会出现晶状体硬化、弹性减弱，睫状肌收缩能力降低而致调节减退，近点远移，发生近距离视物困难，成为老花眼。

湖南中医药大学第一附属医院眼科主任医师张健指出，老花眼是正常的生理现象，也是不可逆转的。从总体情况来说，年轻时视力好，多数年龄大了后会比近视眼患者更少得眼疾，但却会比近视眼患者更早出现老花眼。一般来讲，视力正常的人，45岁左右就要戴老花眼镜；原来是远视眼的人，戴老花眼镜的年龄就会比平常人要早一些；如果是原来有近视眼的人，需要戴老花眼镜的年龄通常会相应推迟。年轻时视力好的人，有些是轻微远视眼，他们更可能不到40岁就出现老花眼，这叫“早花”。

预防与延缓老花眼有多种办法，第一，每天早起、中午、黄昏前，远眺1~2次，选最远的目标，目不转睛地看10分钟左右；第二，经常眨眼，每次15次左右，同时用双手轻揉双眼、滋润眼球，可增强眼肌功能，延缓衰老。第三，看书报和电视时，保持一定距离，时间不宜过长，防止视疲劳。第四，可饮用菊花枸杞茶，具有明目养肝的功效。需要注意的是，如果一旦出现头痛、眼痛等老花眼症状，应马上去配镜，不要延误。年龄增长后，原先配的老花镜度数不够了，也要及时更换。

（温思修/文）

## 颈椎病治疗四大误区

### ——骨科主任袁文教授提醒

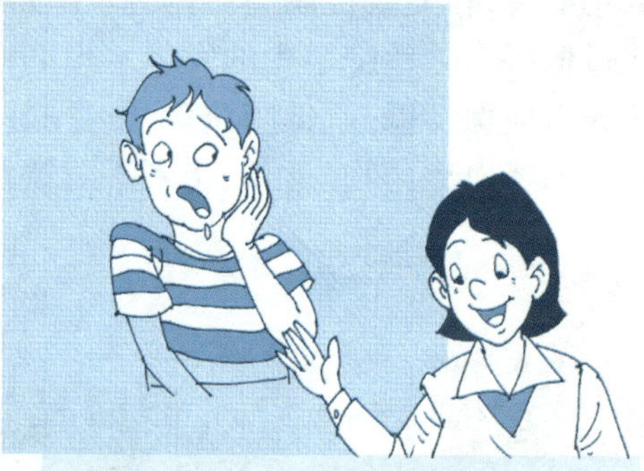

颈椎病又称“颈椎综合征”，是颈椎骨关节炎、增生性颈椎炎、颈神经根综合征、颈椎间盘脱出症的总称。主要病因是颈椎长期劳损、骨质增生，或椎间盘脱出、韧带增厚，致使颈椎脊髓、神经根或椎动脉受压，从而引起各种各样的症状和体征。

上海长征医院骨科主任袁文教授提醒，颈椎病患者一定要及时接受规范治疗，切忌因为选择错误的治疗方式，对健康造成不必要的二次伤害。他特别指出四个治疗颈椎病的误区：

误区一：有些年轻人转头时颈椎经常发出响声，就认为自己得了颈椎病。袁文说，转头时之所以脖子会发出“咔咔”的响声，主要是因为颈部的韧带和骨骼发生摩擦所致，并非真正意义上的颈椎病。事实上，颈椎病仍然是中老年人的常见病，年轻人患病的概率不高，但年轻时不良生活习惯和长期伏案工作确实会增加将来患病的可能。

误区二：脖子和肩部感到酸痛，就认为是颈椎病。袁文说，大部分脖子和肩部的酸痛还是因为肌肉疲劳所致，真正的颈椎病大多带有上肢放射性疼痛或麻木、双脚有踩棉花感等症状，因此不要把脖子和肩膀的酸痛简单等同于颈椎病。

误区三：倒走、做瑜伽、做按摩等方法有助于缓解颈椎病。袁文说，从医学角度而言，颈椎病的病因是颈椎脊髓神经根或椎动脉受压，上述几种方法对解决病因并没有直接的效果。相反，倒走增加了不慎摔倒而引发颈椎受损的风险；瑜伽中的许多动作如果不能控制好力度，反而会伤害颈椎；而按摩尽管能够缓解颈肩肌群的紧张和痉挛，恢复颈椎活动，但这对按摩手法的要求很高，不恰当的重力按摩和复位反而会加重症状，甚至导致截瘫。

误区四：“低枕”或者趴着睡就能“无忧”，空调温度过低则会导致颈椎病。目前，越来越多的人已经认识到“高枕无忧”是错误的观念，因此有些人就选择“低枕”“理疗枕”，甚至俯卧着睡觉。袁文指出，趴着睡觉肯定扭着脖子，反而造成颈椎在睡眠时保持弯曲状态，其实无论仰睡还是侧睡，选择能保持颈部正常生理弧度的枕头最好。

袁文提醒，除了避开上述误区外，颈椎病必须要“早发现，早治疗”。

（季明　仇逸/文）

## 天寒地冻，更防骨质疏松

——北京协和医院妇产科徐苓教授谈

入冬以来，很多医院的门诊中，中老年人骨折的病例逐渐增多。专家表示：随着天气逐渐变冷，老年人预防骨质疏松的工作更需加码。

### 骨折多由骨质疏松引起

日前，中华医学会骨质疏松和骨矿盐疾病分会主任委员、北京协和医院妇产科徐苓教授表示："目前，我国已是全球骨质疏松症患者最多的国家，患病总人数已近1亿。骨质疏松症已被世界卫生组织列为危害中老年人健康的三大杀手。一旦患骨质疏松症，且得不到及时治疗，会带来髋骨骨折、脊椎骨折等问题，不仅会给生活造成极大的负担，严重时甚至危及生命。因此，应尽可能保持最高的警惕。"

根据有关报告的数据，2020年我国预计将有超过2亿人受到骨质疏松症和骨量减少的影响。

"骨质疏松一般是老年人摔伤骨折的直接原因。"徐苓说，骨质疏松症患者的骨骼质地脆弱，有时即使受到轻微外力也会发生骨折。尤其冬季是骨头最脆弱的季节，天气寒冷，肌肉弹性降低，老年人反应相对差，而且衣服穿得多，行动不方便。加之霜冻天气路面湿滑，老年人也容易摔倒和发生碰撞事故，造成骨折。

据介绍，髋部骨折是骨质疏松的严重后果，20%的患者会在1年内因各种并发症死亡，死亡率甚至高于乳腺癌，50%的患者在随后的日子里将残疾。更让人担心的是，虽然脊椎骨折在骨质疏松症引起的骨折中更为常见，约占所有骨折的45%，但是还远远没有引起足够的重视。大约50%的脊椎骨折患者没有得到过诊断、治疗，有的患者在多次骨折后才被查出。在没有接受治疗的患者中，有些是因为患者自身重视不够，认为躺几天就好了；有些患者虽因疼痛就诊，但如果医生问诊不够细，也可能不被发现。徐苓提醒，腰背部疼痛、身高减低、驼背畸形、呼吸困难、胃肠道反流及其他消化系统症状，都可能是脊椎骨折的预警信号。

### 预防疏松从小处做起

"预防骨质疏松，必须从小处抓起。"徐苓表示，这样才能获得更大峰值骨量。除了多晒太阳、多吃富含钙质的食物，如牛奶、虾皮、海带、芝麻酱等外，还要坚持户外锻炼、戒烟戒酒。"更重要的是，有条件的可定期监测骨密度。骨质疏松症的发生与年轻时达到的峰值骨量有关，这个峰值出现在30~40岁。如果知道峰值骨量，以后每1~2年测1次，专科医生可以据此对患骨质疏松症的危险程度进行评估。

特别值得提醒的是，冬天气温降低，很多老年人怕冷，宁愿在家里待着也不肯出门晒太阳、活动筋骨，导致皮肤维生素D原转换成维生素D减少、破骨活动活跃，使钙的吸收减少，加剧骨质疏松症的发生。

因此，徐苓建议，千万不要因为怕冷而窝在家中，应更多地享受大自然的阳光。冬日里，适时运动、晒太阳都可减缓骨量的丢失，还可促进钙盐吸收以及成骨细胞的活性增强。建议活动时间以上午9~10时、下午2~5时为佳，因为这时的紫外线A光束可促进皮肤维生素D原转换成维生素D，有利于钙吸收，而且气温也不会太低。但运动时需注意防跌，适时增加衣物，以防引起骨折或加重疼痛。

（李瑶/文）

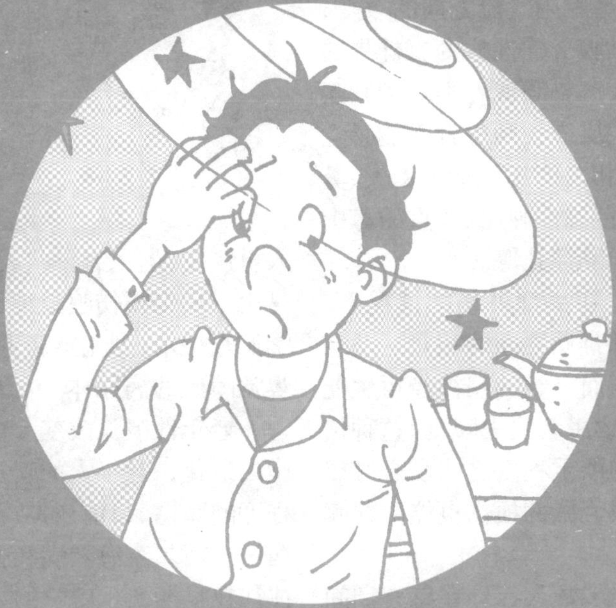

# 第二篇

## 疾病发作与预防

## 嗅觉障碍的四大病因

嗅觉障碍包括嗅觉减退、嗅觉丧失、嗅觉过敏、嗅觉倒错和幻嗅，临床上以前两者多见。其常见原因包括以下4种：

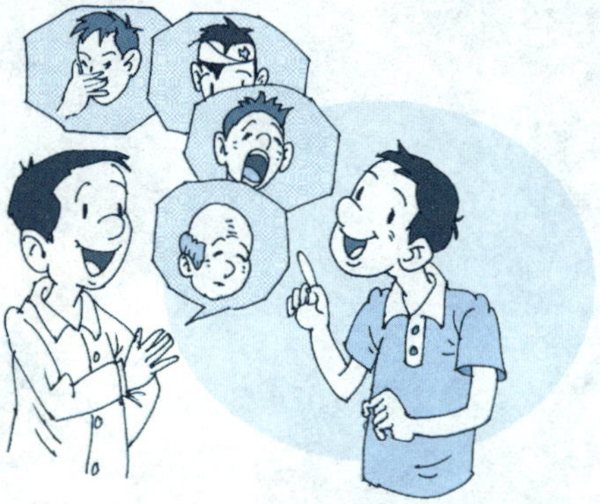

鼻腔的阻塞性病变　由于鼻腔内出现异常的组织，鼻腔内气流方向的改变，或者鼻腔嗅区黏膜炎症性病变，外界的气味不能到达嗅区黏膜或者不能刺激嗅觉感觉细胞发生反应，则患者不能感觉到气味的存在。相关疾病包括鼻窦炎、鼻息肉、鼻腔内的良恶性肿瘤、严重的鼻中隔偏曲或者鼻中隔穿孔等。

头部外伤　在头部外伤的情况下，大脑和头颅底部骨质之间的相对运动会剪断嗅觉神经，而人类的嗅神经再生能力很差，从而导致患者丧失嗅觉。这种情况与头部外伤的严重程度之间没有必然的关系，可能很轻微的损伤也能引起嗅觉丧失。

病毒感染　多数人都会在感冒期间出现嗅觉功能的减退或者丧失，大部分人可恢复，但也有一些人会丧失嗅觉。这是由于病毒损伤嗅觉神经所致。流行病学调查提示，副流感病毒3型可能是造成嗅觉障碍的病原体。

老年性嗅觉改变　由于嗅觉神经细胞的退化，老年人的嗅觉功能都有不同程度的减退。目前还发现，两种特殊的疾病——阿尔茨海默病和帕金森病的患者往往在早期出现嗅觉的下降。

（彭本刚/文）

## 学会鉴别痴呆症和抑郁症

齐老师52岁，前不久在家突发脑梗死，被家人送到医院抢救，住院1个多月后康复出院回家。不过家人却发现原本思维敏捷、精神头儿很足的齐老师回家之后活像变了一个人，呆滞木讷、沉默寡言。之前穿着打扮挺干净整洁的他现在变得邋里邋遢的，起床也不知道刷牙洗脸，还会莫名其妙地发脾气。记忆力也越来越差，刚放下的东西一转身就找不着了。

家人怀疑其患了老年痴呆症，就把他送到东南大学附属中大医院心理精神科就诊，该科主任袁勇贵博士给齐老师做了测试，发现他有痴呆的表现，但并非患上了老年痴呆症，而是患上了抑郁症。

袁勇贵指出，类似齐老师这样的情况临床较为多见，尤其是抑郁症的早期表现很容易与老年痴呆症的症状相混淆，如果不加以正确区分，进行对症治疗，则可能贻误时机，影响后期治疗的效果。一般来说，区分抑郁症所致的假性痴呆和老年痴呆症可以通过以下几点来判断：①老年痴呆症的患者，家人通常很难说出其发生异常的准确时间，而假性的则有明确的时间节点。②你问一些问题的时候，老年痴呆症患者是很想回答的，但答案往往是错的，而假性痴呆患者则通常都会回答“不知道”，怠于思考，不想回答。③抑郁症所致的痴呆一般来说有“晨重夕轻”的特点，就是说早上症状会比较重，而下午则会有所缓解。

（吴叶青/文）

## 如何防治老年性眩晕症

生活中不少老年人患发作性眩晕，尤其是当变换体位或旋转头颈时，眩晕感更为明显。一些老年人还伴有耳鸣、头重、走路不稳等症状。这就是老年性眩晕症。老年性眩晕症是老年人的常见病之一，其发生率随着年龄增长而增高。防治方法如下：

（1）患者要保持乐观情绪，心胸开阔，避免焦躁、忧虑、紧张等心理。

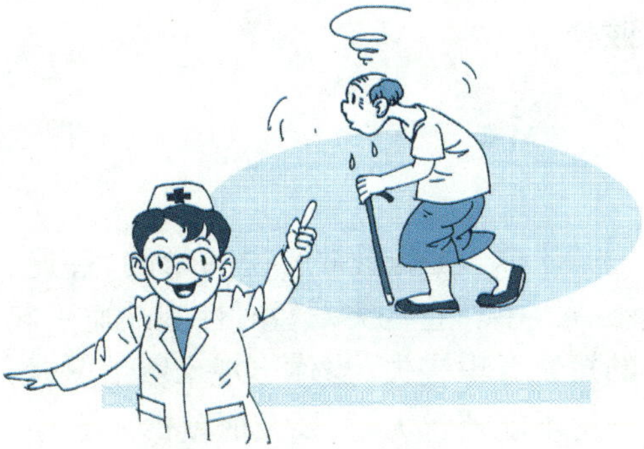

（2）进行适当的体育锻炼，运动量不宜过大，可采取散步、慢跑等方式，改善周身的血液循环。

（3）饮食宜清淡，少吃油腻食物，多吃富含维生素的新鲜蔬菜和水果。

（4）高血压者应注意调整血压，纠正血压具体的数值要视原来的血压而定，设法改善脑部的血液供应，防止动脉血管硬化加重。

（5）药物治疗。主要选用维生素 $B_6$、山莨菪碱（654-2）等。人到中年以后体内维生素$B_6$浓度逐渐下降，而维生素$B_6$能参加氨基酸、脂肪代谢，调节神经、血管的营养功能，具有抗动脉粥样硬化和治疗眩晕的作用。山莨菪碱具有松弛平滑肌的作用，可解除血管痉挛与改善循环，对脑部血管痉挛所致的眩晕有一定效果。据临床报道,采用西比灵、脑脉宁可促进脑部及四肢血液循环,缓解眩晕症效果甚佳。

(郭旭光/文)

## 教你分清头晕、眩晕、晕厥

如果你对医生说"我很晕",医生往往会问你"是怎么个晕法。"

这个问题很重要,因为晕有很多种:头晕、眩晕、晕厥。不同的晕,往往意味着不同的病情。你必须分清自己究竟是哪种晕,医生才能据此做出诊断。

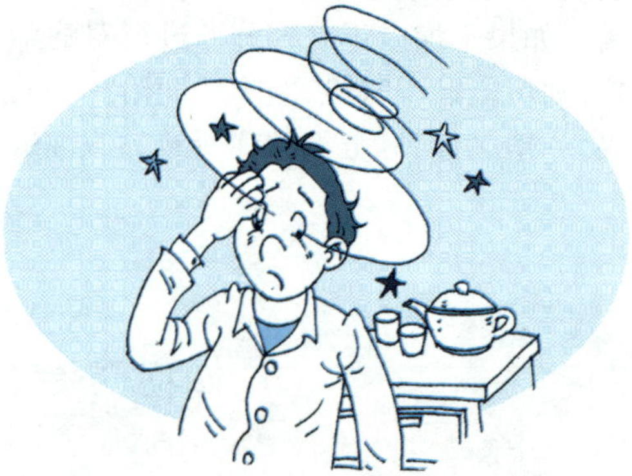

### 头晕

很多人都有过头晕的感觉,医学定义的头晕是这样的——一种昏昏沉沉的感觉,也就是一些人所描述的"头昏脑涨""头重脚轻"。再形象些说,高血压病患者发病时的感觉、睡眠不足及饮酒过量时头昏昏沉沉的感觉,就是头晕。头晕时你不会感觉到天旋地转,不会突然倾倒,眼球也不会震颤。

如果你的晕属于"头晕",一般应该去看内科。因为头晕多为内科各种疾病,如心血管疾病、各种原因引起的贫血、多种原因引起的供血不足等所致。

### 眩晕

判断你是不是眩晕,方法很简单。只要留心自己晕的时候有没有"天旋地转"就可以,如果感到周边的东西都在转,或者上下浮动、左右摆动,就是眩晕。症状虽然严重,但是人的意识是清醒的。

如果出现眩晕,患者应该考虑去看耳鼻喉科或神经内科。平时不要蹲下后立即站立,这是一种危险的动作。当人突然从低位站起来时,颅内的血压较低,血液灌注不足,导致大脑暂时性缺血,易致眩晕。

### 晕厥

晕厥,就是通常所说的晕倒、昏迷、不省人事。它是突发暂时性脑缺血引起的短暂意识丧失。当你出现晕厥情况时,一定不能疏忽大意,要及时就诊。

晕厥发作的病因很多，可分为血管舒缩功能障碍性晕厥、心源性晕厥和脑源性晕厥。如果你的晕是“晕厥”的那种，一般而言，应当去看神经内科。

总之，不管你是哪种晕，都应当留心。因为这是身体在对你发出警报。

（黄小民　陈志凌/文）

## 偏头痛原因知多少

偏头痛是反复发作的一侧或两侧搏动性头痛，为临床常见的特发性头痛。引起偏头痛的病因尚未完全明了，可能与以下原因有关。

（1）遗传：约60%的偏头痛患者有家族史，其亲属出现偏头痛的危险是一般人群的3~6倍。

（2）内分泌与代谢因素：女性较男性易患偏头痛，偏头痛常始于青春期，月经期发作频繁，妊娠期或绝经期后发作减少或停止。

（3）饮食与精神因素：偏头痛发作可由某些食物诱发，如含酪胺的奶酪，含亚硝酸盐防腐剂的肉类如熏肉或热狗，含苯乙胺的巧克力，食品添加剂如谷氨酸钠（味精）等。禁食、紧张、情绪、月经、强光等均可诱发。

（4）药物：口服避孕药、血管扩张剂如硝酸甘油等亦可诱发。

（5）饮酒和吸烟：偏头痛发作与饮酒和吸烟有很大的关系。日常工作中发现吸烟、饮酒的患者较正常人群偏头痛发病率明显增高，尤其是青年人。这是因为长期吸烟可造成组织缺氧，代谢性红细胞增多，使血细胞比容增大。另外，香烟中含有尼古丁，使神经末梢、肾上腺释放去甲肾上腺素、肾上腺素，这些物质可使血管收缩、痉挛，阻力增大以及血管栓塞。长期吸烟还可使血液黏稠度增加，血小板聚集，释放各种炎症神经递质（存在于人体内的一种具有生物活性的物质），使颅内外血管舒张收缩功能紊乱，导致偏头痛发生。

（李华/文）

## 小卒中是怎么回事

问：我的母亲日前感到头晕，去医院做了颅脑CT检查，结论是腔隙性脑梗死，医生说是小卒中，这是怎么回事？

答：小卒中是指一组临床症状轻微的脑血管病，也被称为“无症状性卒中”。小卒中的病理类型有三种，即腔隙性脑梗死、脑轻微出血和白质疏松等。小卒中是中老年人发病率最高的脑血管病，通常是有症状卒中的5倍多。由于小卒中症状轻微，多呈一过性，自限性，为时短暂，故而常被患者、家属甚至医生忽视，往往经颅脑CT检查方被发现和确诊。为此，医学专家提醒患有高血压、糖尿病、冠心病的中老年人，如果出现一过性头晕、头痛，伴有视物不清，尤其是单眼视物不清，或出现一过性言语不利，突然找不到正确的词语表达，以及发生一过性肢体麻木时，应当考虑小卒中的可能，及时去医院就诊，必要时行颅脑CT检查，以明确诊断。

我们应当看到，小卒中是导致大卒中及其他脑血管事件的高危因素。据报道，在出现无症状脑梗死后1~5年中，发生有症状性卒中（如脑梗死、脑栓塞和脑出血等）的概率增加1.6倍，总体死亡率增加1.8倍。另外，小卒中还会引起患者认知功能低下，血管性抑郁的发病率增加。所以，明确小卒中的诊断后必须重视二级预防，主要干预措施包括：①生活方式干预，重点是减肥、戒烟、限盐、低脂饮食和适量的运动锻炼。②控制与消除高危因素，针对高血压、糖尿病等高危因素采取降压、降糖、调脂等治疗措施。③抗血小板治疗，这是小卒中二级预防中最基本的药物治疗，一般选用小剂量阿司匹林，每日75~100毫克，清晨1次顿服。

（魏开敏/文）

## 什么叫短暂性脑缺血发作

短暂性脑缺血发作是指由于某种因素造成的脑动脉一过性或短暂性供血障碍，它可导致相应供血区局灶性神经功能缺损或视网膜功能障碍。

目前，短暂性脑缺血发作普遍被认为是脑梗死的超级预警信号，一旦出现就意味着脑梗死的危险性显著增加，因此，人们形象地将短暂性脑缺血发作比作脑梗死的前奏曲。

（徐燕杰/文）

## 男性脱发有原因

### 第一要因：遗传因素

很多人都知道脱发会遗传，但脱发遗传基因也有不遗传的记载，因此即使家族中长辈直系血亲有严重的脱发现象，其后代也未必都脱发。但有一点可以确认，饮食习惯和维生素摄取等食物疗法根本不能增加毛囊的数量。

### 第二要因：激素

促使青春痘和胡子生长的激素正是诱发脱发形成的激素，这类激素是导致毛囊退化萎缩的主要原因。过去对这种激素没有办法对抗，目前已经有很好的药物可以抑制这种激素，从而可使得毛发再生。

### 第三要因：年龄

脱发大部分发生于二三十岁的青年人，是由于激素作用于毛囊，使得毛囊逐渐变小，毛发逐渐变细，一部分头发逐渐退化成绒毛。脱发不是突发的，而是一个渐进的过程，随着年龄的增长，脱发逐渐变得明显。男性型脱发要早期发现、早期治疗，可以取得很好疗效。

（张建中/文）

## 张嘴也疼是何因

问：在全部张开嘴的情况下会觉得下颌位置疼痛，如用力咬紧牙齿也会疼痛，这是怎么回事？

答：这可能是颞颌关节紊乱综合征，多为张口过度关节韧带受到损伤所致，是一种慢性疾病，也是口腔颌面部的常见疾病之一，多发于青壮年，以20~35岁患病率最高。一般发生在一侧，但有的可逐渐累及两侧。病程较长，并经常反复发作，应引起重视，及早治疗。其主要表现为颞颌关节运动障碍，在开口和咀嚼运动时出现关节区以及关节四周肌群的疼痛、弹响和杂音等主要症状。主要分为以

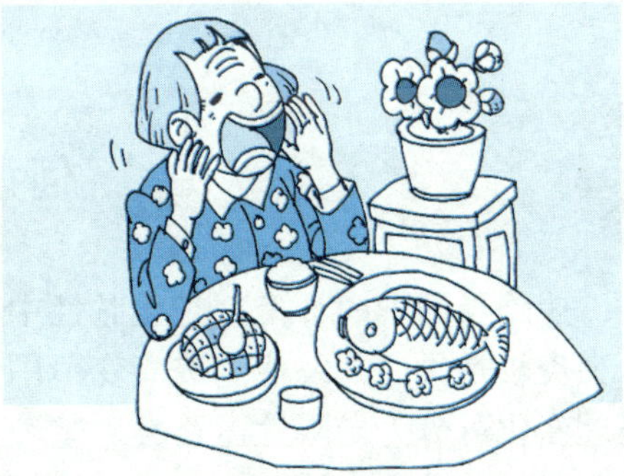

下三个类别：

咀嚼肌群功能紊乱类　主要为各咀嚼肌的功能不协调、功能亢进和痉挛，实际上是关节外疾患。关节的结构和组织正常，以开口度异常和开口型异常以及受累肌疼痛为主要临床表现。

关节结构紊乱类　是关节紊乱综合征中患病率最高的一类。为关节盘、髁状突和关节窝之间的正常结构紊乱，以在开口运动中各种不同时期的弹响为主要特征，可伴有不同程度的疼痛和开口度、开口型异常。

关节器质性改变类　通过X线片、造影和关节内镜等检查可发现关节骨、软骨和关节盘有器质性改变，除了出现以上两类症状外，关节运动时可听见连续的摩擦音或破碎音。

其发病原因复杂，目前尚未完全明了，一般认为和以下因素有关。

精神因素　临床上，此类患者常有焦急、易怒、精神紧张、好激动以及失眠等症状。

咬合关系　患者多有咬合关系明显紊乱的情况，如牙尖过高、牙齿过度磨损、磨牙缺失过多、不良的假牙、颌间距离过低等，可破坏关节内部结构间功能的平衡，促使本症的发生。

关节负荷过重　经常咬坚硬食物、夜间磨牙、紧张时咬牙习惯，使颞颌关节负荷过重，会导致本病的发生。

偏咀习惯　单侧咀嚼习惯会引起两侧关节不均衡运动，并影响两侧颌骨的发育和肌力量的平衡。长期的偏咀习惯易致颞颌关节功能紊乱。

另外，外伤、打哈欠张口过度、突然的寒冷刺激、不良坐姿及牙齿疾病等，也可造成颞颌关节、周围肌群和韧带的损伤而致发病。营养不良、内分泌失调等也与此病的发生有一定的关系。

专家指出，目前此病一般以物理疗法为主，最简单的办法是坚持局部热敷。因为其既不是炎症，也不是肿瘤，所以患者不必过分忧虑，调节好心情最重要。

（孙杰/文）

## 何谓迷路炎

迷路炎即中内耳炎，是化脓性中耳乳突炎较常见的并发症。按病变范围及病理变化可分为局限性迷路炎、浆液性迷路炎及化脓性迷路炎。

局限性迷路炎　多因胆脂瘤或慢性骨炎破坏迷路骨壁，形成瘘管，使中耳与迷路骨内膜或外淋巴腔相通所致。

主要症状多为阵发性眩晕，偶伴有恶心、呕吐。眩晕多在头或体位变动、压迫耳屏或耳内操作（如挖耳、洗耳等）时发作。发作时患侧迷路处于刺激兴奋状态，眼震方向多向患侧。听力有不同程度减退,多为传导性聋,如病变位于鼓岬处可呈混合性聋。瘘管试验诱发出眩晕和眼球偏斜,为瘘管试验阳性。若瘘管为病理组织堵塞,瘘管试验可为阴性。前庭功能一般正常。

浆液性迷路炎　是以浆液或浆液纤维素渗出为主的内耳弥漫性非化脓性炎症疾病或炎性反应。中耳炎的细菌毒素或感染经迷路瘘管、蜗窗、前庭窗或血行途径侵入或刺激内耳，产生弥漫性浆液性炎症。

主要症状为眩晕、恶心、呕吐、平衡失调。患者喜卧向患侧,起立时向健侧倾倒。早期眼震多向患侧,晚期眼震向健侧。瘘管试验可为阳性。前庭功能有不同程度减退。听力明显减退,为感音神经性聋。若病变清除、炎症控制后,症状可消失。

化脓性迷路炎　化脓菌侵入内耳，引起迷路弥漫性化脓病变，称化脓性迷路炎。本病内耳终器全被破坏,其功能全部丧失。多因中耳感染扩散,或由浆液性迷路炎发展而来。

主要症状为严重眩晕、呕吐频繁,头部及全身稍活动即加剧,听力完全丧失,可有耳深部疼痛。自发性眼震初期向患侧,迷路破坏后可转向健侧。前庭功能试验、冷热试验患侧可无反应。一般3周后可由对侧代偿其功能，除耳聋外症状逐渐消失。

迷路炎可用抗生素控制感染，适当应用镇静剂,呕吐频繁可适当输液。在抗生素控制下行乳突根治术,清除病变时,不宜扰动瘘管内的纤维结缔组织，以免感染扩散,瘘管口可覆盖颞肌筋膜。化脓性迷路炎疑有颅内并发症时，应立即行迷路切开术,以利通畅引流,防止感染向颅内扩展。

（郭旭光/文）

## 研究发现耳鸣原因

加拿大和美国研究人员发现，令耳鸣患者痛苦不堪的耳内噪声并非源于耳内,而是产生于大脑内部。

耳鸣是指在没有任何外界刺激的条件下产生的异常声音感觉，科学界目前尚未查明耳鸣的成因。人们通常认为耳鸣与耳朵疾病有关。

但是，加拿大和美国研究人员经过研究后认为，耳鸣是由特定大脑皮质发生异常变化造成的,与耳朵无关。这一发现有助于开发出治疗耳鸣的新方法。

（林朝晖/文）

## 老年人畏光是何原因

多数老年人存在眼睛怕见光的问题，表现为在普通的光线下也会流泪或是不自觉地眯眼睛。老年人畏光首先考虑干眼病。随着年龄的增长，机体会发生包括代谢在内的一系列改变，尤其是女性，由于雌激素水平降低，全身腺体的功能也不同程度地降低，泪液的生成和质量受到影响，角结膜缺乏足够的泪液滋润。

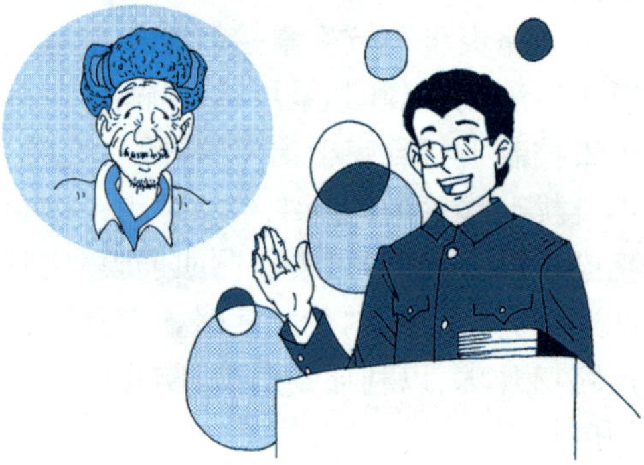

眼部炎症也可引起畏光，包括结膜炎累及角膜时，角膜炎、角膜异物、角膜溃疡等存在角膜炎症的角膜病以及虹膜炎和虹膜睫状体炎等。其引起畏光的主要原因在于虹膜血管的炎症性挛缩。

屈光不正的患者因为眼部调节功能衰退易导致视疲劳，从而产生畏光。青光眼患者也可出现畏光，但以眼痛、眼胀、头痛、虹视、视力下降和视野损害等症状为主。

除此以外，糖尿病、甲亢、干燥综合征等疾病也会引起畏光。所以，当老年人出现畏光时，应去医院检查并在医生的指导下选择合理的药物。

（彭娟/文）

## 十大因素易致干眼症

近年来干眼病的年轻化趋势明显，主要是由于现代生活中，青年人的工作和娱乐与电视、电脑接触得越来越多，长时间面对荧光屏，过度阅读，缺乏正常的眨眼，导致干眼症发生。以下因素可致干眼症：

（1）每天在电脑前工作3小时以上的人中，有90%以上的人眼睛有问题。

（2）长期处于以下环境的人群，如经常乘坐飞机、空气干燥、使用空调、烟雾（吸烟）、紫外线、空气污染和高温可增加泪液的蒸发，导致干眼症。

（3）夜间驾车，它会使睑裂暴露面积增大、瞬目频率减少，泪液蒸发增多，出现干眼症状。

（4）隐形眼镜。隐形眼镜是漂浮在泪液上的，戴隐形眼镜会加速泪液的蒸发。另外干眼症又可使隐形眼镜佩戴者的角膜抗损伤能力下降，使隐形眼镜更易刮伤角膜。

(5)65岁以上人群中有75%患有干眼症。因为泪液的分泌量随着人们年龄的增加而逐渐减少。人到65岁时，泪腺分泌的泪液只有18岁时的40%。

(6)绝经期、怀孕期、哺乳期及口服避孕药的妇女因激素水平的改变可产生干眼症状。

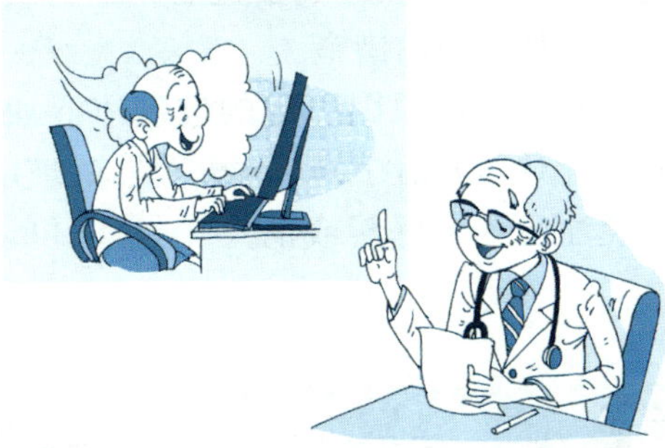

(7)某些疾病。眼睑位置异常、眼睑闭合不全、睑缘炎、影响瞬目的神经肌肉疾病（如帕金森病）、过敏性眼病、系统性病毒感染（如艾滋病、丙肝）、某些全身疾病（如干燥综合征、类风湿关节炎、糖尿病、甲状腺异常）与干眼病是息息相关的。

(8)药物。如一些降压药（包括利尿剂）、抗组胺药物、抗青光眼药物、抗心律失常药物、激素药物、地芬诺酯/阿托品、化疗药物、抗抑郁药物以及全身应用视黄醛和异维甲酸等可使泪液分泌减少，加重干眼引起的症状。

(9)长期使用某种眼药水，如血管收缩性眼药水（含有萘敏维成分），也很容易形成干眼病。

(10)睑板腺功能障碍，使泪液分泌和排出减少，导致干眼症。

（董诺/文）

## 何谓玻璃体混浊

高度近视患者出现的玻璃体混浊，主要是由于随着近视加深，眼球前后轴变长，眼底视网膜伸展变薄，血供营养相对滞后造成的玻璃体液化变性。患者眼前混浊物飘动，并持续存在，一般无须治疗。但要注意的是，若眼前混浊物突然加重、加多，或成片状似云雾遮挡，一定要及时请眼科医生详查眼底，一旦视网膜脱离则应及早治疗。

此外，若因结核、风湿、自身免疫性疾病等引起的眼内葡萄膜发炎和眼底出血性疾病（如血管阻塞、视网膜静脉周围炎、糖尿病视网膜病变等），均可使炎症渗出物或出血扩散进入玻璃体，导致不同形态和程度的玻璃体混浊。此时，应以治疗原发病为主，必要时进行手术以清除混浊物。早期玻璃体积血可用云南白药、三七粉等治疗；晚期陈旧性出血则以活血化瘀的中药治疗为主，可配合安妥碘、沃丽汀等药物治疗。若出血大部分被吸收，能看清眼底时则要查清原因，配合激光或其他根治措施。

不管任何原因引起的玻璃体混浊，都要针对病因治疗，只要病因消除，玻璃体混浊会逐渐好转或消失。另外，可以配合使用中成药如明目地黄丸、石斛夜光丸、杞菊地黄丸等辅助促进混浊物分解吸收；饮食中应增加富含维生素多的蔬菜、水果和紫菜、海藻、海带等含碘丰富的食物。

（《益寿文摘》/荐）

## 何谓角膜软化症

角膜软化症是指因人体缺乏维生素A而引起的一种角膜病。其主要特征为角膜水肿、混浊，易形成溃疡和穿孔，最终导致眼球萎缩。

它是一种严重的进行性角膜疾病，是一种致盲眼病。引起此病的关键是体内维生素A不足。一旦维生素A缺乏，则角膜代谢障碍，角膜上皮难以更新，再加上泪液成分的异常，就会导致角膜干燥，继而角膜软化、穿孔而致盲。

其早期症状主要是夜盲。即患者在夜间或光线暗处看不清东西，从明处进入暗处后需要很长时间才能分辨周围的物体。病情继续发展可有眼部干燥感、怕光以及视力减退，严重者发展为失明。除了眼部表现外，患者往往还有一些全身症状，如精神不振，皮肤干燥、粗糙、缺乏弹性，孩子哭声嘶哑，因为怕光而不愿睁眼等。

（杨志/文）

## 突发脑卒中，别做四件事

### ——乱吃药、掐人中、仰面躺、随意挪

首都医科大学宣武医院神经内科主任医师武剑介绍，如果你或者周围的人突发脑卒中，切记不要做以下四件事。

乱吃药。很多卒中患者会出现吞咽困难，如果自己吃药或家人强行喂药，很容易使药和水呛入肺里，不仅会引发呼吸问题，还可能造成吸入性肺炎，极为危险。

仰面平躺。突发脑卒中的人容易发生呕吐，平躺会使呕吐物误吸入气管，造成呼吸道梗阻危及生命，还容易使患者的舌根后坠，堵在嗓子眼造成窒息。正确的方法是，让患者头部偏向一侧或侧卧。

随意挪动患者。随意背抱患者，容易导致呕吐，最好等待专业医护人员进行挪移。等待过程中，要让患者保持安静，

尽可能地安抚患者，以免情绪紧张升高血压，加重病情。

掐人中。很多患者会感到呼吸困难，需要大口喘气，此时家属不要掐患者的人中，否则会导致其嘴部闭合，影响呼吸。

武剑提醒，一旦发现家人或朋友出现脑卒中，要立刻拨打急救电话，同时平稳放置患者，可以侧卧，若要平躺，应将其头偏向一侧，并垫高头部。安抚患者情绪的同时，解开其衣扣，如果患者有假牙，最好拿下来，防止误吞。记住患者发病时间，脑卒中的黄金治疗时间是发病后4~5小时，在此期间内救治能将危险降到最低。不要等到患者半边身子不能动了，才急急忙忙去医院，从而失去最佳抢救时机，造成瘫痪，甚至危及生命。

（瞿晟/文）

## 六招防控高黏血症

多饮水　早晨起床时、吃饭前1小时和就寝前，应及时饮水。每天饮水不少于2 000毫升。

合理饮食　少食动物内脏、脂肪及油炸食物、甜食，晚餐不宜多食荤腥食物。平时宜多吃清淡的食物，以素食为主，粗、细粮搭配。多食大豆及豆制品、禽

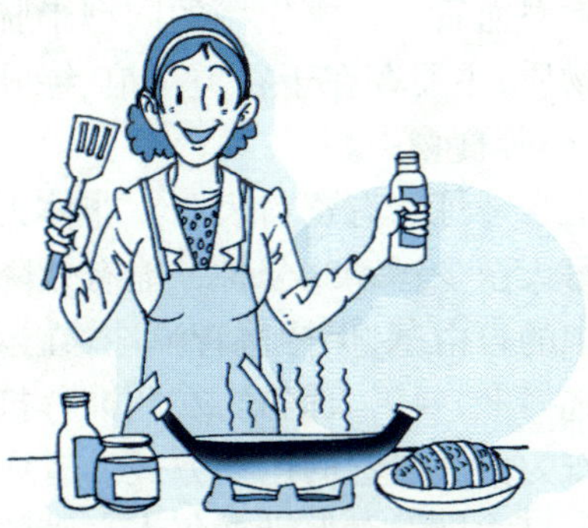

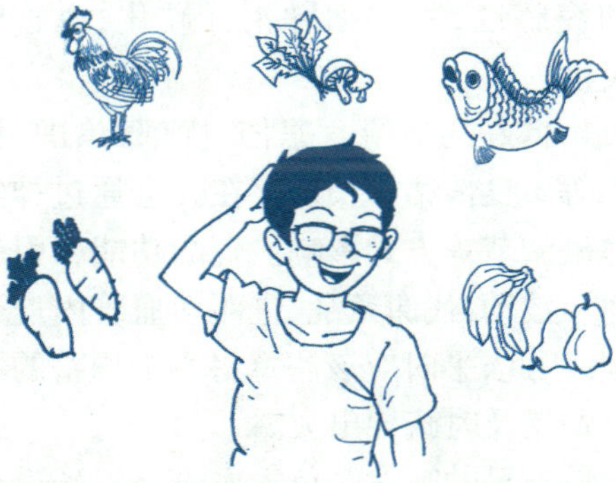

蛋、鱼类等富含卵磷脂的食物，有利于改善血液黏稠度；适当选用山楂、黑木耳、螺旋藻、核桃、玉米、芝麻、芹菜、胡萝卜、魔芋、马齿苋、大蒜、西红柿、洋葱、柿子椒、香菇、生姜、紫菜、海带、草莓、柠檬、红葡萄、橘子、苹果、猕猴桃等食物。

坚持锻炼　如散步、慢跑、打太极拳、舞剑、打羽毛球、爬山、游泳等，可促进血液循环。

戒烟　烟雾中尼古丁等有害物质影响血管功能，降低血流速度。吸烟者应果断戒烟，不吸烟者也应远离二手烟。

避免情绪激动　应避免精神过度紧

张，培养稳定乐观的情绪，遇到不愉快的事，要尽量多体谅别人，少苛求。这样可避免血压过度升高和血管突然收缩带来的危害。

药物治疗　在医生指导下，选用一些抗凝、降低血液黏度的药物，常用的有肠溶阿司匹林等，也可选用一些活血化瘀的药物，如复方丹参片等。

（江太发/文）

## 防衰，从保护血管做起

随着年龄的增长，衰老伴随着各种疾病不期而至。在衰老导致的疾病中，尤其以与血管老化相关的疾病，如冠心病、糖尿病足、动脉硬化闭塞症、高血压病等对人的健康危害最大。虽然目前还不能从根本上逆转血管老化，但只要注意健康的生活方式、科学的饮食以及适当的体育锻炼，血管的老化可以得到延缓。

戒烟　烟草中含有的一氧化碳、尼古丁、焦油、苯并芘及砷、汞、锡、镍等多种重金属元素，除了具有很强的刺激和致癌作用外，还会损害血管壁的功能和完整性，引起动脉粥样硬化、血管壁炎症。

良好的情绪　悲伤、忧郁、焦虑、愤怒等不良情绪如长期存在，会通过神经体液调节等方式影响血管的功能，引起血压波动，代谢紊乱，进而使血管内皮受损。因此，平时应该注意将心中积蓄的不良情绪及时疏导出去。

充足的睡眠　负责血管、胃肠道等重要脏器组织修复的激素主要在深度睡眠中分泌。而睡眠不足会使人们白天生活工作中积累的损伤得不到有效恢复，对于受损的血管更是雪上加霜。所以，保证充足的睡眠对维护血管健康非常重要。

合理饮食　以下几种成分可以有效延缓血管衰老。不饱和脂肪酸有“脂肪清道夫”的美誉，存在于各种鱼类和橄榄油中；植物类黄酮、番茄红素，具有抗氧化作用，存在于色彩丰富的蔬菜、水果之中，如番茄、豆类食物、葡萄等；钾、钙等矿物质，可促进体内钠排泄，并有辅助控制血压的作用，富含钾、钙的食物包括土豆、香蕉、芝麻、牛奶等；B族维生素能及时清除对血管有危害作用的同型半胱氨酸等物质，主要存在于谷类粗粮、绿叶蔬菜、鱼虾等食物中。

适当锻炼　有资料表明，非体力劳动者每天至少运动30分钟，能有效降低血管中的自由基，保持血管弹性。在运动方式选择上，要因人而异，在此推荐打太极拳作为保健血管的运动方式。有研究表明，打太极拳对促进老年人心脏的泵血功能、提高血液循环速率、预防老年人心血管疾病有着积极作用。在长期进行打太极拳运动后，人们在安静状态下收缩压、舒张压均显著下降，脉压也呈现出下降趋势。所以说，打太极拳对改善老年人血液循环功能有积极作用，可以预防和辅助治疗许多老年人血液循环性疾病。

定期体检　血管老化是一个伴随机体衰老的缓慢过程，生理情况的改变，如血脂、血糖增高，血压波动都会加速血管的老化。因此，定期的体格检查，尤其是血脂、血压、血糖和眼底的检查，有利于及时发现有关的血管病变，以尽早采取干预措施。

（裴永彬/文）

## 先天性心脏病与遗传基因有关吗

先天性心脏病（以下简称“先心病”）在我国发病率很高，1000个初生儿中有4~6名患儿。

先心病的病因是多方面的，真正的病因还不十分清楚。但医学界大多数学者认为此病属于多基因遗传病，也叫“多因子遗传病”，就是指这种病由2对以上致病基因决定。因此，遗传是造成先心病的内在因素。有人对100个先心病的家系调查发现，其中9个家系是亲代（父母）和子代有同样的先心病。

但是，有了遗传因素不一定都发病，环境因素也起着重要作用，能诱发先心病，如母亲孕期头3个月内宫内感染了风疹、流感、腮腺炎病毒；母亲本身是糖尿病患者；母亲孕期服了苯丙胺、奎宁等药物或接受了大剂量放射线及某些有毒物质等，其中风疹病毒与先心病关系尤其密切。另外，孕妇在孕期缺乏维生素A、维生素$B_{12}$、维生素D也可导致先心病。

对先心病患儿要建立合理的生活制度，适当参加体育活动，按时进行预防接种，避免感染传染病。如出现心力衰竭时，应卧床休息、吸氧，并进行洋地黄治疗。目前，我国很多大医院心脏外科能做

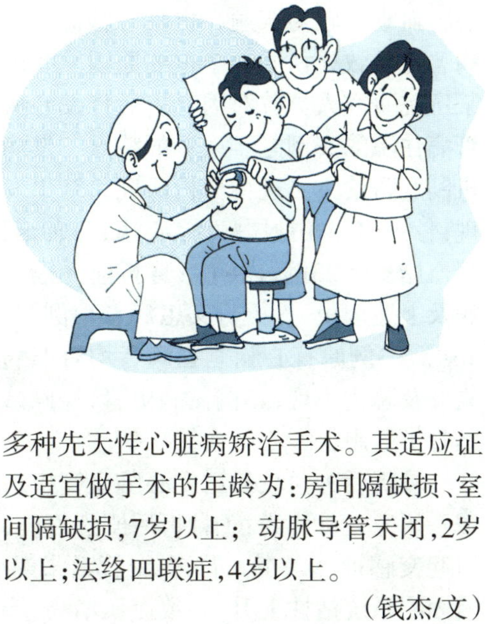

多种先天性心脏病矫治手术。其适应证及适宜做手术的年龄为：房间隔缺损、室间隔缺损，7岁以上；动脉导管未闭，2岁以上；法络四联症，4岁以上。

（钱杰/文）

## 研究发现免疫系统中引起心肌梗死的诱因

科学家研究发现，人体免疫系统中的“过敏毒素C5a”是引起心肌梗死的主要因素。

补体是存在于体液中的一组具有酶原活性的糖蛋白，与人类疾病有着密切关系。研究后发现，补体在活化过程中产生的具有生物活性的补体蛋白片段，会在心肌病早期阶段被大量激活，形成“过敏毒素C5a”，这种物质会使心脏功能受损。

研究人员还发现，心肌梗死患者的心脏冠状动脉中还存在着大量基质金属蛋白酶1和基质金属蛋白酶9。金属蛋白酶会使细胞外基质退化，使动脉粥样斑块破裂，最终导致血管堵塞。

（刘钢/文）

## 老年人骨折后当心诱发心脑血管病

临床观察发现，老年人骨折后伴发心脑血管病较为普遍，也是心脑血管疾病恶化导致死亡的一个重要原因。我国某医院研究人员曾对因骨折后伴发心血管病住院的36例老年患者的特点、发病机制及防治方法进行分析研究，结果发现：骨折前存在糖尿病、冠心病、高血压、高血脂史者23例，占64%；骨折前无冠心病及上述病史，骨折后又患病者13例，占36%。23例原有心脑血管病者均有旧病复发及恶化表现，13例无病史者，经确诊是骨折后患上了心脑血管疾病。

骨折后为何较易诱发心脑血管疾病呢？研究人员认为：①骨折后剧烈疼痛，引起交感神经兴奋，肾素-血管紧张素-醛固酮系统活性上升，导致血压增高，严重时造成脑出血。②骨折及手术后，机体处于高度应激状态，儿茶酚胺浓度增加，可直接损害心肌，增加心肌自律性和异位起搏点活动。③长期卧床，血液流动缓慢，脑缺血、缺氧加重，引起支配心脏中枢神经、植物神经功能障碍，也可引起心脏传导和自律性改变。又因老年人心脏功能衰退，故心律失常较多见。

所以，为预防和阻止骨折后心脑血管病的发生和恶化——

首先，老年人应重视防治骨质疏松症。平时注意补钙，适当增强骨骼承重训练，到户外常晒晒太阳等，这对降低骨折发病率是十分重要的。

第二，一旦发生骨折应密切观察，监护血压、心律变化，条件允许则早期积极采取手术治疗，对骨折后出现的心脑血管病要给予积极治疗，防止恶化。

第三，平时还应积极防治高血压、糖尿病、肥胖及高脂血症，提倡多运动，低热量、低脂肪及低盐饮食，控制体重，以预防和延缓老年人心脑血管病的发生。

（蒲昭和/文）

## 哮鸣音和喘鸣音的鉴别

哮鸣音是指呼吸时（尤其是呼气时）气道所发出的一种高单调的哨笛音。当气道出现狭窄时，气流急速通过狭窄的部位受到限制，气道阻力明显增高，气流震荡发出哮鸣音。气道内某些水平的气流阻塞是哮鸣音产生的先决条件。哮鸣音与胸部疾病有关，常伴有呼吸困难。

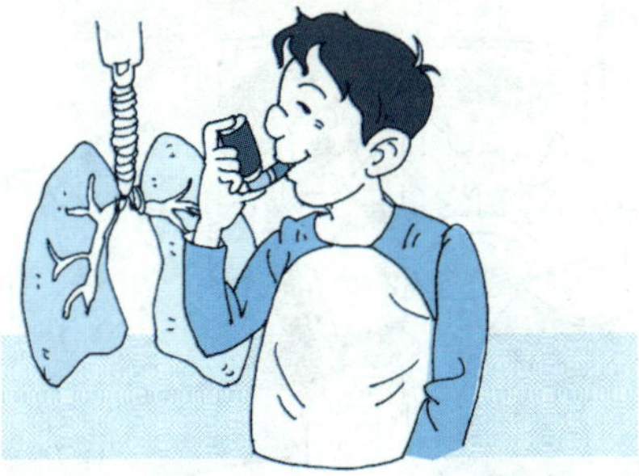

喘鸣音主要存在于吸气时，不用听诊器也可闻及一种音乐性声音。喘鸣见于上气道阻塞，通常很响，离开患者一段距离也能闻及，但也可能仅在深呼吸时才能听到。虽然主要存在于吸气相，但也可能在吸气和呼气相均能听到。

喘鸣音与哮鸣音的鉴别在于喘鸣通常声音很响，以吸气相为主且喉部听到的声音强于胸部。

（董淑芬/文）

## 感冒诱因新说

感冒通常被称为“着凉”“伤风”，其实寒冷并不是感冒的唯一诱因，近年来关于其诱因有新的说法。

摸　感冒病毒能在人手上存活70小时，感冒患者擦鼻子时将活病毒沾到手上，再通过手把病毒转移到其接触的地方，如电话机、门把手、扶梯等。健康人通过触摸这些污染了病毒的手或物品，用手摸自己的眼睛、鼻子便会染上感冒。

吃　不良的饮食习惯与感冒关系密切。高盐饮食可导致唾液分泌减少，使口腔黏膜水肿、充血、病毒增多；高糖饮食因消耗体内水分和维生素等营养物质，引起口干舌燥，使免疫力低下；高脂肪饮食可降低机体的免疫细胞抗病毒能力。为此，要预防感冒应远离“三高”饮食。

坐　临床观察发现，活动少的人患感冒的概率比活动正常的人要高出2~3

倍。户外活动时间减少，缺乏阳光浴，呼吸不到新鲜空气，会导致身体血液运行不畅，不能适应室内外环境，机体抗病免疫力降低，所以很容易感冒。

关　在门窗紧闭时，室内空气会随人数的增加和时间的延长而受到污染，而常开窗，人体排出的废气及屋里的烟雾可以随流动的空气飘走，有利于预防感冒。

刷　如果牙刷经常处于潮湿状态，会使感冒病毒滋生繁殖，并借刷牙而造成感冒。因此要注意牙刷的卫生，并保持牙刷干燥。

（赵卫国/文）

## 八招防感冒

冬季易感冒，除了合理用药和注意休息外，可以试试以下八个简便易行又效果显著的“小妙招”。

热水泡脚：每晚用较热的水泡脚可驱除寒气，阻止感冒发展。

喝葱姜汤：睡前用葱姜熬制汤水，服用后可以发汗。

早晚洗鼻：手捧清水，用鼻子轻轻将水吸入，停留片刻用力喷出，反复三五次，可减少病菌。

巧用风油精：身体有感冒症状时，可用风油精涂抹太阳穴，来回按摩直至发热，能明显缓解头痛。

喝少许蜂蜜：每次吃一勺，每日三四次，加少量的蒜泥，可有效预防、缓解感冒。

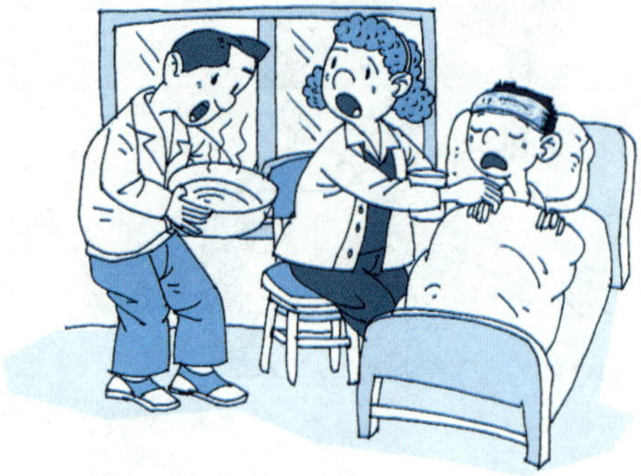

换把牙刷：感冒时牙刷易滋生、隐藏病菌，最好换一把。

热毛巾搓耳：睡觉前用热毛巾搓耳3~5分钟，能够预防感冒。

用白酒刮痧：用硬币蘸上白酒在前胸和脊柱两侧刮痧，然后用热水冲澡，可加速感冒痊愈。

（易利华/文）

# 自发性气胸如何防复发

自发性气胸是指无外伤或人为因素情况下，胸膜破裂，气体进入胸腔。自发性气胸多发生于体形瘦长的年轻人和有慢性呼吸系统疾病的老年人。

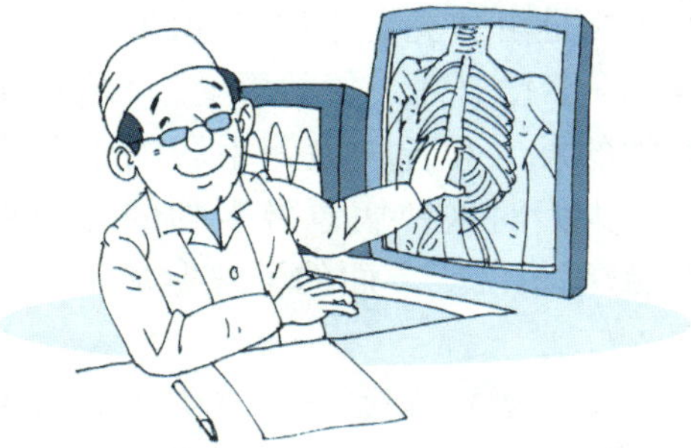

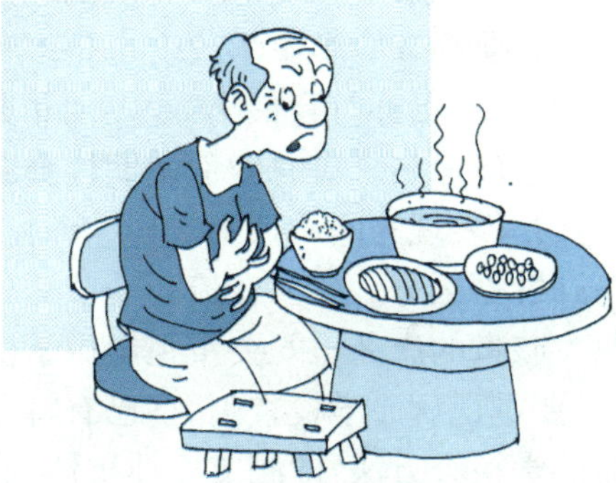

老年人自发性气胸是各种慢性呼吸道疾病的并发症，尤其是老年慢性阻塞性肺疾病(简称“慢阻肺”)。因老年人患慢阻肺时肺组织变薄，弹性减弱，肺泡易破裂形成肺大疱，在肺内感染、剧咳及用力排便等压力下即可发生破裂形成气胸。老年自发性气胸复发率高，在日常生活中要加以预防，防止复发。

患者出院后休息2~4周，至少3个月内避免较剧烈和大量的活动，如上肢牵拉动作、扩胸运动等。

避免做用力和屏气的动作，保持大便通畅，2天以上未解大便应采取措施，使用通便药，无效时到医院灌肠。

吸烟者应戒烟，平时注意补充营养，特别是体形偏瘦的老年人，应摄入充足的蛋白质、维生素，适当吃富含粗纤维素的食物，以增强机体抵抗力。还要锻炼身体，增加呼吸系统肌肉强度。

老年气胸预防的关键是积极防治原发疾病，特别是慢性阻塞性肺疾病和呼吸道感染。对于有肺大疱的老年人，尤其是有气胸病史者应避免接触呼吸道刺激物，避免劳累和负重。平时防止呼吸道感染，避免剧烈咳嗽。如反复发生气胸，建议最好还是行外科手术治疗。

（何飞/文）

## 什么是支原体肺炎

支原体肺炎属于病因学的诊断，这种肺炎是由肺炎支原体引起的，病原发现和命名已有几十年的历史。随着医学科学的发展和各种检测手段的不断完善，人们对这种病原微生物的理化特性、致病机制等方面的了解愈加全面和深入。

肺炎支原体属于一种特殊的微生物，可寄生在人的口腔、腮腺等处。肺炎支原体既不是病毒，也不是细菌，而是介于病毒与细菌之间的一种微生物。支原体肺炎又被称为“原发性非典型肺炎”，主要引起学龄儿童和青少年下呼吸道感染，可以通过呼吸道飞沫传播。以往每隔4~5年支原体肺炎就会发生一次流行，以冬春季发病为主。然而近年来支原体肺炎感染率逐年上升，一年四季均可发病，重症支原体肺炎和婴幼儿的发病率亦有增加。

支原体肺炎的传染源主要是患者，潜伏期2~3周。与传染性非典型肺炎不同，支原体肺炎患者不一定能找到明确的传染源，因为正常情况下健康人就可以是带菌者，在抵抗力下降时可致发病。主要临床表现为发热，体温在38~40℃，呼吸道症状为阵咳、呛咳，并随病程发展逐渐加重。咳嗽严重时可因气道内小血管破裂出现痰中带血，严重咳嗽影响休息。重症患者体温居高不下，同时出现乏力、头晕、纳差等全身症状。值得注意的是，部分患儿除呼吸道症状外，还会有其他器官系统受到损害的表现，比如发生溶血性贫血、心肌炎、肝炎以及神经系统损害。如果上述表现出现在呼吸道症状之前，容易造成误诊。支原体肺炎的胸部X线片、肺部CT的影像学改变也是多种多样的，这一点亦符合最早“原发性非典型肺炎”的命名，有时酷似浸润性肺结核，有时又表现为间质性肺炎样，有时很难与肺肿瘤区分。所以在流行季节遇到发热、咳嗽的患儿，既要重视影像学检查，又要重视病原学检查。目前已有特异的血清学检查方法，即测支原体抗体，这种抗体在发病1~2周时出现，3周达高峰，单次血IgM阳性结果或两份血清抗体有4倍以上增高对诊断的价值比较大。支原体的培养虽然是“金标准”，但培养方法困难，时间长，价格高，对临床诊断的意义不大。

由病原特性所决定，支原体肺炎可选用抗生素治疗，主要选用大环内酯类抗生素，如红霉素、罗红霉素、阿奇霉素，而青霉素、头孢菌素类对治疗支原体肺炎无效。

肺不张是支原体肺炎的常见并发症，发生原因主要是气道上皮坏死脱落、黏膜水肿、炎性分泌物阻塞气道。对发生这种并发症的患儿，应积极采用纤维支气管镜灌洗治疗，以尽快使肺复张。

由于近两年发现患重症支原体肺炎

的人有所增加，而重症支原体肺炎患者单独采用红霉素等治疗效果很差，病情进展很快，甚至会在发病后不久出现呼吸困难、发绀和呼吸衰竭。通过临床研究，认为重症支原体肺炎的表现是由于支原体感染后致机体炎症反应过度造成急性肺损伤，多脏器功能衰竭等。此时应及时选用肾上腺皮质激素和/或丙种球蛋白治疗，阻断迅猛发展的炎症病理过程。

（黄妍/文）

## 脂肪肝与脂肪性肝炎

越来越多的人在体检时发现脂肪肝并因此甚为忧心。消化内科专家指出，单纯性脂肪肝（无合并肥胖症、糖尿病、血脂异常、高血压等疾病）对人体健康的危害不大，只要通过纠正不良生活方式和控制体重（如少吃、多动、少饮酒）等措施后，大部分人或会好转，不需服药；但是若出现脂肪性肝炎，则需要药物治疗。

### 单纯脂肪肝可通过生活方式调整

脂肪肝其实就是“肝脏肥胖”，多数和肥胖、糖尿病、血脂异常、高血压等所谓代谢综合征症状并存。

脂肪肝是代谢综合征的一部分，患者应同时检查有无合并糖尿病、血脂异常、高血压等疾病。如果有合并这些代谢性疾病，应积极开展综合诊治，但也不必太紧张，因为单纯的脂肪肝患者通过改变不良的生活和饮食方式，大多数人预后良好。

### 脂肪性肝炎需药物治疗

单纯性脂肪肝危害不大，通过纠正不良生活方式和控制体重（如少吃、多动、少饮酒）等措施后，大部分人病情稳定或好转，不需服药；而脂肪性肝炎患者则需服药。

怎样区分单纯性脂肪肝和脂肪性肝炎呢？有关专家指出，B超是脂肪肝诊断的主要方法，但B超和其他影像学检查（CT、MRI等）对区分单纯性脂肪肝和脂肪性肝炎却无能为力，只有肝穿刺活检，

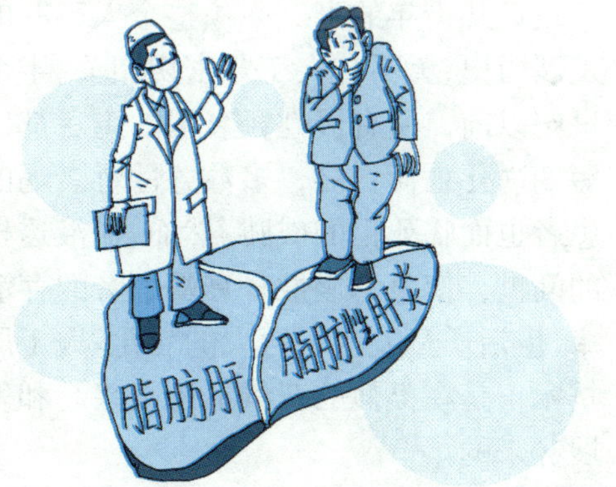

取肝组织送病理检查才是诊断脂肪性肝炎的唯一标准。

由于肝活检有创伤性，一般人难以接受这一检查。那如何确诊？专家指出，目前，常用的方法是通过B超加临床指征来诊断。当医生高度怀疑患者是脂肪性肝炎时，才建议使用肝活检这一金标准。

一般来说，血清转氨酶持续增高半年以上，或合并肥胖、糖尿病、血脂异常、高血压等所谓代谢综合征症状，就有可能是脂肪性肝炎。这类患者应在纠正不良生活方式和控制体重的基础上接受较长期（半年以上）药物治疗。

### 勿盲目相信护肝药（茶）

目前尚无一种治疗脂肪肝的特效药物，合并严重肥胖、糖尿病、血脂异常、高血压等症的患者，需在医师指导下服用相应的药物，控制上述疾病后，脂肪肝随之也能得到改善。

专家强调，一些广告宣传的脂肪肝护肝药（茶）多是保健品，并没有足够的资料说明其有效性，患者切勿盲目相信。

（张华/文）

## 什么是“人工肝”

人工肝又称为“人工肝脏”，是借助体外机械、化学或生物性装置，暂时部分替代肝脏功能，从而协助治疗肝脏功能不全或相关疾病的方法。它作为独立于其他人工器官而存在的历史并不长久，仅是近几十年的事。回顾整个人工肝的发展历史，无不与人工肾密切相关。半个世纪以前，所有慢性肾衰竭的患者都以短期内死亡而告终，多数急性肾衰竭的患者也面临死亡的威胁。然而，血液透析的问世，使急、慢性肾衰竭患者的存活率、生活质量发生了巨大的变化。人工肝技术正是在类似的背景下逐步兴起和发展起来的。

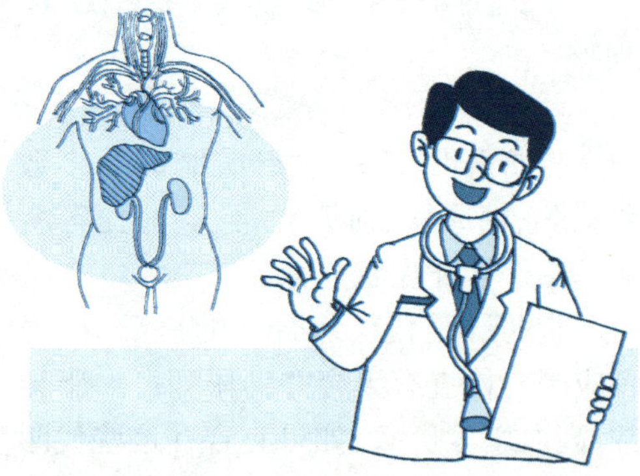

人工肝的作用机制在于部分清除患者体内中分子量以上的毒性物质，如内毒素、胆红素、胆酸、肿瘤坏死因子、补体激活物等多种血管活性物质，可减轻肝脏炎症。与此同时，作为置换的新鲜同型血浆补充了血浆蛋白、凝血因子、调理素

等生物活性物质，既可减轻患者水肿、出血，又可减少机体的感染机会，有利于肝细胞的修复和再生。患者治疗前后血清胆红素水平明显下降，肝性脑病症状明显改善，表明人工肝治疗起到了降低血氨及维持颅内压的作用。

人工肝适用于重型肝炎、高胆红素血症、肝性脑病、药物中毒等疾病。当患者血液通过人工肝的中空纤维膜后，含有内毒素、高胆红素以及其他病变因子的血浆就被自动分离、丢弃，处理过的健康血浆输送给患者，同时补充生物活性物质，如蛋白质、凝血因子等。

并非每个有肝功能衰竭的患者都适合人工肝。人工肝支持系统治疗也有相对的禁忌证：①疾病晚期，出现难以逆转的呼吸衰竭、重度脑水肿伴有脑疝等濒危症状者禁用。②有严重全身循环功能衰竭者禁用。③伴有弥散性血管内凝血状态者禁用。④有较重的活动性出血者应慎用。⑤对治疗过程中所用药品如血浆、肝素、鱼精蛋白等高过敏者，应慎用。⑥临床医师认为不能耐受治疗的其他情况患者。

（是明启/文）

## 肝癌发生的危险因素有哪些

肝癌是我国常见的恶性肿瘤之一，肝癌的发生可能与多种因素的综合作用有关。

（1）病毒性肝炎：原发性肝癌患者中约1/3有慢性肝炎史，肝癌高发区人群的乙型肝炎病毒表面抗原（HBsAg）阳性率高于低发区，而肝癌患者血清HBsAg及其他乙型肝炎标志的阳性率可达90%，显著高于健康人群，提示乙型肝炎病毒感染与肝癌有关。最近发现丙型肝炎病毒感染和乙型肝炎病毒的感染一样，与肝癌的发生密切有关。

（2）肝硬化：原发性肝癌合并肝硬化者占原发性肝癌患者的50%~90%，在我国多为患乙型、丙型病毒性肝炎后肝硬化。在欧美国家，肝癌常发生在酒精性肝硬化的基础上。

（3）黄曲霉毒素：动物实验证明，食用被黄曲霉污染的玉米、花生米、大豆、菜籽油等会致癌，这是因为黄曲霉素的代谢产物黄曲霉毒素$B_1$有强烈的致癌作用。

（4）饮用水污染：饮用水特别是地面水常被有机致癌物（如六氯苯、苯并芘、多氯联苯等）污染。肝癌高发区江苏省启东市报道，饮沟塘水的居民与饮井水的居民肝癌死亡率有明显差别，饮沟塘水的发病率高。近年发现池塘中生长的蓝绿藻是强致癌植物，可污染水源。

（5）其他化学致癌物：一些化学物质如亚硝胺类、偶氮芥类、酒精、有机氯农药等均是致肝癌物质。

（6）寄生虫：有人认为，肝小胆管中的华支睾吸虫感染可导致肝癌。

尽管人们对肝癌发生的危险因素还不完全清楚，但根据我国国情提出的“改水防霉防肝炎”七字方针，已成为我国肝癌预防的一项重要措施，并已在肝癌高发区显示出明显作用。

（田光/文）

## 七种脂肪肝的病因与特点

随着人们生活水平的提高和生活方式的改变，脂肪肝的发病率呈逐年升高和年轻化的趋势。据统计，脂肪肝是仅次于病毒性肝炎的第二大肝脏疾病。如果脂肪肝得不到及时治疗，会发展成脂肪性肝炎及肝硬化，故应引起重视。

脂肪肝不是一种独立的疾病，而是由多种疾病和原因引起的肝脏脂肪性变。根据病因的不同，脂肪肝可以分为以下几种：

（1）营养失调性脂肪肝。营养过剩与营养不良都会导致脂肪肝。长期摄入过多的动物脂肪、植物油、蛋白质和糖类，这些食物在体内不能被充分利用，过剩的营养物质便转化为脂肪贮存起来，导致肥胖、高血压和脂肪肝。长期营养不良，缺少蛋白质和维生素，也可引起营养缺乏性脂肪肝。时下许多爱美的女士采用节食方法减肥，许多儿童喜欢挑食偏食，这都会给营养不良种下祸根，从而逐步引发脂肪肝。

（2）酒精性脂肪肝。随着饮酒人群的增加，酒精性脂肪肝发病率剧增。酒精被饮入后经胃肠吸收，90%以上在肝脏经乙醇脱氢酶转化为乙醛，又经乙醛脱氢酶作用生成乙酸，再氧化为二氧化碳和水。生成过程中的乙醛对肝脏有毒性作用。研究表明，长期饮酒，一般超过5年，折合酒精量每天多于40克，女性每天多于20克；或2周内有大量饮酒史，每天多于80克，就有患酒精性脂肪肝的危险。乙醇量换算公式为：酒精克数=饮酒量（毫升）×酒精含量（%）×0.8（乙醇相对密度）。

（3）肥胖性脂肪肝。体内脂肪组织储积过多的单纯性肥胖，过多的脂肪也会沉积在肝脏。约半数肥胖者有不同程度的脂肪肝。衡量肥胖及肥胖程度，可用下式计算：标准体重（千克）=身高（厘米）-

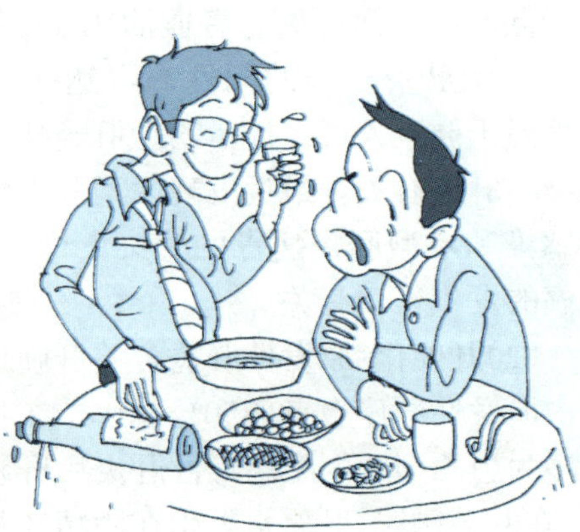

105。肥胖程度包括超重(超出标准体重的10%~20%)、轻度肥胖(超出标准体重的20%~30%)、中度肥胖(超出标准体重的30%~50%)、重度肥胖(超出标准体重的50%)。据统计,在轻度肥胖以上的人群中,约72%患脂肪肝,其中20%为重度脂肪肝。肥胖程度与脂肪肝发病率呈正相关。

(4)糖尿病性脂肪肝。糖尿病是内分泌代谢性疾病,约50%的糖尿病患者伴脂肪肝。糖尿病分为:1型糖尿病,即胰岛素依赖型,多发生在儿童及青少年,必须用胰岛素治疗;2型糖尿病,为非胰岛素依赖型,以中老年多见。从临床看,60岁以上2型糖尿病患者约45%合并脂肪肝,而1型糖尿病患者仅4.5%合并脂肪肝。糖尿病合并脂肪肝,是由于胰岛素分泌不足,肝细胞对糖的利用减少,合成的脂肪不能及时外运,导致其在肝内大量堆积。

(5)药物性脂肪肝。由于药物本身毒副作用及其代谢产物作用,以及药物的过敏反应,使肝细胞脂肪变性。有数十种药物可能与脂肪肝的发生有关。如长期使用糖皮质激素、雌激素、四环素、甲氨喋呤等。一般在用药2周内发病占50%~70%,8周内发病占80%~90%,停药后会减轻或缓解。

(6)病毒性肝炎后脂肪肝。肝炎病毒引起肝细胞破坏,在病程中可能合并脂肪肝,总发病率为14.6%。其原因是多方面的:首先是肝炎初期食欲减退,输入大量葡萄糖维持营养,急性期后食欲大增,除维持正常需要外,多余的转化为脂肪储存在肝脏;其次是恢复期怕劳累加重病情,休息多,导致短期内肥胖。另外,肝炎病毒会影响肝脏对脂肪的代谢,特别是丙型和丁型病毒感染。对患病毒性肝炎处于恢复期者和慢性肝炎、肝功能长期不稳定者,应警惕脂肪肝的可能,否则会影响病情康复。

(7)妊娠期急性脂肪肝。又称“假性黄色肝萎缩”,是妊娠期罕见的危重症。近年来,发病率有升高趋势,母婴死亡率高达80%。多见于年轻初产妇,发病于妊娠第24~40周。起病症状似急性肝炎。目前病因尚不明确。

除上述分类外,还可按患者是否有过量酒精摄入,分为酒精性脂肪肝与非酒精性脂肪肝;按脂肪肝的病变程度,分为轻度、中度与重度脂肪肝;按脂肪肝预后的临床分期,分为单纯性脂肪肝、脂肪性肝炎与脂肪性肝纤维化和/或肝硬化。

(罗光荣/文)

## 正确区分胆石症痛和心绞痛

心窝疼痛有可能是胆石症引起的,但容易被人误解为心绞痛。胆石症疼痛和心绞痛一般可以从四个方面来区分：

痛感　一般心绞痛引起的疼痛会有强烈的紧缩和压迫感，而胆石症的疼痛多为剧烈的绞痛。

诱因　心绞痛受情绪影响比较大，因此，一个没有心脏病史的人，不受情绪刺激，只因饱食或受寒而引发的心窝疼痛，通常是胆石症造成的。而且吃得越油腻，胆石症疼痛发作就越频繁，同时伴有恶心呕吐、胃脘胀痛、右上腹痛和右背疼痛等症状。

持续时间　胆石症疼痛时间比较长，有5~10分钟。若是心绞痛，痛上一两分钟人就受不了了。

面色　胆石症引发疼痛时，患者脸色发黄，甚至手和指甲也会发黄。心绞痛则不会。

另外，虽然胆石症引起的心窝疼痛与心绞痛极为相似，但是服用硝酸甘油或救心丸不易缓解，而需服用阿托品、哌替啶才可缓解。

（吴云珍/文）

## 何谓胆源性腹泻

正常成人肝脏每天分泌胆汁约800毫升，呈黄绿色，苦腥味。内含胆盐、胆酸、卵磷脂及胆固醇等。胆汁功能是帮助脂肪消化及维生素A、维生素D、维生素E、维生素K的吸收。肝脏分泌的胆汁，绝大部分经胆囊管先进入胆囊储存、浓缩、备用，很少一部分经胆总管直接进入十二指肠。

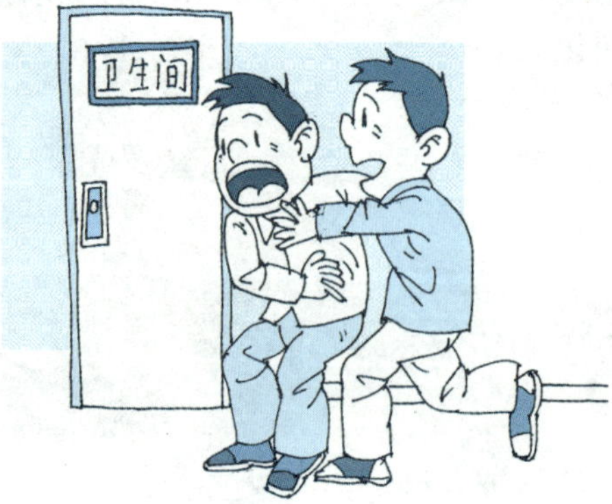


当胆囊因病切除后，胆汁的储存、浓缩功能不复存在。而未经浓缩的胆汁直接进入肠道，又因流量大，易刺激肠道蠕动增强、增快，导致的腹泻称为胆源性腹泻。轻者日大便5~6次，重者十几次或更多，为水样便。腹泻次数多时，会造成大量水、电解质丢失，引起脱水、电解质紊乱及酸中毒。胆囊切除后，绝大多数患者都能适应无胆囊消化，也不发生腹泻。而仅有不足1%的患者术后发生腹泻。随着自身调节和适应治疗，1~2周后腹泻停止，愈后不复发，对以后的消化也不会产生影响。

胆源性腹泻诊断容易，治疗相对简单。轻度腹泻一般不做特殊治疗，仅行饮食控制即可，以少食脂肪、吃易消化食物为宜。重度腹泻，为预防脱水和电解质紊乱，应适时静脉补液和补充电解质，同时服用抑制胆汁分泌、抑制肠蠕动的药物，如阿托品、颠茄制剂、山莨菪碱、吗啡等。还要辅助应用具有收敛、保护肠黏膜作用的药，如蒙脱石散、易蒙停、乳酸菌素等。

（冯洁君/文）

## 胆囊切除后为何后背疼痛

问：我在2009年1月的时候做了微创胆囊切除手术。最近总感到右侧后背疼痛，尤其是晚上更甚。现在正在服用葵花牌护肝片，效果不佳。我这种症状是不是来自手术，应该怎样治疗？

答：根据情况分析，您后背疼痛与微创胆囊切除手术无关。建议您一方面考虑是否由于长期睡觉体位不正确引起，另一方面考虑是否有其他脏器病变。后背疼痛的主要原因：①不少呼吸系统疾病引起的肩背疼痛，一般在后背、侧背或肩胛部，较常见的疾病有胸膜粘连。②心血管疾病伴胸痛者以心绞痛、心肌梗死常见。③胆绞痛、胰腺疾病、胃及十二指肠肿瘤等也可引起肩背部疼痛。④骨肿瘤或肾、膀胱、子宫、肺等患肿瘤转移至肩胛骨、脊椎骨、肋骨。⑤颈椎病分型较多，症状也复杂，其引起的颈肩背部疼痛，除了颈肩背部酸胀、坠痛，颈部僵直等不适感外，还有肢体麻木、无力甚至头晕、头痛等。病史相对较长，头、颈、肩、背、臂疼痛反复发作，并伴有相应的压痛点。⑥颈部扭伤和落枕往往由于颈部活动不当，或睡眠体位不良导致局部肌肉被扭伤。病史较短，压痛点固定且位于肌肉损伤部，以肩胛内上方多见，且伴肌肉痉挛，可触及压痛明显的条索状痉挛肌束，颈部活动受限明显。⑦肩关节周围炎疼痛在肩关节周围，疼痛范围较广，多数患者起病缓慢。表现为肩关节活动明显受限，X线片多无明显异常。⑧肌纤维组织炎则有风寒、潮湿、劳累、扭伤等明显诱因。局部肌肉僵硬，以酸痛为主；范围较大，多无固定压痛；按摩、热敷有效。

微创胆囊切除术是在腹腔镜胆囊切除术的启发下，通过微小切口（3~5厘米），利用微创器械进行胆切除的一项新技术，它结合了腹腔镜胆囊切除术和小切口胆囊切除术的优点，克服了两者不可解决的缺点。

胆囊摘除后遗症是由于胆囊切除术后所出现的与胆囊病变有关的临床症候群。一般认为胆囊切除后有25%~30%患者可出现上腹不适、腹胀腹痛、恶心、呕吐、消化不良等症状，严重者可有发热、黄疸、胆绞痛样发作，这可能由于术后胆管结石残余、胆管狭窄及术后肠粘连等所致。

（《益寿文摘》/荐）

## 腹部饱胀不适谨防胆囊疾病

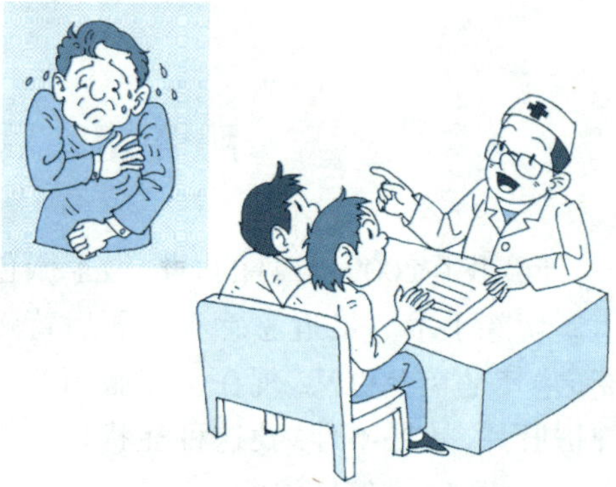

病案举例：一位经常腹部饱胀不适的患者，每年都要做上消化道钡餐检查，但检查结果总是胃部未见明显异常。有次他经人介绍找到我说："上次检查胃部还是没有查到疾病，这次请你给我仔仔细细地检查。"我为他仔细做了上消化道钡餐检查，胃部确实未见明显异常，建议他过几天做个腹部B超排除胆囊病变。这位患者接受了我的建议，做了B超检查，结果不仅发现有严重的胆囊炎，而且胆囊内充满了泥沙样结石。这位患者如释重负，说："总算找到腹部不适的原因了！"

点评：腹部饱胀不适是较常见症状，不少患者往往只想到得了胃部疾患，于是反复做上消化道钡餐检查。在一家医院做了检查，胃部未发现明显异常但是不相信，又到另一家医院去做上消化道钡餐检查，当检查结果仍未见明显异常时又做胃镜检查。如此反复既增加就诊成本，又造成不必要的检查痛苦，还导致疾病的延误诊断和治疗，使患者饱受疾病折磨之苦。我们在临床工作中经常遇到自称患胃病的患者，在做了上消化道钡餐检查排除胃部疾患后，建议其做腹部肝胆B超检查，结果证实患者患的是慢性胆囊炎、胆石症。

为什么腹部一有"饱胀不适"，人们就想到是胃部疾患呢？这是因为在人们的印象中只有胃部疾患才会出现胃部饱胀不适，而胆囊炎、胆石症给人们的印象是难以忍受的疼痛甚至绞痛。正因为如此，不少患者才会将胆囊炎、胆石症当成胃病反复检查。

其实，胆囊炎、胆石症症状多种多样，当胆囊炎急性发作、胆囊结石在胆管内形成嵌顿时就会出现难以忍受的疼痛、绞痛。而更多的患者表现为腹部饱胀不适，原因有二：一是胆囊炎影响胆囊浓缩胆汁。当胆囊发炎时，直接影响胆囊对胆汁的浓缩，而胆汁对食物消化又起着重要的作用，如胆囊浓缩功能减退，胆汁得不到有效浓缩，就会影响机体的消化功能，出现腹部饱胀不适。二是影响胆汁储存。当患者胆囊内充满结石时，就会使胆囊储存胆汁减少，如果患者进食时胆囊不能一次性地排放足量、足浓度的胆汁，就会影响机体对食物的消化，产生饱胀感。

因此，建议有长期腹部饱胀不适的

患者朋友在做了上消化道钡餐检查或胃镜检查后，未发现明显胃部疾病时，莫忘及时做腹部B超检查排除胆囊疾病，尤其是体态肥胖的女性患者朋友更需注意。

（黄永良/文）

## 胆囊炎有缓急，饮食起居各不同

胆囊炎患者在饮食起居等方面都有一定的讲究，需要仔细应对。

——饮食——

胆囊炎患者的日常调护，最重要的就是饮食。饮食情况根据病情缓急程度有所不同。

饮食总原则：①限制食油量，急性期每日限20~30克，好转时限50~60克，忌吃肥肉。②饮食以清淡少渣易消化为宜，忌食辣椒、洋葱等刺激性强的食物。③忌少餐多量，应少量多餐，并多饮汤水，以利胆汁的分泌和排出。④忌食产气和带气味的果菜豆类，以免加重腹胀。

★急性期：胆囊炎急性发作时，在消炎治疗的同时，应采取禁食的措施。症状缓解后应食豆浆、果汁、素菜汤、浓米汤等流质食物。

★慢性期：可食瘦肉、鸡肉、鱼肉及蔬菜、水果泥等低脂肪、低胆固醇的半流质食物。同时应多饮水，促进胆汁的排出。

——起居——

★急性期：急性发作期卧床休息是必要的。

★慢性期：根据病情的轻重适当参加一点体育活动或工作，但不可劳累。因为大量活动造成的疲劳是临床上胆囊炎发作的常见诱因。而且，活动量大，消耗多，需补充高热量的食物，这样会大大增加胆囊的负担。

★恢复期病情较轻：进行一些简单、轻松的工作或活动量小的体育活动，如太极拳、太极剑、散步、广播体操等是可以的，这样还可增强胆囊肌肉的收缩力，防止胆汁在胆囊内的淤积。

——治疗——

★没有症状的胆囊炎：一般无需特殊治疗，平常多吃清淡、容易消化的食物。不宜吃生冷、油腻的食物，避免刺激胆囊收缩。

★胆囊炎急性发作：除注意饮食外，还须进行药物治疗，可选择一些广谱抗生素。因老年人胆囊炎很容易发生胆囊穿孔，故应注意观察，有穿孔征兆时尽快手术。

★急性胆囊炎：患者如果耐受手术，可以在早期做胆囊切除术，术后加强护理，使用抗生素至基本恢复正常。

（曾耀明/文）

## 萎缩性胃炎患者咋防贫血

多数患有萎缩性胃炎的患者会合并贫血，主要与胃酸缺乏有关。进食含铁的食物时，只有在胃酸的作用下，才能释放铁离子，然后再与肠道中某些糖和氨基酸形成络合物，在十二指肠吸收。萎缩性胃炎会出现严重的胃酸缺乏，导致铁吸收困难，出现缺铁性贫血。另外，贫血时胃血液供应减少，胃腺分泌功能下降，也会加重胃酸缺乏，形成恶性循环。

萎缩性胃炎患者可以口服消化酶制剂、维生素C等，以促进铁的吸收。饮食中要补充各种造血原料，如优质蛋白质，包括瘦肉、鱼等；含铁丰富的食物，如动物肝、瘦肉等，还有绿色蔬菜、水果，及大枣、海带、芝麻等；含铜多的食物有瘦肉、肝、黄豆、菠菜、白菜等。补充富含叶酸、维生素$B_{12}$、维生素C、维生素$B_1$的食物，如新鲜蔬果、动物肝等。另外，患者应该限制脂肪的摄入，因为脂肪过多可抑制造血功能。如果伴有消化不良，每日的脂肪食用量应该限制在60克以下。

（李威/文）

## 老年人恶心、呕吐须追根源

恶心、呕吐是临床上常见的症状，但是不同疾病引起的恶心、呕吐其处理措施是不同的。

胃肠疾病　其特点为先有恶心而继发呕吐，呕吐后如感到胃内轻松，多为胃源性呕吐。这种恶心、呕吐若伴有胃胀、呃酸腐气，多为进食过量而导致的消化不良，只需控制饮食、静养，可以不必做特殊处理；若伴有胃痛，多为急性或慢性胃炎引起，可用调理脾胃的中药和抗生素治疗；若伴有剧烈腹痛及腹泻，应考虑为食物中毒，尽快送医院救治。

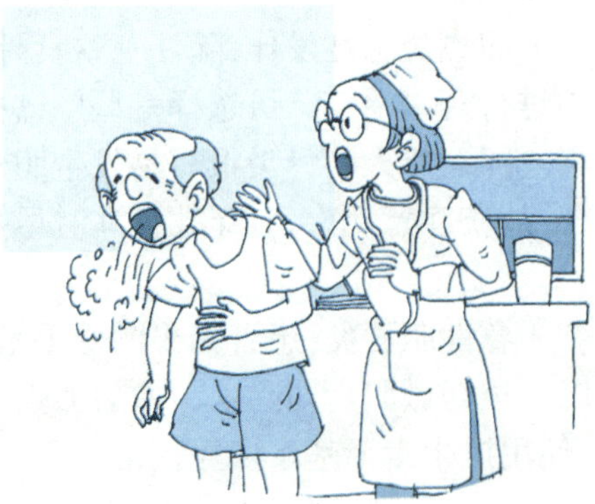

颅内疾病　其特点为无恶心而呕吐，呕吐呈喷射状，胃内容物急剧而有力地喷出，顽固性发作，且呕吐后胃内不觉轻松，多为中枢神经性疾病引起的颅内压增高所致。这种呕吐常见于脑炎、脑膜炎、脑肿瘤、脑出血等疾病。持续性高热也可引起此类呕吐，对这种呕吐患者，应马上去医院确诊，再寻因治疗，切勿单纯自用止吐药。

腹腔脏器炎症　其特点为恶心频频发作，时见呕吐，呕吐物中混有胆汁，吐后不见轻松，甚至胃中已排空仍干呕不止，为反射性呕吐。这种呕吐常见于腹腔内脏器急性炎症，如胆囊炎、胰腺炎和病毒性肝炎等。对突然急性发作的这种呕吐，不可掉以轻心，应及时送医院诊治。若是经常发作，但恶心、呕吐不严重，多为慢性炎症所致，可服用藿香正气水暂行止吐，再到医院根据致吐病因治疗。

精神、心理问题　其特点为无恶心表现而反复出现呕吐，且呕吐物不酸腐，量也不多，吐后不影响进食，这与精神因素有关。这种呕吐常见于胃神经症。对这种呕吐，重在心理调节，使患者对呕吐有正确认识。感到不适时深呼吸可止吐。治疗上，应以神经营养剂，如谷维素、维生素$B_1$、维生素$B_6$为主，辅助以镇静剂，如地西泮等。中药陈皮、苏叶、枇杷叶、生姜各10克，水煎服，亦有效。

内耳因素　其特点为恶心、呕吐伴有眩晕（感到天旋地转，如坐舟车，包括摇晃感、飘浮感、升降感），多为内耳出现问题导致的运动病或梅尼埃病。需要遵医嘱服用药物，待眩晕消除，呕吐即止。

（房彦芳/文）

## 胃病反复只因喝水太多

“一天八杯水，健康又养颜”，这话对一般人而言是对的。然而，消化内科专家提醒大家，如果你是胃病患者，喝白开水可要谨慎点了。因为八杯白开水可能会使你的胃病反复发作，迁延不愈。

饮水过多会使胃液稀释，影响消化，而且胃里东西呈液态，会加重反酸。还有，一些胃药因其特殊的起效方式，服药时不仅不能多喝水，甚至不能喝水，否则会降低药效，导致胃病反复发作。比如，某些治疗胃溃疡的药物——硫糖铝和氢氧化铝凝胶。服这类胃药半小时内不要喝水，因为喝水会把刚刚形成的保护膜冲掉，使受损胃黏膜重新暴露在有腐蚀性的胃酸中。因此，服用治疗胃溃疡的药物，只需用水把药片送服进去即可，不能再多喝水。有的胃药甚至只需直接嚼碎吞服，无须喝水。

专家提醒患者，服用治疗胃溃疡、咳嗽、咽炎等的药物时，尽量少喝水，这类药物说明书上通常有注明，吃药前要仔细阅读。如果想喝水，应在服药半小时后，等保护膜稳定或达到药物作用时间后，再适量喝水。胃病患者对饮水量不必严格限制，根据自己的情况，1 000~1 500毫升即可。这里面包括粥、汤等的水分。平时饮水要少量、多次饮用，以每次半杯(约150毫升)为宜。

（王秀彦/文）

## 老年人当防食物性肠梗阻

肠梗阻可由肠粘连、肠炎或肿瘤、消化道功能低下、蛔虫、肠道存有异物、粪块、结石等原因引起。而在老年人中，则以食物性肠梗阻为多见。

老年人由于全身各脏器功能减退，肠道功能易出现紊乱，积物堵塞肠腔，从而造成肠梗阻。

所以，在日常生活中，老年人宜多选食植物性食物，少食动物性食物；食物加工或烹饪要精细些；重视牙齿保养及修复；患习惯性便秘的老年人，除了平时多活动、多饮水、少吃辛辣食物外，还可选用药物来调节肠道功能；积极治疗原发病，如消化系统疾病及心血管疾病等。

（蒲昭和/文）

## 血糖升高肩膀疼

提起糖尿病并发症，人们很容易想到糖尿病视网膜病变、肾脏病变、糖尿病足等，很少听说糖尿病会影响肩关节，导致肩周炎。实际上，肩周炎也是糖尿病的报警信号之一，特别是50岁以上的中老年人，如果肩关节感觉僵硬、疼痛、活动受限，一定要查查血糖是否升高。

国外研究发现，糖尿病患者和非糖尿病患者肩周炎的发病率分别为19%和3%，这表明糖尿病与肩周炎的发生有显著的相关性。

专家解释说，临床上糖尿病并发肩周炎者并不少见。糖尿病早期、中期、晚期都有可能并发肩周炎。至于为什么糖尿病患者易并发肩周炎，目前认为可能是由于糖尿病患者的高血糖易损伤小血管壁，从而影响血液供应，导致局部肿胀所致。这种病变发生于肩关节周围软组织，尤其是肩周部易磨损、老化的肌腱和关节囊处，加重了该处的炎症反应，从而诱发肩周炎。

一旦确诊因糖尿病导致的肩周炎，在严格控制血糖的基础上，需进行局部的治疗。一般常采用推拿、针灸、拔火罐等方法治疗，配合内服有祛风散寒、舒筋活络、消肿止痛功效的中西药物。专家提醒，糖尿病患者进行针灸、拔火罐等治疗时，要特别小心，避免出现外伤。因为糖尿病患者皮肤的伤口不易愈合，很容易导致感染。

（仝小林/文）

## 糖尿病患者如何预防尿路感染

炎热的夏季，糖尿病患者如果疏忽自我保健，极易发生尿路感染。据统计，在糖尿病患者中尿路感染发病率为16%~35%。

### 为何易患尿路感染

由于糖尿病患者血糖高，导致尿液中葡萄糖含量增加，给细菌生长繁殖以可乘之机。加上糖尿病患者机体的免疫力比正常人低，白细胞不能有效地杀灭细菌时，易发生尿路感染。此外，持续的高血糖状态还会损伤神经，造成神经源性膀胱，引发排尿异常、尿潴留。有的患者甚至因排尿困难，需要导尿管导尿，大大增加了尿路感染的机会。夏季炎热，人体大量排汗，细菌容易在皮肤表面滋生，再加上出汗多导致尿量减少，使尿路感染的机会大大增加。

### 合并尿路感染有何危害

糖尿病合并尿路感染主要是由革兰阴性杆菌或真菌引起的膀胱炎或肾盂肾炎。有10%~20%的糖尿病尿路感染患者无临床症状，只是在做尿液检查时才偶然发现菌尿（尿中细菌数大于$10^5$/毫升）。由于患者的尿路感染是隐匿性发展的，往往得不到药物控制，易导致局部感染反复发作、迁延不愈，成为慢性肾盂肾炎，甚至最终引起肾衰竭。有的糖尿病患者患肾盂肾炎后，若治疗不及时，可并发急性坏死性肾乳头炎。患者出现发热、血尿、脓尿、肾绞痛等急性感染症状；如果诱发急性肾衰竭，出现少尿或无尿的情况，救治不及时则可危及生命。

### 三大信号提示尿路感染

尿路感染较典型的临床症状主要有三个方面：①排尿异常：常见的是尿频、尿急、尿痛，也可出现尿失禁和尿潴留。慢性肾盂肾炎引起慢性肾衰竭的早期可有多尿，后期可出现少尿或无尿。②尿液异常：尿路感染可引起尿液的异常改变，常见的有细菌尿、脓尿、血尿和气尿等。③腰痛：腰痛是临床常见症状，肾脏及肾周围疾病是腰痛的常见原因之一。肾脏包膜、肾盂、输尿管受刺激或张力增高时，均可使腰部产生疼痛感觉，下尿路感染一般不会引起腰痛。肾及肾周围炎症，如肾脓肿、肾周围炎、肾周围脓肿、急性肾盂肾炎，常引起腰部持续剧烈胀痛，慢性肾盂肾炎引起的腰痛常为酸痛。

### 得了尿路感染怎么治

糖尿病患者得了尿路感染后，需在医生指导下，根据尿常规检查、清洁中段尿培养、菌落计数和药敏试验，选择敏感的抗菌药，足量足疗程，才能达到彻底治愈的目的。患者如有肾功能不全，应避免使用对肾脏有毒性的抗菌药，经肾脏排泄的抗菌药应酌情减少剂量。发生急性肾盂肾炎的患者需卧床休息，保证睡眠，待病情稳定后，可适度活动，但仍不能参加剧烈的体育锻炼和重体力劳动。同时，糖尿病患者对尿路感染要有打“持久战”的态度，即使症状消失也要坚持治疗，还要注意随时增加降糖药物。

### 如何预防尿路感染

①合理调整饮食，饭菜宜清淡，严格控制食盐摄入量。注意补充水分，每天饮水不少于2500毫升。②坚持适度有氧运动，既可降低血糖，又能提高身体的抵抗力。避免长时间骑车，以防压迫尿道，引起局部充血及感染。③养成讲卫生的习惯，特别是女性患者，由于尿道较短，感染的机会多于男性。夏季洗澡要淋浴，不要盆浴，每晚睡前要用流动的水清洗外阴。勤换内裤，首选吸湿、透气的纯棉材质，忌穿化纤材质的紧身裤。④急性尿路感染期禁房事，慢性感染者也要有所节制。患有脚癣、体癣或感染性皮肤病者，应及时治疗，防止诱发尿路感染。⑤按时服用降糖药，定期监测血糖，将血糖控制在正常水平。如不能避免导尿，应严格无菌操作，导尿管要定期冲洗、尽早拔除，拔管后可复查尿培养。

（王海亭/文）

## 诱发前列腺炎的三大因素

### 病原微生物感染

细菌、滴虫、真菌、支原体、衣原体等都是引起前列腺炎的致病微生物，其中又以细菌最为常见。细菌的侵入途径主要有3种。一是细菌直接蔓延，男性发生尿道炎（淋菌性尿道炎及非淋菌性尿道炎）时，细菌、支原体、衣原体可直接进入前列腺，导致前列腺感染。二是通过血行感染，临床上常会见到在上呼吸道感染的同时伴发前列腺炎的情况，这是由于致病微生物从呼吸道经过血液进入前列腺所致。三是通过淋巴感染，比如结肠、直肠的炎症以及包皮龟头炎都可通过淋巴管道感染前列腺，产生炎症。

专家建议平时要注意预防感冒，并保持外阴清洁。针对这类感染要选用抗生素治疗，可以选择阿奇霉素，每次口服0.5克，每日1次，饭后2小时左右服用，连用2~4周。同时配合清热利湿、活血化瘀的中药，如口服热淋清冲剂，每次1~2袋，每天3~4次。

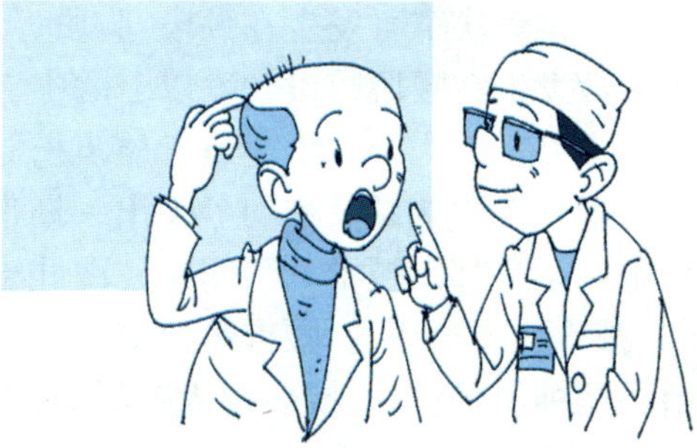

### 前列腺充血

前列腺充血是前列腺炎的重要致病因素，生活中引起充血的情形很常见。①性生活不正常：性生活过频、忍精不射、长时间禁欲等，都可使前列腺充血。②压迫会阴部：久骑、久坐、长时间驾车等都可导致前列腺充血。③不健康的生活方式：酗酒，贪食油腻、辛辣食物等生活习惯容易导致湿热内生，蓄积于生殖器官而使其充血。

专家指出，要消除引起前列腺充血的各种因素，不要长时间骑车，中老年人性生活以每月1~4次为宜。并可采用活血祛瘀的中药，如解毒活血栓，每次1粒纳肛，每日早、晚各1次。或口服前列通瘀胶囊，每次5粒，每日3次。

### 精神因素

研究发现，50%的慢性非细菌性前列腺炎患者有焦虑、抑郁、恐惧、悲观等精神症状。伴有疼痛及神经衰弱的前列腺炎患者常常过于夸大躯体的不适和疼痛，自觉症状往往重于实际病情。这种情况往往直接影响药物治疗的效果。

专家强调，因心理因素而使自觉症状加重者，在用药的同时，要保持开朗乐观的心态，专注工作和多彩的业余生活，不要过于注重症状的轻微变化。可以服用逍遥丸，每次6~9克，每日2~3次。

（苏全新/文）

## 椎管狭窄是什么病

椎管是指脊柱中间上下贯通的那条管道，脊髓和神经在其中走行。脊髓发出的神经，分别由椎骨之间的孔道（椎间孔）穿出，分布全身。一般来说，椎管和椎间孔任何部位容量的减少与内容物的不相适应所引起的临床综合征，均称为椎管狭窄症。即由于椎管及其神经孔道的狭窄，压迫了脊髓或神经而引起的临床症状。椎管狭窄可发生在颈段、胸段，但大多数发生在腰段，以40岁以上的中老年人多见。因为骨质增生或骨质疏松等椎管退化性改变以及椎间盘突出、韧带增生钙化等都以腰椎处最明显，因此也叫“腰椎管狭窄症”。腰椎管狭窄主要压迫马尾神经，所以主要表现为腰腿痛，多为双侧受累，臀以下后外侧发麻、无力、酸痛、走路时加重，蹲下或平卧后减轻或消失，有间歇性跛行。如果压迫再加重，就可能出现大小便障碍。

对于病程短、症状轻者，暂以保守治疗为主：如卧床休息，结合按摩、针灸和消炎止痛药物等综合疗法，多可收到满意效果。口服布洛芬，注射维生素$B_1$、维生素$B_{12}$有助于缓解疼痛。大多数人不必手术治疗。如果保守治疗无效，病情加重，尤其出现了大小便障碍，即应考虑手术治疗。手术一般效果较好。如果脊髓和神经受压时间过长，发生变性，即使再行减压，也难以恢复。因此，患者应向医师咨询，尽早选择合适的疗法治疗，及早缓解压迫。

（方美林/文）

## 什么是动脉硬化性闭塞症

问：我今年65岁，腿痛，走不了路。经检查，医生确诊为动脉硬化性闭塞症。请问什么是动脉硬化性闭塞症？

答：动脉硬化是一种全身性疾病，动脉硬化导致动脉狭窄或闭塞，引起相应的脏器或肢体供血不全的症状，就叫作动脉硬化性闭塞症。本病的发病年龄多在50岁以上，男性多于女性。在疾病早期，患者仅有患肢轻度发凉及轻度麻木感，活动后易感疲乏，当病变继续加重时，上述症状也随之加重，出现下肢动脉供血不足的特征性症状——间歇性跛行（行走一定距离后，患肢出现疼痛，休息几分钟后疼痛缓解，再走一定距离又出现疼痛）。如果主要动脉完全闭塞，又缺乏侧支循环，就会出现“静息痛”。所谓静息痛，即在休息时患肢也感到疼痛、麻木和感觉异常。病情再继续加重，即可出现肢端（脚趾或足跟）坏死。

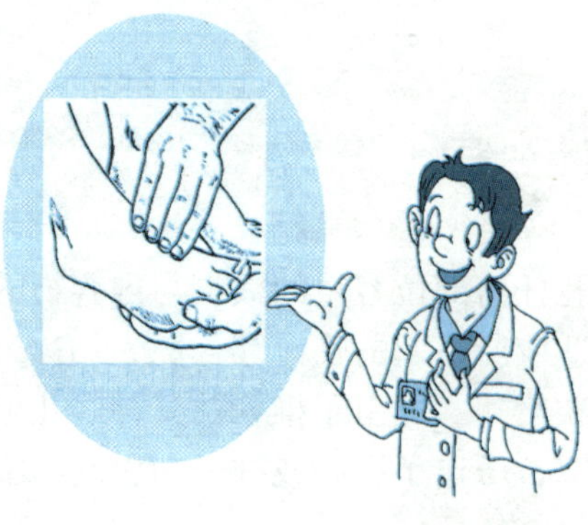

动脉硬化性闭塞症的病因目前还不是很清楚，但与脂肪摄入过多、高血压及吸烟有关。糖尿病患者因脂肪代谢异常导致的动脉硬化，发病较早，而且病变较一般动脉硬化的范围广，可波及小动脉，容易发生足部缺血性溃疡和坏死，而且

极易继发感染。

本病的非手术治疗与脉管炎的治疗基本相同，可使用血管扩张药物或中药等治疗。但大的或中等动脉的严重狭窄或闭塞则以手术治疗更好，如各种动脉搭桥术、动脉内膜剥脱术等。如条件允许，可采用介入性治疗，如腔内血管成形术、高速旋切术，也可以应用激光技术打通闭塞的动脉，再结合腔内动脉成形术使动脉再通等高科技手段，完成血管再通。

动脉硬化性闭塞症为全身性疾病，治疗后仍可继续发展，有一定的复发率。因此，术后仍应继续治疗高血压，戒烟，减少脂肪摄入量。

（倪合一/文）

## 为何腮腺炎会引起腹痛

在流行性腮腺炎的早期表现中，有一个不容忽视的现象：有5%~10%的腮腺炎患儿可能会在早期出现不明原因的腹痛，特别是在腮腺肿胀前就出现腹痛，易被误诊或漏诊。所以，需要对流行性腮腺炎与腹痛之间的关系有所了解。

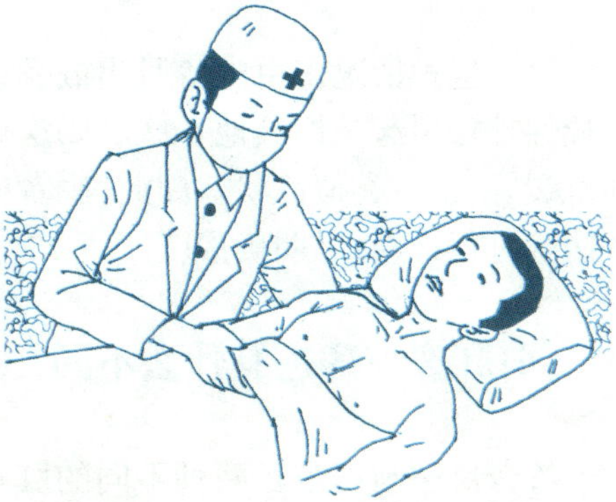

资料表明，流行性腮腺炎出现腹痛的原因比较复杂，大致分为三种情况：一是腮腺炎病毒直接侵犯胃肠道，可能引起肠管壁淋巴腺炎或肠系膜淋巴结炎，使得患儿出现腹痛。二是合并胰腺炎，由于胰腺肿胀刺激包膜而致腹痛发生。三是受到发热、腮腺肿痛的影响而引起胃肠道功能紊乱，也会使患儿感到腹痛。所以，在儿童发病早期若出现腹痛症状，且经常规止痛治疗效果差，或腹痛迁延至48小时仍无明显缓解时，无论是否有腮腺肿大，都要想到流行性腮腺炎的可能。

医生指出，以腹痛为首发症状，或腮腺肿大时伴有腹痛的流行性腮腺炎病例，都反映出病毒侵袭的范围较大，或者患儿的免疫功能较差，预后亦较差。因此，对有腹痛表现的患儿，家长应及时带孩子去医院观察治疗。医生在治疗前要对患儿进行全面检查，在治疗中要加强观察，及时发现相关并发症并采取积极的应对措施，做到精心护理，以争取缩短病程，改善患儿预后。

（韩咏霞/文）

## 肛裂与痔疮有何区别

### 问：为什么经常便秘容易引起痔疮？

答：便秘患者在排便时需长时间用力，使痔静脉回流阻力增加，压力升高，可导致痔静脉曲张，容易形成痔疮。因此，一定要积极治疗便秘。

### 问：大便时经常出血和疼痛，会不会是得了痔疮？

答：这种情况多由内痔脱出嵌顿或血栓性外痔引起，但其他一些肛肠疾病如肛裂等，也有类似症状。因此，患者应去医院进行检查，以明确诊断。

### 问：肛裂与痔疮有什么不同？

答：肛裂与痔疮是两种不同的肛肠疾病。肛裂的症状以剧痛为主，且有一定的规律性：开始排便时，由于粪便刺激肛门裂口，产生剧痛，排便结束时疼痛有所减轻，此后肛管括约肌会痉挛性收缩，再次出现疼痛，而痔疮一般没有这种情况。另外，肛裂的出血量较少，多在手纸上留有血丝，而痔疮出血多呈点滴状或喷射状。

### 问：为什么老年人更容易患痔疮？

答：老年人容易发生慢性便秘，血管对压力的耐受性差，因此患痔疮的可能性更大。但多数老年人的痔疮是早就存在的，只是以前没有注意，年老后由于上述原因，症状会逐渐加重。

### 问：痔疮会不会发生癌变？

答：从发病机制来看，痔疮一般不会发生癌变，痔疮患者可合并发生直肠癌或结肠癌，但与痔疮无关。

（武桂娟/文）

## 淋巴结肿大须分辨良、恶性

不少人有这样的经历：体检中发现了淋巴结肿大，或者是发热、消炎治疗的过程中突然发现颈部的淋巴结肿大，甚至越来越大。对此大家不免担心，淋巴结肿大会发展成淋巴瘤吗？

淋巴结肿大主要可分为良性肿大和

恶性肿大。

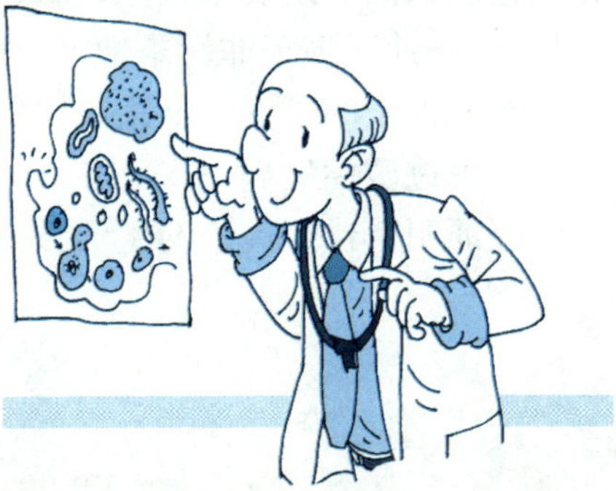

慢性淋巴结炎：多数是长时间的淋巴结肿大，或有明显的感染灶（如扁桃体炎），而且淋巴结常为局限性肿大，有疼痛感及压痛，一般直径不超过3厘米，抗炎治疗后会缩小。

淋巴结结核：以颈部淋巴结肿大为常见，这种淋巴结质地不均匀，且互相粘连，和皮肤也粘连，活动度差。这类患者往往还存在其他的结核证据，如结核菌素试验阳性、胸片发现肺结核等，病理活检可以明确诊断。

淋巴瘤：淋巴结肿大以颈部多见。淋巴瘤是原发于淋巴组织的肿瘤，同时有一些淋巴结以外的病变，如扁桃体、鼻咽部、胃肠道、脾脏等处的病变。这种肿大的淋巴结没有疼痛感，病理活检可以明确诊断。

淋巴结转移癌：局部淋巴结肿大，质地较硬、不均匀，可有其他器官的症状，病理活检可以明确诊断。

一旦发现淋巴结肿大的症状应及时就诊。而要确诊淋巴瘤，必须做肿块的病理检查，病理诊断被称为“金标准”。淋巴瘤的早期表现不易被察觉，但对于以下几个现象要予以关注。

无痛性淋巴结肿大，尤其是在颈部、腋下等处发现无痛、进行性增大的肿块；经一般抗炎治疗无效的“慢性淋巴结炎”，特别是同时伴有反复不明原因的长期低热或周期性发热，或者伴有乏力、皮肤瘙痒、夜间盗汗、消瘦等症状。

也有一些淋巴结肿大发生于体腔之内，如腹腔的淋巴结肿大，纵隔的淋巴结肿大等，往往需要通过一些检查，包括B超、CT、磁共振检查才能发现，同样需要明确性质。

（宋雪莉/文）

## 过敏也是一种富贵病

过敏性疾病是常见病，且发生率呈逐年增高的趋势。过敏性疾病的发生是遗传和环境因素共同作用的结果，其患病率的增高与长期持续的环境因素和生活方式改变有关。早在100年前，美国的医生就发现过敏性疾病中的“经典疾病”花粉症，它只发生在那些常年在室内生活的贵族人群中，而每天接触植物的农民很少发病。

很多研究证实，过敏性疾病的发病

率在发达国家高于发展中国家，城市高于乡村，污染地区高于非污染地区；高薪阶层或专业人士的子女较低薪阶层的子女更容易患过敏性疾病。

研究证明，自然、传统的生活方式更有利于预防过敏性疾病。比如减少各种洗涤剂、消毒剂的使用频率，增加户外活动和日晒的时间，儿童时期减少不必要的抗生素使用，婴儿期母乳喂养、均衡饮食，儿童时期家庭饲养宠物等。

（尹佳/文）

## 尿液变黑为哪般

一天早晨，一位患有消化性溃疡的中年男子拿着一瓶甲硝唑、一瓶西咪替丁前来咨询我。他告诉我：服用甲硝唑，1日3次，每次2片，同服西咪替丁，1日3次，每次2片。但第三天后，有恶心、呕吐、腹泻、头痛、眩晕等情况发生，尤其尿色发黑，不知是怎么回事。

甲硝唑对幽门螺杆菌有较强的抗菌作用，是治疗消化系统感染的主要药物之一。而西咪替丁也是治疗消化性溃疡的主要药物，两者是可以合用的。尿色发黑，是甲硝唑在人体内的代谢产物所致，对人体无害。只是服用甲硝唑常会出现消化系统的不良反应。

西咪替丁为肝药酶抑制剂，可减缓甲硝唑在肝脏的代谢及排泄，延缓其在血清中的半衰期，使甲硝唑在体内浓度过大，而西咪替丁也有腹泻、头痛、眩晕等不良反应，故不掌握好剂量就容易出现上述症状。

我建议患者，两药同用的话，甲硝唑可稍减量，1日3次，每次减为1片，7~10天为1个疗程。这样就可以减轻药物的上述不良反应了。

（张兴/文）

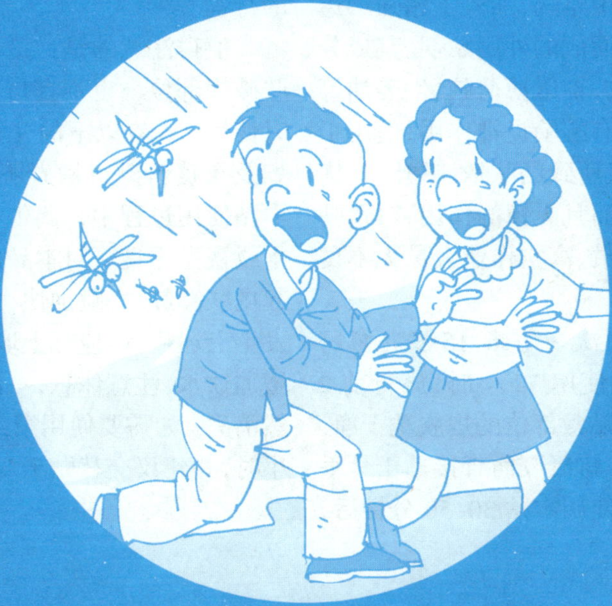

# 第三篇

## 疾病治疗与护理

## 晕车贴使用方便但也有禁忌

问:我不管坐什么车都晕车,一般的晕车药对我没用,听说晕车贴效果挺好,请介绍一下,有什么需要注意的吗?

答:晕车贴是采用了现代透皮缓释技术,选用天然中草药,加入了超强渗透剂,经科学加工而成的外用贴剂。其成分是洋金花提取物,辅以薄荷脑、生姜油等挥发性物质,具有醒脑提神作用,适用于晕车、晕船、晕机所致的眩晕、呕吐。其优势是使用方便,而且无镇静作用,对驾驶员、机械操作人员、高空作业人员无不良影响。

使用时,每次一贴,6~15岁儿童每次用半贴;持续使用72小时,旅行前2小时使用。先将贴敷部位的皮肤洗干净,揭去纸保护层,将凝胶面直接贴于耳垂根部的后凹处。使用本贴30~50分钟后,洋金花的有效成分被皮肤吸收进入体内循环,取下贴片后预防晕车的效果仍能维持6~10小时。如发现过敏(瘙痒、红肿),应取下贴片,短时间内不会影响你的行程。

值得注意的是,晕车贴不宜贴于皮肤破损部位,也不宜与其他晕车药品同时使用。6岁以下的儿童、青光眼者、孕妇及东莨菪碱过敏者不宜接触晕车贴。本贴使用过程中,偶尔会发生轻微的口干或视觉不良。对本品过敏者可能会引起皮肤潮红、心跳加快、躁动等症状。如发生上述症状,应马上取下贴片,并适当增加饮水,注意休息,一段时间后症状自然消失。如需要使用第二贴,至少间隔6小时,并建议交替贴于双侧耳后。

(蒋肖男/文)

## 酒依赖应早干预

世界卫生组织统计资料表明,全世界已有酒依赖症患者近2亿人,78%没有得到治疗。我国目前有4 420万酒依赖症患者。而由嗜酒引起的酒源性疾病较10年前增加了28倍,由此造成的死亡人数上升了30.6倍。

酒依赖是由饮酒所致的对酒精渴求的一种心理状态,可连续或周期性出现,其特点是不能自控地、不顾后果地饮酒,追求饮酒带来的飘飘然的轻松感,或避免因断酒或减量所带来的令人难以忍受的痛苦,如手抖、心慌、出虚汗、恶心、呕吐、失眠、烦躁等。酒依赖准确地讲是一种慢性病,属于精神病的一种,严重者还可能出现癫痫发作、幻觉妄想,甚至死亡。

专家认为，发现有酒依赖症状应及早干预。酒依赖患者的特点是“身瘾易治、心瘾难除”。药物治疗、心理治疗、家庭和社会的支持都不可或缺。可以根据下面的问卷来识别酒依赖，如果日常表现超过两条，可以初步断定酒依赖的可能性很大，需要到专业的戒酒机构进行医学咨询。

①将饮酒看成生活中最重要或非常重要的事；②饮酒量逐渐增加；③饮酒速度增快，尤其是开始的几杯；④经常独自饮酒，自斟自饮；⑤以酒当药，用酒来解除情绪困扰；⑥有藏酒行为；⑦酒后常忘事；⑧晨起饮酒或睡前饮酒，用酒帮助睡眠；⑨因饮酒常与家人（尤其是配偶）争吵；⑩曾经戒酒，时间不长又复饮。

如何避免饮酒成瘾？

（1）饮酒前先吃一点食物，同时做到少量及慢慢喝。

（2）喝酒时多饮水，在酒使机体内细胞脱水前喝一部分水。

（3）平时爱喝酒的人多服用复合维生素B。

（4）多吃一些氨基酸药物，减少酒对机体的损伤。

（5）饮食应均衡，常喝蜂蜜、果汁，不要吃油炸及脂肪含量高的食物。

（马苏娜/文）

## 酒精中毒首重家庭急救

春节在即，亲朋欢聚，难免举杯欢庆。然而，若无所顾忌地开怀畅饮，很可能酩酊大醉，发生急性酒精中毒。

空腹饮酒时，酒精1小时内有60%被吸收，2小时吸收量可达95%。酒精属微毒类，是中枢神经系统的抑制剂，作用于大脑皮质。饮酒后初始表现为兴奋，其后可累及皮质下中枢和小脑活动，影响血管运动中枢并抑制呼吸中枢，严重者可致呼吸、循环衰竭。酒精90%由肝脏分解，因此还可造成肝脏损害。

急性酒精中毒的表现可分为三个阶段：第一阶段为兴奋期，表现为眼部充血，颜色潮红，头晕，人有欢快感，言语增多，自控力减低；第二阶段为共济失调期，表现为动作不协调，步态不稳，身体失去平衡；第三阶段为昏睡期，表现为沉睡不醒，面色苍白，皮肤湿冷，口唇微紫，

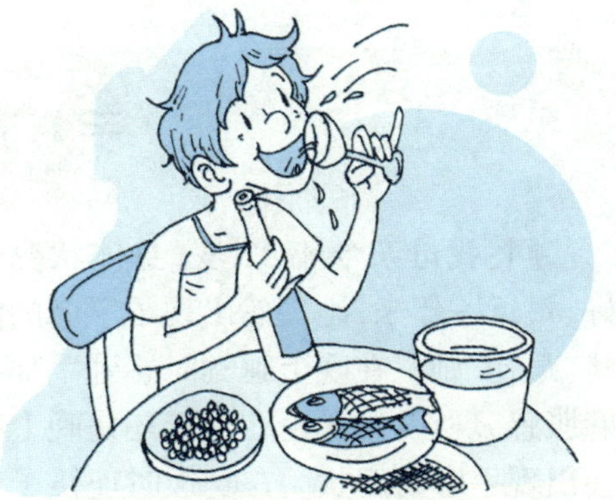

甚至陷入深昏迷，以致呼吸麻痹而死亡。急性酒精中毒症状的轻重与饮酒量、个体敏感性有关，大多数成人致死量为纯酒精 250~500 毫升（白酒酒精浓度为 50%~60%）。

轻度醉酒者，可让其静卧，最好是侧卧，以防吸入性肺炎，注意保暖，并给予浓茶或咖啡。治疗可用柑橘皮适量，焙干，研成细末，加入食盐少许，温开水送服；或绿豆 50~100 克，熬汤饮服。重度酒精中毒者，应用筷子或勺把压舌根部，迅速催吐，然后用 1%碳酸氢钠（小苏打）溶液洗胃。若中毒者昏迷不醒，应立即送医院救治。

（温馨/文）

## 土豆片贴敷，消肿又止痛

经常输液的人都出现过这样的情况：扎针处的皮肤常会水肿、瘀血，不小心碰到，还会疼痛不已。用土豆片贴敷能迅速缓解肿痛。

先选一个新鲜的土豆，去皮。根据需要贴敷的部位、范围确定大小。将土豆切成薄片，厚度 0.1~0.2 厘米。将土豆片均匀不留缝隙地贴于肿胀的部位，比水肿周边宽出 1 厘米，并用胶布或绷带固定住，4~6 小时更换一次。水肿较严重者可缩短更换时间，1~2 小时更换一次。注意抬高患侧肢体，并随时观察局部水肿改善情况。

土豆的纤维素细嫩，外敷可起到散瘀解毒之功效，可有效软化血管，同时有抗细菌黏附作用；土豆中的纤维素还能阻断血管紧张素Ⅰ转化为紧张素Ⅱ，使具有血管活性作用的血管紧张素Ⅱ的水平下降，舒张周围血管，有利于水肿吸收。土豆还含有龙葵碱，具有杀菌、消炎作用。

（王海亭/文）

## 手麻应如何治疗

问：我母亲今年 52 岁，身体状况较好。最近一年来，她突然出现了手麻的症状。最初，她只在晚上睡觉时感到手部有麻胀感。现在，她无论在白天还是晚上都会出现手麻的症状，在吃饭时连筷子都拿不住。请问，她患的是什么病，该如何治疗？

答：你的描述过于简单，因此我无法确认你母亲的病因。但临床实践证实，手麻大都是因颈椎病变引起的。在发生手麻症状的患者中，有70%~90%的人是因颈神经受到压迫而发病的。

因颈椎病变而发生手麻症状的人，大多伴有颈椎关节增生、双上肢关节活动受限等情况。此类患者大都有低头久坐等可使颈神经受压的生活习惯。与人的手脚在受到磕碰后会肿起来一样，颈神经在受到压迫后也会发生肿胀，进而引起肩膀痛、手臂痛的症状。此时，患者若没有进行正规的治疗，持续让颈椎神经保持受压迫的状态，其颈神经会受到损害，颈部疼痛的症状会消失，但肩膀、手臂麻木的症状会逐渐出现。当出现手麻的症状时，颈椎病患者进行治疗的难度要相对大一些。手麻属于慢性劳损性疾病，易复发，治疗不当会影响将来的生活质量。因此，你应带你母亲到医院进行颈椎X光检查等相关的检查，以做出明确的诊断。经过系统的治疗后，你母亲的病情就会康复。

除了颈椎病以外，更年期综合征患者也可能出现手麻的症状。此类患者体内激素的水平可出现阶段性的变化，从而会导致血压波动、心情烦躁、手麻等症状。当其激素水平逐渐平稳后，这些症状就会自行缓解。

（王丽喜/文）

## 对付痉挛要用“十八般武艺”

痉挛是一种因中枢神经损伤而引发的常见症状，主要表现为肌肉持续的高肌张力状态，它是康复医学需要处理的主要功能障碍之一。痉挛的处理是一个比较复杂的问题，目前无论是医生还是患者，对痉挛的治疗都存在很多模糊认识。今天，我们就请专家说说，有哪些方法可以缓解痉挛。

有很多疾病都可以导致痉挛，例如脑卒中、脊髓损伤、多发性硬化、帕金森病等中枢神经系统疾病均会引起痉挛。在临床上需要通过综合治疗产生疗效，治疗的主要目标是让患者能达到最佳功能状态。

### 治疗第一步

减少造成痉挛的有害刺激

治疗痉挛状态的第一步是减少有害刺激。所谓有害刺激，包括应激性溃疡、挛缩、导尿管堵塞、尿石症、泌尿道感染、便秘、败血症和骨折等，这些问题会造成痉挛状态或增强肌肉的过度活动。

让患者处于正确的体位姿势也很重要，因为正确的姿势可使肌张力降至最小，而错误的体位可加重患者的痉挛状态。

## 牵张治疗

可防止肌肉缩短

在痉挛的治疗中，早期开展牵张治疗十分重要。牵张治疗作用于局部肌肉，可以防止肌肉缩短的进展，并可以增加肌梭的灵敏性。短时间的牵张对治疗痉挛状态有益，但是疗效短暂，因此患者需要进行长期的牵张治疗，才能缓解痉挛，让功能得到改善。具体的方法是使用夹板及石膏管型技术进行持续牵张治疗，改变肌肉的反射性活动并降低牵张反射。

## 物理因子治疗

可辅助控制痉挛状态

冷疗可以有效控制痉挛状态。冷疗有多种方法，例如快速冰块冷疗法，可以减弱肌肉的过度活动，从而为其他治疗方法的介入提供条件。

热疗是另一种物理方法，其中超声、石蜡、表面加热等是最常用的几种。与冷疗一样，热疗带来的效果持续时间也较短暂，所以紧随其后的是要进行肌肉牵张和运动疗法。

除了冷疗、热疗之外，电刺激也是控制痉挛状态的物理因子治疗方法。

## 药物治疗

有四种用药方式可选

药物治疗是控制痉挛的重要手段，用药的方法主要有四种。一是口服，使用的药物有巴氯芬、苯二氮䓬类等，但这些药物会对全身产生影响。二是使用皮肤贴剂，如可乐定贴剂。这种经皮给药的方法也可以带来全身影响，但它的血药浓度更稳定，波动较小。三是鞘内给药，即将药物置于作用部位附近，可以减少全身的副作用，并且较少的用药量即可获得较好的效果，常用的药物有巴氯芬、吗啡和可乐定等。四是局部注射化学神经阻断药。对于局部痉挛的患者，采用化学去神经阻滞疗法是最好的选择。苯酚、乙醇是经典的化学神经阻断药，最近10年肉毒毒素也加入了此行列。现在，大量的研究都证实，A型肉毒毒素可以治疗各种原因引起的痉挛状态，如小儿脑瘫、脊髓损伤、多发性硬化等。

## 手术治疗

神经根切断术可治疗痉挛型脑瘫

选择性背根神经切断术已经被证实是一项有效治疗痉挛的手术。当其他的保守治疗都无效时，可以考虑进行手术。例如，很多研究显示，神经根切断术对脑瘫的治疗有效。

有些患者可以采用矫形外科手术治疗痉挛状态。对于神经根切断术、口服药物、鞘内注射药物不适合的患者，可以通过矫形外科手术来进行治疗。尤其是对儿童痉挛状态的治疗，矫形外科手术可以有效提高患者的功能，减少并发症。

（毕胜/文）

# 甲状腺功能减退如何防治

## 为什么会患甲状腺功能减退

“我今年72岁，去年被查出甲状腺功能减退，甲状腺多个节结。50多岁的时候患子宫肌瘤，行子宫全切除术，保留一侧卵巢，从那时起到现在，二十多年来都有阵发性潮热，闷热的天气更加频发，一天好几次，发后有点怕冷，这除了与我雌性激素减少有关外，与甲状腺功能减退有关系吗？”近日，读者马奶奶来信寻求帮助。

马奶奶在信中说;“为什么会患甲状腺功能减退，是否与食盐中的碘有关？得了甲状腺功能减退，我今后会出现哪些并发症？怎样治疗，在生活饮食上要注意些什么？”

## 替代治疗药物剂量很重要

收到马奶奶的来信，我们联系了浙江省中医院内分泌科倪海祥主任，倪主任说：“甲状腺功能减退是一种终身疾病，主要运用甲状腺制剂替代生理分泌，辅以对症治疗。但不能根本改变甲状腺本身的病变，常需要终身替代治疗。”

“甲状腺功能减退的病因较复杂，以原发性者多见，由甲状腺本身的疾病所致，如甲状腺萎缩、甲状腺破坏性治疗(放射性碘、手术)后、甲状腺激素合成障碍、药物抑制等。”倪主任介绍说，“患者已经72岁，雌性激素分泌量本身就已经减少，与子宫切除并无太大关系。甲状腺制剂替代治疗的剂量过大过小都会引起怕冷症状，她可以请医生调节一下药物的剂量。”

“如果替代治疗好的话，一般不会出现怕冷等症状，但若替代治疗剂量过大，会出现骨质疏松、高血脂、疲劳、下肢水肿等症状。”倪主任提醒说。

## 综合调理防止复发

甲状腺功能减退患者病愈后机体尚处于调理阴阳，以“平”为期的阶段，此时的饮食、精神、药膳、锻炼、药物等综合调理，可以增强体质、提高御病能力，是病后防止复发的重要措施。

因缺碘引起的甲状腺功能减退，平时需补充适量碘，可选用适量海带、紫菜，炒菜时用碘盐、碘酱油。炒菜时要注意，碘盐不宜放入沸油中，以免碘挥发而降低碘浓度。蛋白质补充可选用蛋类、乳类、各种肉类、鱼类；植物蛋白如各种豆制品、黄豆等。供给动物肝脏可纠正贫血，还要保证供给各种蔬菜及新鲜水果。避免食用卷心菜、白菜、油菜、木薯、核桃等，以免发生甲状腺肿大。

甲状腺功能减退患者往往有高脂血症，原发性甲状腺功能减退患者的表现更明显，故应限制脂肪饮食。每日脂肪供给占总热量20%左右，并限制富含胆固醇的饮食。有贫血者应补充富含铁质的饮食、补充维生素$B_{12}$，如动物肝脏，必要时还要供给叶酸、肝制剂等。

（俞平/文）

## 扁桃体术后六注意

（1）术后卧床休息2~3天，患者应少运动，不要用力咳嗽，一般需10~15天即痊愈。

（2）手术当日尽量少讲话，以避免引起伤口出血。同时注意观察伤口是否有出血现象，如口腔内有分泌物，让患者将口中的分泌物轻轻吐出，看看唾液中是否有新鲜血。对于行全麻的患者可取头侧位，患者未清醒时应特别注意观察其是否有频繁的吞咽动作，避免将血咽下。

（3）密切观察4~6小时，若无伤口出血征象，可以开始进冷流质饮食（如冷牛奶），一般次日改为半流质或软食，根据患者的具体情况，术后3~5天可吃普通饭。但一定要注意不要吃带刺、带渣食物，防止伤口被划破出血。术后第二天即可漱口，保持口腔清洁，避免口腔感染。

（4）术后有发热现象，是由于扁桃体切除使局部细菌、毒素扩散所致，一般在2~3天内，体温不超过38 ℃，属正常现象，医学上称为手术热。若术后2~3天后体温不断升高，这是感染现象，应立即处理。

（5）术后24小时内伤口疼痛明显，可适当用镇静、止痛药。次日疼痛逐渐减轻，一般5~7天疼痛逐渐消失，这是正常规律。若伤口疼痛加剧，说明是感染征象，需及时用抗生素控制炎症。

（6）注意观察病灶性扁桃体炎术后有无诱发扁桃体炎并发症，如心肌炎、肾炎等。应及时检查心电图，及早发现病变；肾炎患者应注意小便情况，并及时检查尿常规。

（柳林/文）

## 老年人鼻出血的处置

老年人由于高血压、动脉硬化而致血管变硬、变脆，收缩力减弱，因而在血压波动、情绪紧张和气候变化时容易引起鼻部微小血管破裂而发生鼻出血。假如出血量大就应毫不迟疑地去附近医院治疗，但若只有少量出血则可考虑在家中治疗与观察，注意事项有以下几点。

首先，老年人要保持半坐卧位或坐位，避免平躺，更不能弯腰，以防引起血压波动而不利于止血。

其次，要及时采用简易止血方法，一般用冷毛巾敷于额部、颈部及枕部，若为前鼻腔出血，则用冷毛巾敷于鼻梁处。此外，可用消毒棉球或棉球蘸缩血管剂如麻黄碱，塞入患侧鼻腔，有条件时可用明胶海绵敷于出血鼻孔。鼻腔出血停止后不要急于取出填塞物，应观察 4~6 小时再取出。

第三，为防止反复出血，老年人要定时测量血压，保持血压和情绪稳定。同时要注意预防感冒，防止便秘，禁止用手或其他物品挖鼻。

最后，鼻出血后的饮食调理很重要。应避免辛辣刺激的食物，进食清淡、易消化的软食，可多吃一些含纤维素、钾的食物，如绿叶蔬菜、香蕉、柑橘、西瓜等。为防止便秘，无糖尿病的老年人还可在睡前喝一小杯蜂蜜水。

（韩咏霞/文）

## 鼻骨骨折应在10天内复位

鼻部受到重大撞击的人不可忽视鼻骨骨折的问题。一旦发生鼻骨骨折，最好在 1 小时以内及时处理。此时软组织尚未肿胀，数小时后，鼻部软组织肿胀，擤鼻后可出现皮下气肿，触之有捻发感，畸形则被掩盖，触摸有强烈的痛感。有的患者鼻外伤后，鼻中隔软骨偏离中线，前缘突向一侧鼻腔。因外伤所致的鼻中隔偏曲、脱位等将导致鼻塞等症状。若黏膜下出现血肿，则鼻中隔向一侧或两侧膨隆，如继发感染，则可引起鼻中隔血肿继发脓肿，软骨坏死可致鞍鼻畸形。

因此，建议因外伤导致鼻部受挫的患者及时到医院进行检查治疗，一般不宜超过 10 天，以免发生畸形愈合。

（柳兴梅/文）

## 胃酸多别空腹嚼口香糖

饭后嚼口香糖可缓解胃酸反流，能明显减轻胃食管反流引起的不适症状及减少引起不适症状出现的次数。

有研究人员对人在咀嚼与不咀嚼时口腔中的唾液分泌做了研究，结果表明，咀嚼时的唾液分泌量明显地比不咀嚼时多出 2 到 3 倍，所以经常口干的人，可以通过咀嚼口香糖来促进唾液的分泌。另外，在咀嚼时，胃部的消化液会大量分泌出来，这是自然的生理反应，嚼口香糖也不例外。咀嚼口香糖的时间不要超过15分钟，有胃病的人尤其是胃酸分泌过多的人，尽量避免在空腹状态下长时间咀嚼口香糖，因为长时间咀嚼口香糖容易出现恶心、食欲不振等症状，会反射性地分泌大量胃酸，长期下去还有可能导致胃炎，甚至胃溃疡等疾病。

（许建/文）

## 白内障手术没有年龄限制

随着我国进入老龄化社会，越来越多的老年人需要做白内障手术。关于白内障手术的最大年龄，在医学上没有统一的限定。有的患者家属认为90岁以上的老年人不能做手术，担心高龄老年人做手术危险性大。其实不然，现代显微手术的发展，使白内障的手术成功率大大提高，并发症也明显减少，因此白内障的手术适应证和年龄也放宽了。有些高龄老年人身体素质良好，血压、心脏情况稳定，而且目前白内障手术多采用眼睛局部点麻药进行表面麻醉，痛苦很小，因此老年患者多能承受手术。所以，老年人能否承受白内障手术并不取决于年龄，而取决于患者的身体状况。

（陶海/文）

## 外伤后视力减退，及时治疗是关键

临床中，医院经常会接诊一些由于车祸造成的外伤性视神经损伤患者。其中95%为管段神经间接损伤。该损伤可以引起视神经缺血、水肿、变性，以致视神经纤维萎缩，甚至失明。患者伤后视力明显降低，有的只能看见眼前手动或仅有光感。引起以上症状的受伤部位多为头面部和眼外部。其表现为眼睑周围及球结膜（白眼球）瘀血，眼周围组织肿胀。

因此，头面部及眼部受伤后应立即到医院救治，以免因耽误时间过久引起视神经萎缩。其治疗手段，目前一般采用鼻内镜下视神经减压术。术后视力均较术前有所改变。该手术经鼻腔进入，无面部瘢痕，损伤较小，出血少，最关键的是能抢救视力。故一旦发生头面部外伤和眼部外伤，应立即到医院及早治疗，以挽救视力。

（王述平/文）

## 把握抢救脑梗死的“黄金3小时”

脑梗死如果在发病3小时内得到正确治疗，尤其是溶栓治疗，效果是非常明显的。如果错过了这个“黄金3小时”，往往会留下严重的后遗症，甚至危及生命。

众所周知，人的脑组织没有氧和葡萄糖等能量的储备，对缺血缺氧极为敏感。一般说来，缺血5~10分钟，有些区域的脑神经细胞即可发生不可逆转的损害，甚至坏死。随着时间的推移，那些缺血相对较轻区域的神经细胞也会发生同样的改变。但在发病后3小时以内，缺血区域仍有不少神经细胞存活，如果堵塞的血管能被疏通，这些存活的细胞就能得到挽救，降低日后偏瘫、麻木以及不能说话等神经功能的缺损程度，提高患者生活质量和生存机会。如果超过3小时仍没有疏通血管，恢复血氧供应，脑神经细胞就会出现不可逆的死亡，即使再好的治疗也难以补救。

脑梗死不仅给患者自己造成极大的痛苦，也给其亲人带来沉重的精神和经济负担。

脑梗死虽然来得突然，但不是没有预警。许多患者在发生脑梗死前，会有这样或那样的“报警”症状。患者及其亲人若能掌握以下知识，就能及时配合医生采取必要的防范措施和有效治疗。

对患者本人来说，“报警”症状有突然发生原因不明的头晕、站立不稳、行走困难、跌跤；一侧性肢体麻木、面麻、舌麻、口唇麻木；一侧性肢体活动不灵、无力或面瘫；舌僵不灵，吐字不清、失语或语言表达领会发生障碍，视物不清，眼前黑蒙，特别是单眼黑蒙等。如果在发生上述症状时，立刻到医院诊治，多能避免脑梗死的发生。

对患者家人来说，可借鉴美国研究人员提出的一种一分钟测试脑梗死的方法：①让患者笑；②举起双臂，并维持一段时间；③连贯说短句。若患者微笑困难，举起上肢无力，讲话含混不清，则表示有脑梗死的可能。这种测试方法简单易行，普通的旁观者也能正确鉴别，所以容易被公众接受，从而大大提高了脑梗死的早期诊断率，做到及时识别脑梗死。当然，半身不遂，一侧面肌瘫痪等，也是脑梗死的典型症状。上述简易测试方法中，患者只要出现一项做不到的情况，其家人就应立即呼叫救护车，送患者去医院诊治。

必须记住，脑梗死是急诊中的急诊，时间就是健康，时间就是生命，请把握住脑梗死有效救治的“黄金3小时”。

（倪合一/文）

## 脑瘫儿别错过3岁黄金治疗期

脑瘫患儿越小，越易实现脑功能重建，所以0~1岁是治疗黄金期，1~3岁是次黄金期。研究发现，多数0~1岁患儿接受康复训练后达到了正常孩子的水平。

专家提醒，如果孩子出生后3个月不能抬头，不会视觉追踪，超过3个月仍拇指内收、只会握拳，以及吸奶无力、过度兴奋、惊跳、易哭、肢体自主活动少、动作僵硬等，一定要及时就医。

（方琳/文）

## 难治性癫痫"吃"好了

生酮疗法是近年来治疗难治性癫痫的一种新尝试。有很多研究显示，生酮饮食治疗难治性癫痫效果良好。

今年6岁的晗晗在刚出生时就被确诊患上了新生儿缺血缺氧性脑病等多种疾病，一岁两个月的时候，他又出现了咬牙和愣神的情况，后被确诊为大脑皮质萎缩、脑白质变性和继发性癫痫。晗晗曾进行过1年的药物治疗，但多次调药，甚至使用了促肾上腺皮质激素也无效。到了3岁时，晗晗还不能像同龄的孩子那样在地上奔跑玩耍，不会说话，也不会走路。孩子的母亲怀着一线希望来到首都医科大学宣武医院，准备让孩子接受胼胝体切开手术。然而，术前检查显示晗晗凝血功能有问题，手术这条路被堵死了。此时晗晗每天癫痫发作已达六七十次，母亲带着孩子再次来到宣武医院，希望能找到新的治疗方法。

这时，宣武医院神经内科王玉平主任提出了一个新的治疗方案，建议晗晗试试生酮饮食疗法。生酮饮食是一种高脂、低碳水化合物和适当蛋白质的特殊饮食疗法，它模拟了人体饥饿的状态，脂肪代谢产生的酮体作为另一种身体能量的供给源可以产生对脑部的抗惊厥作用。目前这种方法主要用于难治性癫痫的治疗，具有一定的疗效，可以减少发作甚至可完全控制发作。这种治疗方法需要改变日常饮食结构，治疗所需的药物和特种营养品费用也比较高；同时这种疗法控制癫痫发作的总体有效率在50%~70%，即便如此，孩子的母亲还是决定试一试。

两年前，晗晗住进了宣武医院神经内科病房，开始接受生酮饮食治疗。神经内科和营养科联合为晗晗设计了治疗方案。当高脂、低碳水化合物和适当蛋白质这些抽象的名词变成真正的食物时，就意味着没有主食，大量的油脂摄入，限量的水果和蔬菜，少量多次的饮水限制以及禁止甜食等限制。然而这些特殊配比的饮食在晗晗身上出现了效果。在使用生酮饮食疗法后的第 8 天，晗晗的癫痫发作就由一天七八十次减少到了只有晚上发作，所有人都为治疗这么快就起了作用而感到惊喜。治疗取得了成效，又观察了几天后，晗晗获准出院，在院外继续由妈妈制作生酮饮食治疗。

晗晗病情的好转和身上的变化每天都在带给家人惊喜和感动，也给更多的难治性癫痫患儿带来了希望。

（于涵秋/文）

# 心脏康复改善患者预后

心脏康复理念早已得到国际公认，很多发达国家康复体系已很成熟。但我国心脏病康复治疗的情况却不容乐观，理念仍待普及。

## 为何需要心脏康复

康复治疗不仅可以改善病人的心脏功能、延缓动脉硬化的进展，而且对血糖、胆固醇等指标的控制也有明显好处。综合心脏康复体系的建立可提高病人的生存率，降低心脏不良事件的发生，改善生活质量。

另外，规律运动可以增强体力活动能力，增强心脏和肺的工作效率；可以增强心肌收缩力，增加冠状动脉血流；调节血压和心率，使其趋于平稳；调节血脂，升高高密度脂蛋白的浓度；增加胰岛素的敏感性，调节血糖；可以减少血小板聚集，增加纤溶性，减少心肌梗死和中风的机会等。

心脏康复的上述价值决定了它不仅可针对中风、偏瘫患者，而且对于很多能够自由活动、智力正常的心梗患者的预后也很关键。

## 心脏康复怎么做

心脏康复是一个综合和长期的治疗过程，而不是单纯的健身运动。最初，在药物治疗、支架置入或手术治疗的同时，可以让病人做些简单活动，如从床上坐起、基本的自我照顾，之后慢慢发展到步行、有限度地爬楼梯等，在病情允许时由心脏科医生和康复师或专科护士对病人进行运动测评和指导。出院后，在医护人员的指导下，病人的康复锻炼可以采取快走、骑自行车、做健身操、打太极拳、游泳等喜闻乐见的运动方式。

此外，改善生活方式也是康复治疗的关键环节。具体而言，每日摄入的食盐量应在 6 克以内，并应限制含高饱和脂肪酸和高胆固醇的食物。除了饮食以外，还要注意维持标准体重（BMI 在 18.5~

24.9)。心脏康复还可以帮助患者放弃不良的生活习惯,比如吸烟。适度饮酒是被允许的,每日摄入酒精量男性应控制在30克以内,女性应控制在15克以内。作为心脏病患者,血压至少要降至<140/90毫米汞柱,如果能降至130/80毫米汞柱以下则获益更多。对于已患有冠心病和/或合并糖尿病的患者,血脂水平则要比正常人控制得更严格。

典型病例

患者,女,62岁,两周前发生急性前壁心肌梗死,已经做了冠状动脉介入治疗,目前没有胸痛及呼吸困难等症状,病情比较稳定。在进行规范的冠心病二级预防药物治疗的基础上,我们建议她在监护下行运动心肺功能测试。测定过程中,患者在测定跑台上以缓慢而渐进的速度运动,整个过程有心电图、血压及肺功能监测,心内科医师和护士在场监护及指导,并根据患者的自觉症状及监测指标停止运动。根据结果,我们为患者制订了比较合理的个体化运动处方,比如以80~90米/分钟的速度进行步行运动,每周5天,每天1~2次等。患者在半年后复查运动心肺功能测试及超声心动图等检查时发现,相关指标均有较大改善。

(高炜/文)

## 心力衰竭患者急救后,及时复诊可降低死亡率

加拿大最新研究发现,心力衰竭患者在急救中心紧急救治后,如果及时复诊可降低死亡率。

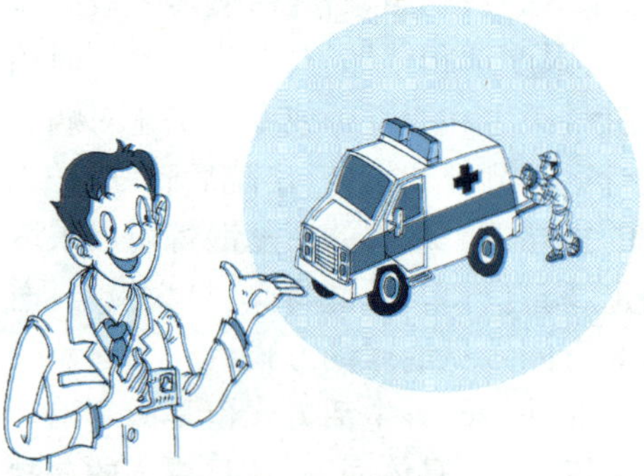

研究人员分析了1万多名心力衰竭患者的数据,结果发现,20%的心力衰竭患者在急救中心经紧急救治返家后,30天内没再去看医生。结果这些患者再次被送到急救中心或住院的可能性很高,一年内死亡的概率也更大。

研究人员说:"心力衰竭是一种致命疾病,住院治疗会花掉大笔费用。如在30天内去看医生就有助于免除住院治疗和再次急救,降低死亡率,这样做很有价值。"

(林朝晖/文)

## 谈谈血管性肿物的诊断和治疗

人体的血管总体上分为两大系统：一是为组织输送血液的动脉系统，二是收集组织毛细血管回流的血液并将其送回心脏的静脉系统。血管性肿物既可发生在大动脉、静脉上，也可以发生在毛细血管上。发生在动脉干上的称为动脉瘤，发生在静脉干上的称为静脉瘤，发生在小血管及毛细血管上的叫血管瘤。

动脉性肿物即动脉瘤，是临床上常见的血管性肿物之一。人体最常见的动脉瘤有腹部的腹主动脉瘤、颈部的颈动脉瘤及肢体动脉瘤等。动脉瘤可随着病程的进展逐渐增大，一旦破裂常造成患者猝死，死亡率极高。另外，动脉瘤内附壁血栓的脱落可造成远端动脉的栓塞，如不及时治疗可致肢体坏死。动脉瘤最有效的治疗措施为手术切除，再行人工血管或自体血管重建。只有这样才能去除严重威胁生命的巨大隐患。如果你发现自己身体的任何部位有搏动性的肿物，且肿物搏动和脉搏的跳动一致的话，就应该及时去医院请专科医师检查。

静脉壁或因先天发育不良或因创伤后所致的薄弱也可产生瘤样扩张，称为静脉瘤样扩张症，巨大的静脉扩张可称为静脉瘤。静脉瘤好发于颈部。一些患者当高声呼叫、唱歌或用力憋气时，在颈部一侧或两侧可以看见包块，有的患者当头偏向健侧时包块更明显。平静呼吸放松时包块便可消失，这是颈部静脉受阻扩张的表现。颈内静脉扩张症多见于儿童。这种颈静脉扩张一般是一过性的，也就是说在平静生活时颈部无异常表现，只有在憋气或哭闹等情况下才可观察到包块。这种包块质地柔软，用手压之可以缩小，血管超声检查可以发现颈静脉明显增宽。由于静脉腔内压力不高，所以很少发生破裂出血。颈静脉扩张症、静脉瘤一般无须手术治疗，但如果有瘤体胀痛症状或瘤内血栓形成等情况，可行手术治疗。手术方式主要有静脉瘤包裹或静脉瘤单纯切除，手术简单、安全。

总之，血管性肿物的发病原因不同，发病部位不一，诊断和处理的方法各异。当您被怀疑有血管性肿物时，应该到有血管外科的专科医院去检查和治疗。

（高春爱/文）

## 动脉内壁有斑块怎么办

动脉粥样硬化斑块在中老年人群，尤其是“三高”人群中常见，且危害很大，既可导致血管腔狭窄，斑块破裂后还可形成血栓，堵塞心脑血管。如果能早期检测到斑块，尤其是易损斑块的存在，将会极大程度降低心肌梗死、中风等意外的发生。

有人将斑块比喻为“定时炸弹”以示斑块的危险性。实际上，不是所有的斑块都像“定时炸弹”一样危险。斑块可分为两类，即稳定斑块和易损斑块。其中，稳定斑块的危险性要小一些，因其包膜比较厚，不容易破裂，随着斑块体积逐渐变大，血管腔变窄，血流不畅，造成相应组织器官的血液供应不足，出现肢体无力、麻木、吞咽困难、语言障碍，甚至失明、意识不清等症状。

易损斑块因其包膜很薄，内含脂质又多，在情绪激动、剧烈运动、酗酒、寒冷等状态下容易破裂，形成血栓，引发急性心肌梗死、猝死、脑卒中。

两种斑块并非一成不变，在一定因素作用下，两者可以互相转化。大约有10%的稳定斑块会越长越大，在不良诱因（比如吸烟、饮酒、高脂饮食、熬夜等）作用下，会由稳定斑块转变为易损斑块，对人体的伤害更大。

血管斑块常用的检测方法是颈动脉超声检查，这种检查无创伤、可重复、费用低，能清晰显示出颈动脉内的斑块，还可通过回声的强弱以及斑块的形态区分出易损斑块、稳定斑块。颈动脉是人体的大动脉，如果颈动脉超声检查发现了斑块，心、脑的动脉血管内可能也埋下了“定时炸弹”。除了颈动脉超声检查，还有几种用来检测粥样硬化斑块的方法，如动脉造影检查、X线检查、CT血管造影、磁共振血管造影检查等。

对于一些有高血压、高血脂、糖尿病以及缺少运动、脾气暴躁、抽烟、肥胖的人，应每年至少检查1次，一旦查出动脉血管内有斑块存在，要尽快治疗，或用药物，或放支架，以防心脑血管意外事件发生。

不论是预防斑块的形成，还是稳定已经出现的斑块，都离不开防治斑块的“三部曲”。首先是控制饮食。即限制饮食中胆固醇、脂肪的摄入，多吃富含膳食纤维、维生素且热量较低的粗粮。单纯控制饮食虽可有效延缓斑块的进程，但并不能从根本上消除斑块破裂的风险，患者还需加强运动（每周至少运动5天，每天至少快走1小时）。老年人不宜剧烈运动，只需每天保持适当的活动量。另外，还需在医生指导下坚持药物治疗。可用抗血小板或抗凝药，首选阿司匹林，如果有禁忌证（如胃溃疡等），改用氯吡格雷或华法林。同时配合血管紧张素抑制剂，如卡托普利等。合并心肌梗死或急性缺血综合征的病人，再用β受体阻滞剂，如（普萘洛尔等）至少6个月。三者的有机结合缺一不可，还应长期坚持才能将斑块的危害风险降至最低。

（叶则尧　付正明/文）

# 颈动脉支架内再狭窄如何处理

支架内再狭窄是颈动脉支架术后较常见、较严重的并发症。其发生率高，且对患者的生活质量影响较大，是临床较为棘手的难题。正所谓，颈动脉支架好放不好取。

## 再狭窄后处理棘手

55 岁的杨先生 4 年前出现头晕、视力下降等症状，体检发现有双侧颈动脉狭窄，右侧狭窄程度为 60%，左侧为 50%，在当地医院行右颈内动脉支架成形术。一年后杨先生头晕复发，颈动脉 CT 血管造影(CTA)提示右侧颈动脉支架内轻度狭窄，左侧颈动脉 65%狭窄。左侧再次行颈内动脉支架成形术，术后正规抗凝治疗。

两年前杨先生又出现了头晕、反应迟钝等症状，颈动脉 CTA 提示“右侧颈动脉支架远端高度狭窄，左侧颈动脉支架完全闭塞”。医生建议继续行支架成形术，但由于经济原因和对支架的恐惧感，杨先生坚决拒绝再行血管腔内治疗。支架内再狭窄通过介入方法难以解决，唯一的方法是开放手术，但难度极大，风险高。

## 多层支架挤占血管腔

脑卒中是中国居民死亡和致残的第一位原因，有 30%~40%的脑卒中由颈动脉粥样硬化狭窄所致。当这些斑块增大或破裂时，将会形成破裂斑块的栓子，这些栓子在血流冲击下或血栓直接脱落进入颅内，使颅内血管栓塞从而造成脑卒中。此外，当颈动脉管腔进一步狭窄以致闭塞时，会发生缺血性脑卒中。

拥有 50 多年历史的颈动脉内膜切除术(CEA)至今仍被公认为治疗颈动脉硬化狭窄、预防脑卒中的“金标准”。其原理是彻底切除颈动脉内的斑块和血栓后再完整缝合。该手术斑块清除彻底，效果确切，中远期再狭窄发生率较低，但是手术难度较高，目前在国内较少中心可以开展。近 20 年来，一种更为微创、简捷的术式——颈动脉支架成形术(CAS)逐渐开展并被广泛运用，在国内 CAS 的使用呈上升趋势。颈动脉支架成形术是在数字减影血管造影(DSA)下，经股动脉穿刺建立通道，在脑保护装置下，通过导管、导丝的配合，将颈动脉支架输送并释放在颈动脉狭窄区域，利用支架的撑开功能解除狭窄，达到治疗颈动脉狭窄的目的。该手术并没有真正取出斑块，而是使用血管支架将斑块挤压，使其贴合到血管壁。由于支架移植物存在于血管腔内，动脉硬化斑块持续存在，颈动脉支架术后支架内再狭窄的发生便不难理解。

颈动脉支架术后再狭窄是颈动脉支

架术后较常见、较严重的并发症，其发生率高，且对患者的生活质量影响较大，是目前国际上较为棘手的难题。原因在于原本颈动脉狭窄患者的血管腔就较小，植入支架后占用了部分空间，术后若再次发生狭窄，再次植入支架的难度增加，即使植入成功，多层支架也会使原本狭小的管腔更加拥挤。

### 选好术式重建血流

难道对于颈动脉支架术后支架内再狭窄，真的无计可施了吗？并非如此。目前国内已成功开展支架内再狭窄手术，是解决这一难题的办法。针对前面那位杨先生的病情，可以进行支架连同颈动脉切除+颈动脉人工血管间置术，取出狭窄支架，重建颈动脉。经过一个小时手术，患者平安返回病房。术后经过一系列的综合治疗，患者头晕症状得到明显改善，且视力也有很大提高。

（曲乐丰　柏骏　郭志恒/文）

## 降压目标需要个体化

诊断高血压有一定的标准，但是在制订患者降压目标时，更应注重个体化的效果。《中国高血压防治指南》（简称《指南》）要求降压治疗数周后的高血压控制目标是：一般人群<140/90 毫米汞柱，伴糖尿病、肾病者应<130/80 毫米汞柱，蛋白尿>1 克/天患者的血压目标值为<125/75 毫米汞柱，65 岁以上老年人的收缩压目标值为<150 毫米汞柱。上述目标是针对大多数高血压患者而言的，在某些特殊情况下一定要考虑患者的个体因素。

例如，老年患者如果在降压治疗时舒张压已<60 毫米汞柱，而收缩压依然>160 毫米汞柱，虽然并未达到《指南》要求的降压目标，但此时若再继续降压，有可能带来更大的心血管病风险。

再如，在对高血压急症和急性缺血性脑卒中患者进行降压时，不能急于短期内降压达标，降压幅度应控制在用药前基础血压的 20%。迅速降压可能骤然降低脑灌注量，导致缺血性脑卒中、心肌梗死或加重梗死区域的缺血，从而引起再灌注损伤。针对这类患者，应先度过急性危险期，待病情稳定后再缓慢降压，逐渐达标。

为了最大限度地发挥降压治疗预防心脑血管急性事件的作用，需要在区分患者的同时慎重选择降压药、控制降压速度和幅度。那些没有并发症、合并症及靶器官损害，危险因素相对较少的高血压患者，尤其是中青年患者，出现严重并发症的风险较低。但那些已出现严重并发症，有糖尿病、肾病、脑卒中等靶器官损害的患者，其心血管危险显著增加，尤其是老年患者，必须制订个体化的降压目标。

（田波/文）

## 高血压病患者的四个禁忌动作

有些高血压病患者在日常生活中会“无缘无故”地猝死，这除了病情发展的原因外，也有不少是一些不引人注意的动作造成的。高血压病患者应重视以下“高血压危险动作”：

### 不宜趴着看书

趴在床上看书、看电视对高血压病患者来说是很危险的。由于长时间趴伏状态压迫腹部肌肉，影响人的深呼吸，再加上腹部受压和腹肌收缩，容易导致血压骤升而发生意外。因此，高血压病患者应禁止趴着看书看电视。

### 不宜下蹲即起

对于高血压病患者来说，适宜的运动有益于降低和稳定血压，促进身体的康复，但有些运动是不宜的。除高强度的剧烈运动外，高血压病患者还不宜做下蹲起立运动，以及快速摇头或跳跃运动等，这类动作有引起脑血管意外的危险。

### 不宜紧扣衣领

高领紧扣会长时间压迫颈静脉，造成脑血管供血不足，使脑细胞缺血、缺氧而发生意外。因此，高血压病患者要尽量少穿高领衣衫和紧扣衣领，保持颈部宽松，以利于大脑的血液循环。

### 不宜听快节奏音乐

轻松优美的音乐，可以调节人体的神经功能，使人心情舒畅。如果音乐节奏过快、声音过大，就会形成一种噪声，强烈地刺激人体的感官，引起精神紧张，血管收缩，微血管循环障碍，从而引起血压骤升，有导致心脑血管病突发的危险。

（邵立文/文）

# 血压低也要治疗

## 何谓低血压

血压低到多少算低血压呢?通常,收缩压低于 90 毫米汞柱、舒张压低于 60 毫米汞柱,65 岁以上的人收缩压低于 100 毫米汞柱、舒张压低于 60 毫米汞柱,就是低血压了。当血压由正常或较高的水平突然下降至明显低于正常范围时,称为急性低血压。平时我们说的低血压主要是慢性低血压。慢性低血压的患病率为 4%左右,但是在老年人群为 10%左右。

慢性低血压又可分为生理性低血压和病理性低血压两大类。生理性低血压多无任何症状,亦不影响寿命。生理性低血压多见于年轻女性,尤以体型瘦长者多见。此时低血压的产生多与迷走神经紧张性增高有关。

病理性低血压又分为以下三类:①体质性低血压。一般认为与遗传和体质瘦弱有关,多见于 20~50 岁的妇女和老年人,轻者可无任何症状,重者出现精神疲惫、头晕、头痛,甚至昏厥。夏季气温较高时更明显。②体位性低血压。体位性低血压是患者从卧位到坐位或直立位时,或长时间站立,出现血压突然下降超过 20 毫米汞柱,并伴有明显症状。这些症状包括头晕、目眩、视力模糊、乏力、恶心、认知功能障碍、心悸等。③继发性低血压。由某些疾病或药物引起的低血压,如风湿性心脏病、慢性营养不良症或正在服用降压药、抗抑郁药等。

## 低血压的危害

低血压对健康的危害有以下几方面:①头晕、乏力、面色苍白,工作能力下降。②低血压患者心情一般比较低落,容易得忧郁症。③低血压比较严重的时候,会出现昏厥的症状,容易造成骨折等外伤。④低血压严重者,会出现听力下降,视物模糊。据研究发现,低血压还会大大增加老年性痴呆的发生。⑤口齿不清、呼吸困难,严重者需要长期卧床,影响正常生活。

## 低血压的治疗措施

生理性低血压状态一般不需要特殊治疗,但应定期随访,因为某些所谓生理性低血压状态在一定情况下,可能转变为低血压病,也可能原属病理性低血压病,只是早期未能发现有关病理改变而被误认为是生理性低血压状态。

治疗病理性低血压病,尚无特效的药物。体育疗法和饮食疗法"双管齐下",才是治愈本病的有力措施,可逐渐提高患者的身体素质,改善心血管功能,增加心肌收缩力,增加心排血量,提高动脉管壁紧张度，从而逐步使血压上升并稳定在正常水平。

（1）适当参加运动和康复运动。平时要多锻炼身体，增强体质。因为运动可促使交感神经兴奋性增高，儿茶酚胺类物质分泌增多，从而使血压上升，同时也可刺激心血管及调节中枢，改善全身的血液循环状况，使血压逐步升高。医疗体操、保健操、太极拳等都有助于改善心肺功能，提升血压。

（2）饮食上有讲究。荤素兼吃，合理搭配膳食，保证摄入全面、充足的营养物质。如伴有红细胞计数过低，血红蛋白不足的贫血症，宜适当多吃富含蛋白质、铁、铜、叶酸、维生素 $B_{12}$、维生素 C 等“造血原料”的食物，如猪肝、蛋黄、瘦肉、牛奶、鱼虾、贝类、大豆及新鲜蔬菜、水果等。纠正贫血，有利于增加心排血量，改善大脑的供血量，升高血压和消除血压偏低引起的不良症状。莲子、桂圆、大枣、桑葚等，具有养心益血、健脾补脑的功效，可常食用。此外，与高血压相反，本病宜选择适当的高钠、高胆固醇饮食。含胆固醇多的肝脏、蛋类、奶油、鱼卵、猪骨等食品，适量常吃，有利于提高血胆固醇浓度，增加动脉紧张度，使血压上升。

（3）注意日常生活保健。早上起床时，应缓慢地改变体位，防止血压突然下降。晚上睡觉将头部垫高，可减轻低血压症状。常淋浴以加速血液循环，或以冷水、温水交替洗足。

（4）合理用药治疗。在调整生活方式的同时，低血压患者可在医生的指导下，合理用药治疗。如低血压症状明显，可选用利他林、麻黄素等升压药及三磷酸腺苷、辅酶 A、B 族维生素及维生素 C，以改善脑组织代谢功能。低血压的老年人可选用滋补品来调节血压，可每日服用桂圆肉 6 克，也可在医生指导下服用人参。中药“生脉散”（人参 10 克、麦冬 20 克、五味子 10 克）每日 1 剂煎服，也有一定效果。

（《益寿文摘》/荐）

## 糖尿病患者胃轻瘫，摩腹改善胃动力

患了糖尿病，还会累及胃。比如，糖尿病性胃轻瘫，餐后出现恶心、呕吐、腹痛、腹胀、烧心、吞咽困难、体重减轻等。通俗地说，就是胃肠自主神经病变，胃动力不足，即胃不能很好地把吃进去的食物向下推动。

对于胃轻瘫的患者，应从饮食上先调整食物成分，降低食物中不易消化的纤维（如芹菜等）的含量；然后调整食物性状，最好将固态食物做成流质的；还要调整进餐次数，以少食多餐为佳，每日 3 餐可酌情调整为 6~7 餐（每一餐少量）。

另外，摩腹疗法效果也不错。可选择适当时间，排空小便，洗净双手，取仰卧位，双膝微曲，全身放松，左手按在腹部，右手叠放在左手上，按顺时针方向，按揉多次。按揉时，用力要适度，呼吸自然，以利于胃肠蠕动。

（祝捷/文）

## 乙肝临床治愈与彻底治愈

乙肝临床治愈的标准是：主要症状消失；肝肿大消失，肝区无明显压痛或叩痛；肝功能恢复正常。彻底治愈标准为：症状消失，肝功能恢复正常，停止治疗1年后病毒学及血清学检查依然为阴性。一般慢性乙肝患者肝功能异常，只要经过一段时间的治疗几乎都能获得临床治愈，但是无论用什么药物治疗，治疗多长时间，达到彻底治愈都非常困难。

急性乙肝患者预后良好，绝大多数患者只要经过适当休息和治疗，一般在几个月内就会彻底痊愈，不留后患。但是我国急性乙肝患者极少，绝大多数是处于静默状态的慢性乙肝患者，这些患者携带乙肝病毒时间相当漫长，多在意外查体或是病情发作时才被发现，非常难以治愈。这主要涉及机体免疫麻痹、病毒变异、遗传等方面的原因，目前治疗乙肝的目标不是要求彻底治愈，而是最大限度地长期抑制或消除乙肝病毒，减轻肝细胞炎症坏死及肝纤维化，延缓和阻止疾病进展，减少和防止肝脏失代偿、肝硬化、肝癌及其并发症的发生，从而改善患者生活质量和延长存活时间。

（刘士敬/文）

## 乙肝治疗耐药应对策略

慢性乙肝抗病毒治疗因为需要长期治疗，耐药难以避免。目前国内外学者做了很多研究，发表了一些专家共识。作为长期在一线诊治患者的临床医生，我从实践中积累了一定经验，即遵循《慢性乙型肝炎防治指南》和个体化治疗原则，以预防为主，延缓耐药的发生，一旦发生耐药后要及时处理。

初治首选干扰素或抗病毒强、耐药性低的核苷（酸）类似物（NAs）。干扰素治疗不发生耐药。年龄较小（小于30岁）的患者，特别是育龄期妇女，如首选干扰素治疗，可能在有限疗程（半年~1年）内完成阶段性治疗，达到较高的HBeAg血清学转换目标。最近，我国众多专家又达成共识，进一步指出，初始选择高耐药基因屏障药物，能降低耐药的发生，减少耐药相关的并发症，同时在治疗前进行基因型耐药检测,可减少治疗监测的次数,并节省相关成本。

关于联合用药，国内外已有较多报道,包括无交叉耐药 NAs 的联合,以及干扰素与 NAs 联合等。目前较一致的共识是对高病毒载量(>107 拷贝/毫升)、反复出现的顽固性失代偿期肝硬化等特殊患者,可考虑初始联合治疗。

提高患者的依从性，也可避免发生耐药。通过健康教育,可使患者了解疾病特点和抗病毒治疗的必要性和长期性,坚持接受规范治疗和定期监测。

（王德扬/文）

## 治疗肝炎别总盯着转氨酶

不少肝炎患者总是盯着转氨酶(ALT/AST),高一点就愁眉苦脸,正常了就喜上眉梢,其实大可不必。检测转氨酶是比较灵敏的诊断肝病方法，但它不是特异性方法，因为人体内的其他组织也存在一定的转氨酶。

现在，人们对转氨酶的认识误区主要有：

转氨酶升高一点就是肝炎　专家表示,单纯的转氨酶偏高不一定就是肝炎。引起转氨酶升高的原因很多，如急性软组织损伤、喝酒、剧烈运动、服用药物、过度劳累等都可引起转氨酶升高。

转氨酶正常肝病就好了　酶升高是肝损伤标志,但酶下来了肝损伤还存在。对于酶升高的原因不闻不问,或者放任不管,那就是舍本逐末,停下降酶药转氨酶就会反弹。降酶可能还会掩藏疾病真相,“假正常”不仅麻痹患者,也会麻痹医生。

转氨酶越高病情越重　急性肝炎转氨酶往往很高,可达 2000 单位,但大多预后良好；慢性乙肝的转氨酶大多轻度升高(300 单位以下),有时甚至转氨酶正常,却容易进展为肝硬化、肝癌。急性肝衰竭时,出现“酶疸分离”现象,转氨酶很低,黄疸很高,死亡率在 60%以上。

转氨酶正常就停药　丙肝患者的转氨酶经常是正常的，或仅高于正常上限 1~10 个单位,但一样会向肝硬化、肝癌进展。慢性乙肝(尤其是 HBeAg 阴性乙肝)的转氨酶则经常发生“波动性”改变,不经过治疗也会缓解,甚至正常,但不久又会上去,反反复复。停药前可以考虑转氨酶水平,但它不是停药的唯一指标。

治疗肝炎必须用降酶药物　实际上,大多数慢性乙肝、丙肝是不需要使用降酶药物的,抗病毒治疗才是治本,治了本,转氨酶自然会降下来。

（王振坤/文）

## 肺癌放疗为何需多次

通常肺癌患者的放射治疗都要进行多次，很多患者询问能不能一次解决,少些周折。肺癌放疗分多次的原因有两点：

(1)肿瘤中含有对放疗抗拒的乏氧细胞，每次放疗主要是杀灭肿瘤的含氧细胞，与第二次间隔一定的时间是为了让乏氧细胞充氧，提高其对放疗的敏感性和疗效。

(2)照射后正常组织损伤少而且修复快,肿瘤组织对放射线敏感,损伤较重,修复能力弱。多次放射正是利用了正常组织和肺癌组织的修复能力存在差异这一原理。多次治疗使这种差距越拉越大,最终达到杀灭肺癌组织而保存周围正常组织的目的。

（朱广迎/文）

## 别因不良反应放弃化疗

化疗药物在体内杀伤肿瘤细胞的同时，也会损伤一部分正常的细胞和免疫细胞。因此，患者在治疗中普遍会有恶心、呕吐、脱发等不良反应,这也使得部分患者对化疗充满焦虑甚至恐惧。

中国医学科学院肿瘤医院肿瘤内科徐兵河教授说，让患者正确认识化疗中的不良反应是非常重要的。正是因为化疗药物在人体内发挥了应有的作用才会产生不适感,所以往往疗效突出的药物,不良反应相对较明显。

谈到化疗药物，上海瑞金医院乳腺疾病诊治中心沈坤炜教授指出，以泰索帝为基础的化疗方案在乳腺癌辅助治疗中能显著提高患者生存率，降低复发风险。患者如果不能正确处理化疗不良反应,使治疗前功尽弃,是非常可惜的。

（赵晴晴/文）

## 胃切除术后如何进行护理

大家知道胃切除术后如何进行护理吗?在胃切除术中常用的是胃全切除、胃大部分切除、半胃切除和胃窦部切除,无论是哪种切除都要做好日常的护理工作，只有这样才能使患者的病情尽快好转,身体早日恢复健康。

（1）胃溃疡经过内科保守治疗无效，或溃疡穿孔、梗阻、急性大出血或癌变时，多需剖腹做胃大部切除术。患者从手术室出来后应平卧数小时或半天，如无头晕等可取半卧位。

（2）术后一般可有 2~3 天的低热，多不超过 38℃，胃穿孔引起腹膜炎者除外。若以后体温不恢复反而升高，则需警惕有无新的感染。

（3）术后禁食 2~3 天，期间需胃肠减压，待肠蠕动恢复、肛门排气和腹胀减轻时，停止胃肠减压，方可进食。禁食期间胃肠减压，保持引流通畅，护理者应注意患者的口腔清洁，防止发生急性腮腺炎。一般开始进食的量为每次 10~20 毫升，每天 8~10 次，进食后如无不适可逐次增量，次数相应减少。

（4）日常饮食调节很重要，特别是早期的合理进食有利于残胃的再生与复张。进流食 3~5 天后可进半流质，如稀粥或面条，10~14 天后逐渐过渡到软食，一次进食量以舒适为原则，不宜过饱。

（5）进食后呕吐的原因很多，一旦发生则应及时与医生联系，对症处理。进补应待胃肠功能良好后。术后早期活动有利恢复，还可防止肠粘连、下肢静脉栓塞等。一般在术后 24~48 小时可在床上活动下肢，待血压稳定后可取半坐位，如无特殊情况，3~5 天后可坐起或下肢垂于床边片刻，一周后下床活动，由室内到户外，活动量逐渐增加。

（6）出院后仍需督促患者遵守少量多餐的原则，宜食高蛋白、高热量、高维生素饮食；活动量可逐渐加大，但仍需注意休息，无特殊情况 3 个月后可参加轻便工作。

（秦丽/文）

## 虚弱老年人通便不宜急

便秘是老年人常见的症状，特别是年老体虚的患者，解决便秘不能一通了之，还要根据患者的具体情况采取相应的对策。

常感头晕目眩、心慌，面色苍白，唇甲无血色，大便非常干燥，秘结成球的患者的相应对策是：

（1）饮用一些有通便作用的饮料，如蜂蜜水，或用番泻叶 3~6 克泡水饮用。

（2）饮食以易消化、养血润燥的食物为主，可以多吃一些大枣、花生、莲子、芝麻等，在炒菜时可以多加入一些油脂，最好选用植物油。

（3）大便时应采用坐位，不宜用力过猛，以防止引起虚脱。如厕时要有人陪同，以防发生意外。

（4）注意保暖，充分休息。勿受刺激，以免加重患者心慌、眩晕的症状。

（5）适当做一些腹部肌肉的锻炼，以加强腹肌力量，有助于排便。

虽有便意，但无力排出，排便时感到气短、出虚汗，如果导出大便，可见大便先干结后软，甚至并不干硬，这类患者的相应对策是：

（1）排便前可按摩腹部，由腹壁右下腹开始，向上到右肋下、再向左到左肋下、再向下推，依此按摩 10~15 分钟。

（2）每天用热水袋进行腹部热敷，温度不宜超过 45 ℃，热敷时间为 15 分钟，1 天 2 次。

（3）必要时用开塞露或甘油栓，或用液体石蜡 30~50 毫升进行灌肠，以润肠通便。

（4）大便难下时，不可过度用力，最好坐位排便，起身时要慢，有人陪伴为好，以防晕倒。

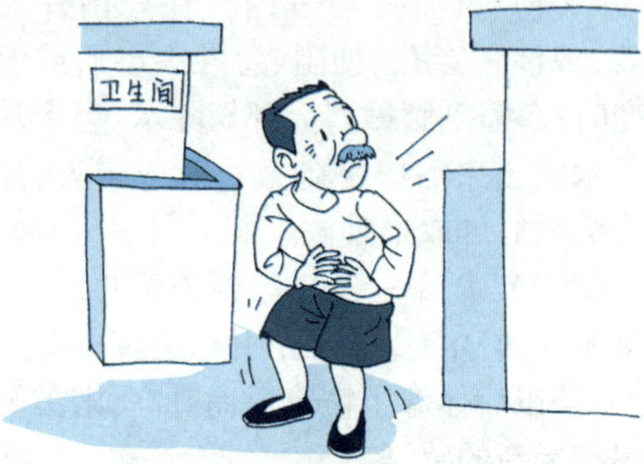


（5）鼓励患者适当锻炼，如做扩胸运动、腹部肌肉锻炼等，可促进肠道运动、帮助排便。

（6）帮助患者调整心态，使之心情愉快，防止因急躁、沮丧等负面情绪而加重便秘病情。

（刘昶晖/文）

## 肠癌术后服中药可增强免疫力

大肠癌是常见的恶性肿瘤之一，而术后出现体质虚弱、免疫功能下降是很多患者面临的问题，这也是大肠癌容易复发的原因之一。如何调节大肠癌术后患者的免疫功能，降低术后复发率呢？

中医认为，肾为先天之本，脾为后天之本，脾肾亏虚，正气不足，是大肠癌术后免疫功能下降的主要病机，而西医认为，免疫功能主要与白细胞数量、单核巨噬细胞吞噬功能、T 细胞数量等有关。研究证明，一些健脾补肾类的中药有一定的调节免疫功能的作用，主要包括以下几类：

（1）增加血液中白细胞数量的中药，如人参、党参、黄芪、灵芝、麦冬、生地、女贞子、枸杞子、补骨脂、紫河车、扁豆、阿胶、鸡血藤、大枣、丹参、山萸肉、刺五加、肉桂、夏枯草、防己、青木香等。

（2）增强单核-巨噬细胞吞噬功能的中药，如党参、人参、白术、灵芝、猪苓、当归、牛黄、黄芪、蒲公英、夏枯草、桑寄生、地黄、淫羊藿、补骨脂、刺五加、杜仲、茯苓、青蒿、玉米须、水牛角等。甘草还可增加单核细胞数量。

(3)增强中性粒细胞吞噬功能的中药,如人参、黄芪、白术、甘草、淮山、菊花、蒲公英、夏枯草等。

(4)增加T细胞、淋巴母细胞数量的中药,如人参、白术、灵芝、天门冬、丹参、川芎、当归、何首乌、黄精、五味子、扁豆、薏苡仁、女贞子、枸杞子、淫羊藿等。

(5)有类似干扰素作用的中药,如黄芪、扁豆、红花、当归、川芎、白芷、天麻、半夏、桑白皮、玉米须、防己、车前草、柴胡、紫苏叶等。

(6)能促进抗体产生的中药,如人参、何首乌、柴胡、紫河车、地黄、黄芪、淫羊藿等。

(7)能激发免疫反应的中药,如人参、灵芝、白术、冬虫夏草、仙鹤草、白花蛇舌草、半边莲、大枣、当归、桂枝、柴胡、天冬、猪苓、薏苡仁、茯苓、甘草等。

(8)能促进肾上腺皮质功能的中药,如人参、党参、白术、灵芝、薏苡仁、五味子、刺五加、淫羊藿、杜仲、附子等。

需要注意的是,用中药提高免疫力,应该先辨清体质。阴虚体质或体质偏热性的人应以凉补中药为主,如西洋参、天冬、麦冬、女贞子、白花蛇舌草、百合等;而阳虚体质或体质偏寒性的应以温补中药为主,如淫羊藿、当归、紫河车、白术、冬虫夏草、刺五加、杜仲、熟地、大枣等。还有一些药性平和,可不拘泥,如人参、党参、灵芝、仙鹤草、半边莲、黄精、枸杞子、怀山、甘草等。我们只有对症下药才能提高体质,不能盲目进补,不然有可能适得其反。

(蒋益兰/文)

## 肛肠术后疼痛护理法

肛肠部神经、血管丰富,不少患者术后出现疼痛,有的持续时间很长,需要对症护理。

分清疼痛原因　出现灼痛者,多是皮肤切口的创伤反应,通过抗炎处理或解热镇痛药可以缓解;跳痛者多是肛门创口周围肌肉的创伤反应,或是隐藏的脓肿未作处理,需进行松弛训练或使用镇静药、肌松药对症治疗。

坐浴止痛　坐浴能够松弛括约肌而缓解疼痛,尤其炎性痛、痉挛痛的患者,坐浴的效果往往胜过服用止痛药。如外痔切除、肛裂切除、肛瘘切开旷置或挂线、内痔注射后,坐浴都可达到止痛和疗创的双重作用。

排便护理　不少患者出现术后疼痛是因为排便所致,通过调节大便的硬软和坐浴可以预防。一般可在排便前夜服用润肠通便的药物,或临时使用开塞露,便前、便后进行清洁,可以缓解疼痛。

饮食护理　患者术后5~7天内不宜食用海产品、禽畜肉类及辛辣食物,以免加剧炎症，引起疼痛。饮食应坚持营养、清淡、易消化的原则，多吃新鲜蔬果，以及富含膳食纤维的红薯、芹菜、茄子、香蕉、玉米等。如果伤口未愈，避免食用豆类、奶制品等产气食物。

（柳艳红/文）

## 泌尿系统感染反复发作怎么办

问：我今年57岁，患糖尿病已经3年了。两个月前，我因患泌尿系统细菌感染而使用抗生素进行治疗，病情很快得到缓解。但停药后不久，我又突然出现了排尿困难、尿潴留、尿中排出白色真菌团块的症状。请问，我应如何治疗？

答：你应行膀胱镜和尿液涂片检查。你在进行这些检查后若发现有膀胱黏膜水肿、膀胱内尿液浑浊、尿液中有较多白色絮状漂浮物及尿液中含有真菌孢子等情况，则可确诊患有泌尿系统真菌感染。泌尿系统真菌感染患者多为老年女性，其病情大多在免疫力明显下降、大量使用广谱抗生素或糖皮质激素时发作。你原本患有糖尿病，并曾大量地使用抗生素，因此你很可能发生了泌尿系统真菌感染。此病患者常可出现尿频、尿急、尿痛、排尿困难、脓尿、尿色浑浊、尿中含有白色团块等症状，其尿液中含有真菌孢子。真菌感染的病原体多为念珠菌。

你若被确诊患有泌尿系统真菌感染，应立即停用抗生素（尤其是广谱抗生素），多摄入一些富含热量及维生素的食物，并应用氟康唑等抗真菌药进行治疗。氟康唑具有高效、低毒的优点，对由白色念珠菌属、曲霉菌属、酵母菌属引起的泌尿系统真菌感染有很好的疗效，其总有效率可达到93.3%。研究发现，患者在摄入氟康唑后，其尿液中氟康唑的浓度是血液中此药最高浓度的10倍。你既可口服氟康唑，也可静脉滴注此药进行治疗。氟康唑的副作用很轻微。极少数患者在服用此药后可出现一过性的恶心、呕吐或肝功能损害等不良反应，在停药后此类不良反应就可消失。

（田学民/文）

## 老年性膀胱炎的治疗

膀胱炎是一种以尿频、尿急、尿痛及下腹部疼痛为主要表现的下尿路感染。老年的该病患者在进行治疗后，病情更易复发。那么，对老年性膀胱炎如何进行治疗呢?

正确服用抗生素进行治疗　老年膀胱炎患者在首次接受治疗时，可在医生指导下使用诺氟沙星、阿莫西林、呋喃西林等抗生素进行治疗，连续治疗3~7天，一般均可治愈。如果病情复发，应先做尿细菌培养及药物敏感试验，并根据药敏实验结果选用相应的抗生素进行治疗。需要注意的是，老年膀胱炎患者应首选那些在肾组织及尿液中药物浓度较高且肾毒性较小的药物进行治疗，以有效地控制炎症。如果在使用敏感的抗生素进行治疗后，病情仍反复发作，则可在医生指导下采用长期抑菌疗法，即预防性地服用诺氟沙星或头孢氨苄等药物。

多饮水，勤排尿，避免再次发生感染　患者在平时应多饮水，以确保每2~3小时排尿1次，每天的总尿量至少为1500毫升。这样可以促进尿路中细菌和炎性渗出物的排出，减少细菌在尿路中继续繁殖的概率。此外，此病患者还应注意个人卫生，勤换内衣内裤，使会阴部保持清洁。去医院诊治时，患者应尽量少做导尿和尿路的器械检查，以免造成感染。

应检查免疫系统功能　老年膀胱炎患者的病情若经常复发，应去医院检查一下免疫系统的功能。如果免疫功能低下，应在医生指导下服用玉屏风散等免疫增强药进行治疗。玉屏风散是一种中成药，有水丸、胶囊等各种剂型。玉屏风散水丸的用法是：每日服用3次，成人每次服6~9克，儿童每次服2~4克。此外，患者也可通过练习气功或太极拳等来增强机体的免疫力。

如果在进行上述治疗后病情仍反复发作，则应去医院进行系统的检查，以排除因其他疾病而导致尿路感染的可能。老年膀胱炎患者的病情若长期不愈，还应去医院确诊是否患有腺性膀胱炎。该病是一种癌前病变，常被误诊为尿路综合征。腺性膀胱炎患者若不及时进行治疗，约有4%的人会在几年后患上膀胱癌。因此，老年膀胱炎患者若经常出现明显的尿路刺激征和下腹胀痛的症状，应去医院做一下膀胱镜和膀胱黏膜活检，以确诊是否患有腺性膀胱炎。

（董文成/文）

## 尿潴留的自我处理法

急性尿潴留是前列腺增生症的常见并发症，多在感冒、劳累、饮酒、憋尿、房事或吃辛辣食物后诱发，患者小腹胀痛，不能排尿，非常痛苦。因此发生急性尿潴留后的紧急处理非常重要，一般有如下几种方法，患者可自行采用。

（1）热敷法：热敷耻骨上膀胱区及会阴，对尿潴留时间较短，膀胱充盈不严重的患者常有很好的疗效。也可采用热水浴，如在热水中有排尿感，可在水中试排，不要坚持出浴盆排尿，防止失去自行排尿的机会。

（2）按摩法：顺脐至耻骨联合中点处轻轻按摩，并逐渐加压，可用拇指点按关元穴部位约1分钟，并以手掌自膀胱上方向下轻压膀胱，以助排尿，切忌用力过猛，以免造成膀胱破裂。

（3）敷脐疗法：用食盐250克炒热，布包熨脐腹，冷后炒热敷脐。或用独头蒜1个、栀子3枚、盐少许捣烂，摊纸上贴脐。

（4）滴水声法：对手术后的患者，在感到小腹胀满时，可在其身边用滴水声诱导其排尿，效果常常很好。

（5）食疗法：对前列腺肥大的患者，平常可以取山药、大枣、莲子、桂圆、芡实、茯苓等任意2~3种熬粥服用，可起到通利小便的作用。

（江春雪/文）

## 减少骨流失，扫清身体隐患

骨质疏松症患者不必过于紧张，专家表示，通过长期合理的药物治疗，可以尽量把风险降到最低。在骨质疏松症的治疗药物中，钙剂和维生素D是基础用药，它们可以为骨的形成提供原料，但骨质疏松发生后光靠“开源”是不够的，还要“节流”，因此，通常还需要加用一些抑制骨骼破坏和吸收的药物，如双膦酸盐类药物等。

骨质疏松是慢性疾病，想“快刀斩乱麻”，一下子将其根治是不现实的，尽可能地与其“和平共处”，保证防治的最终目的——预防骨折能够实现是最重要的。因此，必须最大限度地保证能够提高患者的依从性，使其能愉快地坚持治疗。

2010年10月美国骨矿盐研究学会（ASBMR）年会上公布的一项为期6年涉及1 200多名患者的长期研究表明：一年滴注一次唑来膦酸注射液，能够更加有效地治疗绝经后骨质疏松症、维持骨量、降低骨折风险。此项研究发现，与3年后停止治疗的骨质疏松症患者相比，通过一年滴注一次唑来膦酸注射液治疗6年后，患者新发椎体骨折风险降低52%，而相关治疗的安全性也得到了研究数据的肯定，患者可以长期应用。

（李瑶/文）

## 胸骨骨折怎么急救

（1）胸部开放伤要立即包扎封闭（不要用敷料填塞胸腔伤口，以防滑入）。

（2）清除呼吸道的血液和黏液，必要时在条件许可下进行紧急气管插管或切开术。

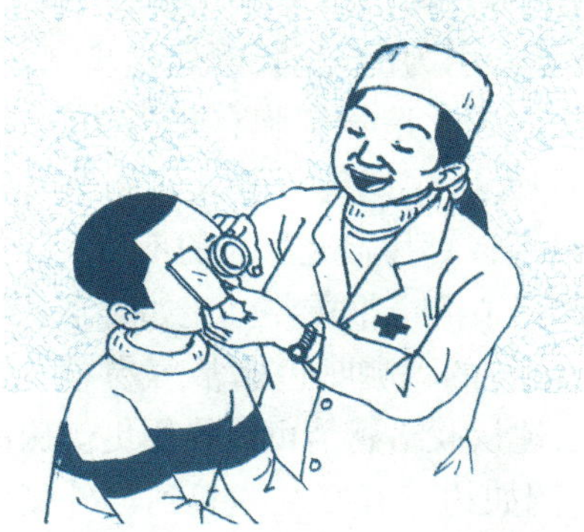

（3）多根肋骨骨折有明显的胸壁反常呼吸运动时，用厚敷料或急救包压在伤处，外加胶布绷带固定。

（4）有明显呼吸困难者，检查发现气管偏于一侧，应想到对侧有张力性气胸，立即在伤侧前胸壁锁骨中线第二肋间穿刺排气。为安全送医院，可保留穿刺针头，用止血钳固定于胸壁上，并在针头上连接单相引流管或橡皮指套，持续排气。

（5）胸部伤送医院急救时应取30°的半坐体位，并用衣被将伤员上身垫高，有休克者可将下肢抬高，切不可头低脚高。

生活中常有胸骨骨折的现象发生，大家都应记住胸骨骨折的急救方法。

（詹亚琨/文）

## 把握增加骨质密度的两个阶段

有些人在走路的时候两个膝盖常常嘎嘎作响，动作大一点就好像骨头快散了，更年期妇女更加明显，严重的人走也走不远，非得休息一下才行！这多半是骨质疏松造成的，需要好好地补充一番，以保障自己的骨质。

人体的骨骼当中含有造骨细胞及破骨细胞，这两种细胞随时都在体内运作。简单地说，人的骨质随时都在流失，也随时都在补充。在年轻时期造骨细胞活性较大，因此骨头质地较坚固，但是女性在30岁过后，由于破骨细胞活性将大于造骨细胞，因此骨质将以每年千分之二到千分之三的速度迅速大量流失，尤其到了50岁过后，骨质流失速度为每年百分之二到百分之三，这也就是为什么许多女性到了更年期阶段，常常会出现腰酸背痛等不适症状。

但是也不必过分紧张，因为就像储蓄一般，只要有效储存累积骨质，还是可以拥有健康骨骼的。在人的一生中有两个阶段骨质较容易流失，大家应特别注

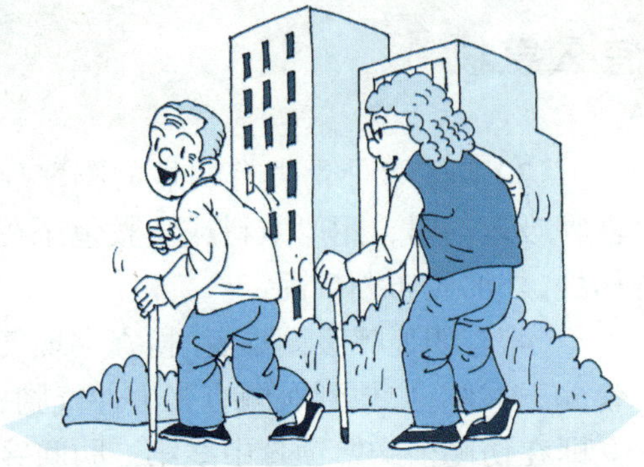

意，第一个阶段是青少年阶段，这时骨头随着发育生长急速拉长，就像建造房子一般，需要水泥原料帮助，这时家长可以协助成长中的孩子补充钙质，避免骨头生长时产生大量空隙，形成疏松现象。另一个阶段就是女人停经阶段，也就是一般人知道的更年期，这时期由于女性性激素分泌减低，因此骨质流失很快，稍不注意年轻时期储存的骨质就会流失殆尽，过后想再补充多半是“亡羊补牢同，为时已晚”。

现在由于社会审美价值观使然，很多女性急于加入瘦身行列，殊不知急速减重或是使用某些减肥药物，都会在不知不觉中大量流失你的骨质。另外，工作形态转变，成天坐在电脑桌前的人增加，这也是骨质疏松症的高危人群。大腿髋骨由于承受最大身体重量，因此是最常出现不适症状的部位；其次是手腕关节，这是由于跌倒时人习惯用手腕支撑，所以也常出现问题前来求诊；再者脊椎因为疏松出现问题的人也不少。

但是大家也不必过度恐慌，因为骨质密度可以通过运动及食物补充。一些对抗地心引力的运动，例如跑步、骑自行车等，对强化造骨细胞有相当功效，加上食用豆浆、牛奶等一般人熟知的含钙食物，最后以钙片补充可能的不足。当然除了开源，节流也很重要。比如时下在年轻人中流行的喝咖啡也非常容易导致钙质流失，建议联络感情可以换用更健康的方式，例如约三五好友一起到户外爬山踏青，不但能达到运动缓解压力的目的，更有适量的阳光照射，可促进维生素 D 的活性，增加体内钙质吸收，真是一举数得。

总而言之，人体中的骨头就像一部不断在使用运作的机器，随着使用时间的延长，当然也会逐渐老旧出故障，但是只要适时注意维修，尽早积累骨质，相信就不会“老大徒伤悲”。

（黄妍/文）

## 神经根型颈椎病的诊治

神经根型颈椎病是因颈椎退变老化或劳损，突出物压迫刺激颈神经根，所导致的以颈肩臂痛为主要特征的一种颈椎病。发病率约占颈椎病的 60%，患者群体庞大。过去多见于中老年人，近年低龄化趋势异常明显。

病因：由于颈椎间盘、钩椎关节或关节突增生等向侧方突出，刺激或压迫相应水平的神经根，使神经鞘内血液循环受阻，受损神经远端的神经血管壁肥大细胞释放大量的组织胺、5羟色胺等内源性致痛性炎性介质，刺激神经根。又因神经鞘膜内血液循环障碍，神经组织缺血、缺氧，出现脱髓鞘改变，造成神经功能障碍而导致疼痛、麻木等临床症状。

临床表现：①症状：表现为颈肩臂痛，可向一侧或两侧上肢放射。多为绞痛、钝痛或灼痛。颈部后伸或咳嗽、喷嚏、用力大小便时疼痛加剧。上肢发沉、酸软无力、握力减退或持物坠落。手指或前臂多有麻木、疼痛症状。部分患者可有头晕、头痛、耳鸣等症状。②体征：颈部发僵、活动受限。常有患椎棘突及肩胛骨内上角和胸大肌区压痛。上肢及手指感觉减退，可有肌肉萎缩。肱二头肌、肱三头肌可见肌腱反射亢进、减退或消失。

诊断依据：①患者有颈肩臂疼痛，前臂或手指麻木等症状。②查体可见颈部旋转或后伸活动受限；患椎棘突及关节囊处有明显压痛；臂丛牵拉试验、压颈试验、椎间孔挤压试验等颈椎病体征多呈阳性。③X线片显示颈椎退变征象。如能排除胸廓出口综合征、颈肌炎、心绞痛等则可确诊。

治疗：本病属中医“痹证”范畴。《素问·痹论》指出“风、寒、湿三气杂至合而为痹”。风寒湿邪侵袭入络、久滞成瘀、气血不得宣通，不通则痛。故治以中药内外兼治疗法。内服颈舒汤：多用木瓜、白芍各18克，丹参、威灵仙、鸡血藤、葛根各12克，熟地10克，川芎9克，甘草6克为基本方，临证加减。方中白芍补肝益肾、解疼止痛；木瓜味酸入肝，温以通络；威灵仙辛咸温、性善走，祛风湿、通经络、强筋骨、止痹痛，葛根生津舒筋、解肌祛风；鸡血藤性温味苦微甘，行气补血、舒筋活络；川芎性温辛散，善治筋脉紧缩之疾。

现代药理学发现，一定浓度的葛根素，可明显抑制由凝血酶诱导的3H-5HT从血小板中释放，能缓解由骨质增生引起的疼痛、肿胀、麻木等症状。葛根、灵仙合用可促使椎间孔周围关节囊滑膜充血、水肿消退，解除神经根压迫、缓解肌肉痉挛，改善颈部血液循环。并在颈椎及相关穴位外敷磁药贴。诸药合用，内外兼治，共奏活血化瘀、通络止痛、补肝益肾、强筋健骨之效。

（高家骏/文）

## 如何治疗椎间盘突出症

一般人被诊断为椎间盘突出，都认为病情很严重，必须治疗。实际上，椎间盘突出和椎间盘突出症是两个不同的概念。

椎间盘突出是椎间盘退变和损伤的结果，即使CT显示有神经压迫，相当一部分人也没有症状；20%的正常人磁共振检查结果都会显示椎间盘突出，这种变化就是退变，代表人体生长发育的老化阶段，不是病，当然也无需治疗。

如果椎间盘突出刺激或压迫到神经，导致腰腿疼痛、麻木、无力等，就称为椎间盘突出症，是病，需要治疗。70%以上的椎间盘突出症有自限性，一般3周至3个月内症状会自行消失。

## 保守治疗

椎间盘突出症的保守治疗，主要是利用该病的自限性，进行一系列非特异治疗。是否有效主要与疾病本身的特点、发病时间长短及神经损伤轻重有关，目前国内外还没有专门治疗椎间盘突出症的灵丹妙药。

保守治疗的目的是止痛消炎，避免新的椎间盘-神经刺激，不强调突出的椎间盘还纳或消失。保守治疗疗程3周至3个月，等于椎间盘突出症自然病程的时间；也就是说3周内症状一般不会缓解，保守治疗超过3个月症状仍然明显的，表明效果不佳或无效。保守治疗的有效率为70%~80%，其中半数患者症状消失，另半数患者长期留有轻微症状。

选择能缓解疼痛的体位和活动，疼痛明显时可以卧床2~3天；症状缓解了，就可以进行一定的活动，如果力所能及，可以坚持上班和轻微活动。这样的康复计划，相比以往严格卧床1~3个月，疼痛缓解的比例还要高，这一结论已被国外大样本对照试验所证实，与一般人的治疗休养观念很不一样。长期卧硬板床，不但对恢复无益，而且会造成腰肌萎缩等一系列卧床并发症；治疗期间可以做力所能及的活动，这样恢复更快。

配合消炎镇痛药物，如西乐葆或扶他林或安康信等；营养神经药物，如维生素$B_{12}$、弥可保等；舒筋活血药物，如腰痹通、活络丹等。短期使用围腰（2~3周）进行理疗，有部分患者会从中受益。按摩、牵引等传统疗法，虽然广为流行，但疗效缺乏循证医学证据。

## 手术治疗

20%~30%椎间盘突出症的患者保守治疗无效，需要手术治疗。在最后选择传统手术治疗之前，还可以选择介入治疗或微创手术，包括硬膜外封闭、等离子射频、椎间盘镜等。硬膜外封闭或骶管封闭，60%~80%近期有效，30%~40%远期有效。等离子射频、椎间盘镜有效率比较高。每一项疗法都有最佳适应证，需要有经验的专科医生提出建议，患者根据具体情况进行选择。

## 预防

椎间盘突出症的患者在症状缓解期要坚持锻炼腰背肌，这一点非常重要。目的是强健腰背肌，以有效保护腰椎，减少异常受力，减轻椎间盘的负荷。另外，还有一种相对简单易行的方法，就是倒走。

理论上讲，倒走作为反向运动，能强制人体重心后移，从而矫正姿势。相反，高跟鞋会导致和加重腰痛症状，因为它的作用是强制人体重心前移。从人体力学角度讲，鞋对于人，就相当于建筑物的地基，地基前倾，重心必然前移，脊柱的弯曲加大，高跟鞋被称为“腰椎杀手”，道理也就在于此。所以，医生都会告诫椎间盘突出患者不宜穿高跟鞋，患者也要加以注意。

（陈刚/文）

## 腰椎间盘突出症的术后护理

腰椎间盘突出症是中老年人的多发病和常见病，手术治疗后可即刻解除神经根压迫症状，产生近期疗效。患者极易产生大功告成的心理感觉，因此必须让患者明白术后家庭护理的重要性，以避免或减少术后并发症，取得良好的近、远期疗效。

患者出院时如需乘长途车返回，最好取侧卧位，可起到缓冲手术部位受颠簸震荡的外力作用，还能消除因颠簸引起的脊柱横向运动。若条件限制只能坐位返回时，必须用腰围保护。因坐位时，椎间盘内压力最大。佩戴腰围可减少其压力，还可增加腰部力量，避免上下车时弯腰动作的影响。

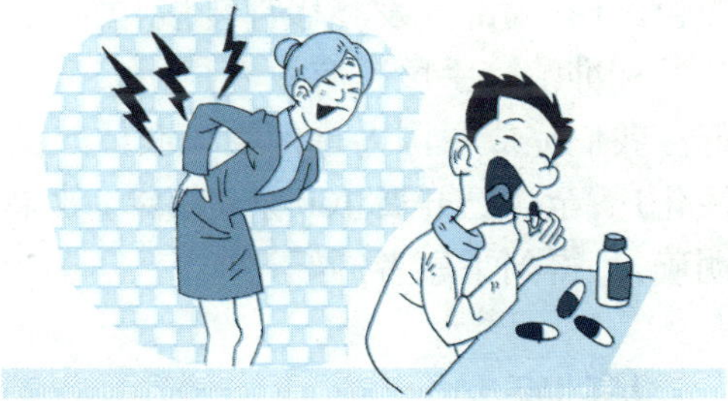

出院后做到3个月内不负重、不弯腰，同时应正确使用腰围，即每天间断佩戴腰围，睡觉、吃饭时可取下。起床后、工作前适当活动腰部，以增加腰肌的协调性和脊柱关节的灵活性。搬东西时，物体要靠近身体，取下蹲屈髋屈膝姿势。

平时应加强腰背肌的功能锻炼，力求练成自身的“肌肉腰围”。恢复后期，腰围只用于久坐和弯腰负重时，以防止腰背肌萎缩。

出院后仍应卧硬板床，3个月内尽可能地多卧床，这样利于术后康复。

术后1年内提举重物时都必须十分小心；避免强烈咳嗽、打喷嚏等增加腹压的动作。还要注意防止便秘。

（小雪/文）

# 黑色素瘤的治疗，新技术带来多重希望

黑色素瘤是由黑色素细胞异常增生恶变所致，几乎60%是由黑痣恶变而来，其死亡率高居美国恶性肿瘤死亡率的第二位。怎么能让晚期黑色素瘤患者的生命得以延长，是一个世界性的难题。在中国，黑色素瘤从数量上来看虽属于“小肿瘤”，但由于医生及患者对其严重性认识不足，多数患者就诊时已经是晚期了，恶性程度很高，堪称“癌王”。

## 生物治疗

疾病晚期的可选治疗方法

近两年，恶性黑色素瘤随着电影《非诚勿扰2》着实火了一把。不过电影中主角说“这个病全世界都拿它没辙”，此言也的确误导了不少人。事实上，早期黑色素瘤已能治愈，而随着近些年的发展，也出现了分子靶向药物等不少应对晚期黑色素瘤的手段，可有效延长患者的生存期，像电影主角那样放弃治疗是错误的。

生物治疗用于肿瘤是近些年来研究的热点，在前期研究的基础上，从2004年我们开始尝试应用热疗联合树突状细胞(DC)瘤体内注射技术治疗肾癌和恶性黑色素瘤，先后为52位出现远处转移的黑色素瘤和转移性肾癌患者进行了治疗，其中41例临床症状明显缓解，生活质量显著提高。这种免疫治疗为出现远处转移的黑色素瘤和转移性肾癌患者带来了希望。随着相关成果发表于《Int J Cancer》，我们的研究在国际黑色素瘤界引起了广泛关注，并应邀在国际黑色素瘤大会上发言。

黑色素瘤发生肝转移后全身治疗效果很差，通常有效率不足1%。对于这些患者，我们采用肝动脉泵灌注化疗结合细胞疗法，使治疗有效率提高到40%~50%，该项成果的论文已总结发表在《癌症》杂志上。

## 标准治疗

隔离肢体热灌注化疗待推广

在黑色素瘤治疗中还有一项不得不提的新技术，就是隔离肢体热灌注化疗。这种治疗就是将患肢血液循环和体循环隔离，进行肢体局部热灌注化疗药物的技术。目前隔离肢体热灌注化疗是肢体黑色素瘤(局部复发和移行转移)国际公认的标准治疗手段，有效率高，安全性好。我们完成了国内首例隔离肢体热灌注化疗，至今已开展100余例，治疗效果明确，且得到了患者的好评。

## 基础研究

成功转化为靶向治疗手段

为了解中国恶性黑色素瘤患者基因变异情况，并为今后靶向治疗研究打基础，在 2007 年年初，我们组建了肾癌黑色素瘤实验室，建立黑色素瘤标本库、建立中国人恶性黑色素瘤的基因突变检测平台（c-kit、BRAF）检测，以及部分临床血样处理等工作。

经过 5 年多的研究后，我们发现如果黑色素瘤患者是 KIT 基因变异，口服针对 KIT 的分子靶向药物，可以达到 60%的有效率，远远超出了以前常规化疗 8%的有效率，患者的有效生存期可从平均 5~6 个月延长到数年。

对于那些经过 KIT 抑制剂治疗获得成功后出现耐药，而再次出现肿瘤进展的患者，通过仔细分析患者耐药后的肿瘤组织，进行基因筛查和信号传导通路的检测，我们进一步发现了黑色素瘤 KIT 抑制剂耐药的重要机制，并且找到了解决这种耐药的新方法。这两项新进展均先后发表在 2011 年国际权威肿瘤杂志《美国临床肿瘤杂志》上，路透社健康专栏和 Nature 系列杂志（Nature Oncology）也进行了进一步报道。

（郭军/文）

## “闪腰”后的自我疗法

“闪腰”在医学上称为急性腰扭伤，多由姿势不正、用力过猛、超限活动及外力碰撞等造成软组织受损所致。

不论何种情况，一旦发生“闪腰”，首先要做的是躺下休息，但不要睡弹簧床，因为柔软的弹簧床会使脊柱发生侧弯，导致腰部疾病加重，最好睡硬床。躺时要让腰放平，膝盖下放一个枕头，将腿蜷起来平躺在床上，应避免双脚伸直这种姿势，因为这种姿势不但会增加疼痛，更可能使脚部麻痹。

闪腰后除了用跌打膏或止痛膏外贴以外，一些简易治疗法也很有效。例如，用电吹风吹患处，或用台灯近距离照烤患处，都能很快缓解疼痛。把炒热的盐或沙子放在布袋里，敷在扭伤处，每次半小时，早晚各一次也很有效，但注意不要烫伤皮肤。如果家中有新鲜生姜，可将姜片烤热后贴在扭伤处，也有止痛疗伤的效果。或者由家人按摩也能缓解腰部扭伤症状。患者俯卧在床上，家人用双手掌放在其脊柱两旁，从上往下边揉边压，至臀部向下按摩到大腿下面、小腿后面的肌群，按摩几次后，再在最痛处用大拇指按摩推揉几次。

轻微的闪腰，只要休息一两天就可以自己痊愈，但若疼痛持续或越来越痛，就要尽早就医了。

（何盛良/文）

## 带状疱疹后遗神经痛的治疗

带状疱疹后遗神经痛是由水痘疱疹病毒引起的。带状疱疹在皮损愈合后疼痛持续3个月以上的称为慢性神经痛综合征。带状疱疹后遗神经痛多发生于高龄患者，与感染早期未及时使用抗病毒药物和患者本身的慢性病及免疫功能低下有关。在发病早期及时就诊、尽早使用抗病毒药物进行治疗，可以有效缩短后遗神经痛的持续时间。

带状疱疹后遗神经痛的治疗一般比较困难，持续3个月以上的后遗神经痛会消退得非常缓慢。带状疱疹后遗神经痛可考虑口服止痛药物，并辅助营养神经、免疫调节、神经脱水药物治疗。有研究显示，加巴喷丁、阿米替林、去甲替林、羟考酮、吗啡、美沙酮等可缓解最长持续8周的后遗神经痛，但其可以引起疲乏、无力等副作用。阿米替林疗效肯定，还能改善患者的抑郁症状，但服用剂量一定要咨询医生。另外，可以外用局部镇痛药物，如辣椒碱乳膏，这是一种具有抗炎作用的选择性P物质拮抗剂。P物质是一种重要的神经传导介质，可把疼痛和瘙痒由外周神经传入脊髓神经和高级中枢神经，持续使用辣椒碱软膏，可耗竭神经肽P物质，从而阻断痛觉的传导，达到止痛的目的。

在中医治疗方面，可以考虑针灸、拔火罐、放血治疗等。综合医院的电生理治疗，包括经皮电刺激、外周神经刺激、脊髓电刺激、经下丘脑电刺激、微波、激光、音频等也有一定疗效，尤其是经皮电刺激，它的优点主要是无创、价格便宜、操作简单。由于带状疱疹后遗神经痛的治疗方法较多，且每种方法的适应人群不同，所以建议患者到正规医院就诊，根据实际情况，选择最适合的治疗方法。

气候与带状疱疹的预后关系不大。但某些人群可能对温度、湿度的变化比较敏感。对年老体弱者，建议冬季注意保暖，夏季注意防暑。时下，公众对于饮食与养生越来越重视，有些患者刻意不吃羊肉、不喝牛奶、不吃鸡蛋等，这种做法并不正确，因为对这些食物过敏的人毕竟是少数。盲目忌口反而会使抵抗力下降，不利于疾病的治疗。

（张海萍/文）

## 带状疱疹有症状就该治疗

带状疱疹是春季最易流行的一种病毒感染性皮肤病。凡是有感觉神经的体表都有可能发生带状疱疹。最常见的发生部位是头面部、躯干部、上肢，皮疹初

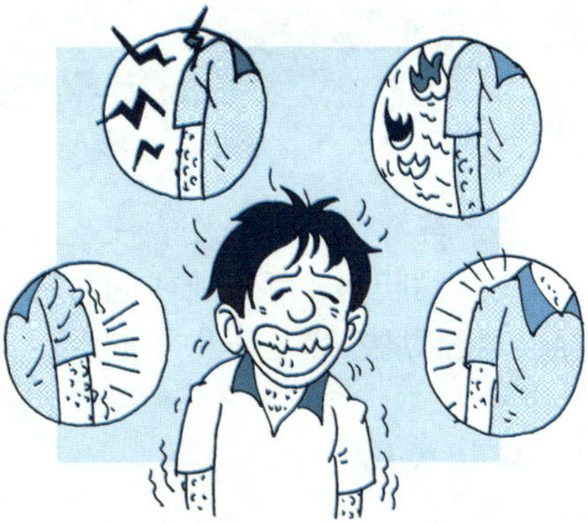

起皮肤发红，随之出现簇集成群的绿豆大小丘疹，1~2 天后迅速演变成为水疱，水疱沿神经近端发展排列呈带状，轻者每簇间可有正常皮肤，病情严重者可融合成大片，数天后由澄清透明的水疱变为混浊的脓疱，疱壁松弛，疱液混浊，部分可破溃形成糜烂，而后逐渐吸收、干瘪，愈后遗留暂时性的红斑或色素沉着。当然也有一些患者只有阶段性的神经疼痛而没有皮肤上的表现，这种为无疱疹性的带状疱疹。如果这种状况发生于老年人，后遗神经痛发病率高，持续的时间长，给正常的诊断和治疗带来很多困难。

患带状疱疹不会传染给他人，所以无须恐惧，但治疗一定要早，最好是在发病 3 天内治疗，如果拖的时间长，病毒对神经的损害就不能完全恢复，即使病毒全部清除，也可能会留下疼痛的后遗症，即带状疱疹后神经痛。一旦出现前期症状，即使皮肤没有红疹，身体局部也没有外伤和其他疾病的情况下突然出现一侧神经痛，而且持续时间超过一周就要警惕带状疱疹，及时到医院的皮肤科就诊。治疗主要用一些抗病毒药物（如阿昔洛韦、更昔洛韦）、止痛药、神经营养药和小剂量的糖皮质激素，有条件的可配合理疗。经过有效治疗，控制住病毒的繁殖发展，经过大约两周的治疗就可以康复。

（陈健/文）

## 汗疱症怎么治

汗疱症好发于手掌及指（趾）侧，多表现为半球状隆起的圆形小水疱，内容清澈，周缘无红晕，很少自行破裂，疱液干涸后形成片状脱屑，多伴有不同程度的痒感。夏季常见，可自愈，但易复发。病因包括多汗、遗传因素、精神紧张、局部感染、食物或药物过敏等。

治疗方法：避免接触强碱性肥皂。局部治疗以干燥止痒为主，早期水疱性损害可外用炉甘石洗剂，开始脱皮时可用尿素霜，瘙痒严重时可口服抗组胺药。

（袁定芬/文）

# 扁平苔藓的治疗方法

扁平苔藓是一种病变表浅、发展缓慢的皮肤黏膜病，可单独或同时发生于皮肤、口腔黏膜，多见于中年妇女。

## 症状表现

好发于颊黏膜，常呈对称性，亦可见于舌前部、唇、牙龈、腭等处。一般无自觉症状，偶有粗糙感。如有充血、糜烂，则有灼痛，在进食刺激性食物时尤为明显。病变主要表现是由角化不良和角化过度所形成的白色、针尖大小丘疹，这些丘疹排列成线状条纹，条纹相互交织成环状、树枝状或网状花纹。病变基部黏膜仍然柔软而有弹性。花纹基部黏膜正常的称为普通型，黏膜充血的称为充血型，糜烂的称为糜烂型，经常起水疱的称为疱型。舌背有舌乳头萎缩而微显凹下，表面光滑呈白色微显淡蓝色斑块的称为萎缩型。关于扁平苔藓恶变问题，有过少数病例报告。在报告的病例中以糜烂型为多见，故对此型应予注意。

## 诊断依据

根据口腔黏膜的白色花纹样损害及周围黏膜情况，多发于中年女性，皮肤、生殖器亦可同时发生病变，不难做出诊断。必要时可做活检。

## 治疗

（1）普通型一般不需特殊处理。

（2）氯化奎宁：0.25 克，口服 2 次/日，一周后改为 0.25 克，1 次/日，1~2 个月为 1 个疗程。服药期间要注意患者白细胞变化。

（3）口服维生素 A，2.5 万单位，3 次/日。

（4）应用左旋咪唑、转移因子等免疫调节剂。

（5）小范围病变可在病变基部黏膜下用 2.5%醋酸泼尼松龙混悬液 0.5~1 毫升，加入等量的 1%普鲁卡因液，局部封闭。亦可用维生素 $B_{12}$100 微克加入 1%普鲁卡因液 1 毫升，局部封闭。

（6）病损局部可涂含皮质激素的软膏，糜烂面可贴消炎止痛药膜。

（王保国/文）

# 老年人阴囊水肿的家庭护理

## 阴囊水肿形成的原因

阴囊水肿形成的原因很多，全身及局部因素都可引起。如肝硬化引起的全身性水肿由严重低蛋白血症造成，腹水过多可导致腹腔压力升高，以致阻碍下腔静脉回流而加重阴囊水肿。因此，肝硬化腹水患者的白蛋白低及腹内压高是引起阴囊水肿的最主要原因。阴囊皮下组织较疏松，是水肿的好发部位。从临床资料中可知，老年人阴囊水肿的发生率较高，这与老年人机体功能减退、肌肉及皮肤弹性差、皮下脂肪少有关。

## 阴囊水肿的危害

一方面，阴囊皮肤组织间隙液体积聚过多，造成代谢及营养障碍，水肿皮肤抵抗力差，皮肤变薄，易受损伤而发生溃疡。另一方面，如损伤后还有渗出液渗出，易发生感染。感染后会进一步加重水肿，使伤口难以愈合。

## 阴囊水肿的护理措施

（1）保持阴囊清洁干燥。排尿后及时用柔软毛巾擦拭干净，减少尿液刺激。每晚用温水或1:5 000高锰酸钾清洗局部，干燥后涂抹滑石粉，夏季每日清洗次数增加至2次，给患者穿质地柔软、能吸汗的棉织类内裤。

（2）垫高阴囊。阴囊肿胀过大的患者应绝对卧床休息。为减轻阴囊下坠不适，患者卧位时我们采取了两种方式。垫托法：把毛巾或棉垫折叠起来垫在阴囊下部，折叠毛巾的大小以阴囊水肿大小为准，高度以患者感觉舒适、无下坠感为宜。胶皮手套法：胶皮手套装水2/3，上面垫上棉垫，用其托起阴囊。经临床观察，胶皮手套法柔软、刺激性小且垫起的角度适中，使患者感觉舒适，优于垫托法。

轻度阴囊水肿患者应限制其活动量。在短时间下床活动时，用丁字带或三角巾把阴囊兜起，防止下坠加重水肿。对伴有腹股沟斜疝的患者，把阴囊兜起的同时可将疝物还纳回腹腔，以防发生嵌顿。

## 阴囊水肿的特殊处理

（1）患者有腹膜炎时，阴囊水肿局部往往出现红、肿、热、痛的炎性反应，可采用药物局部湿敷缓解症状。

（2）对阴囊水肿局部出现破溃感染及皲裂的患者，操作中动作应轻柔，以减轻疼痛；破溃与皲裂处渗液不止者，禁止敷料覆盖，应使创面暴露，保持局部清洁干燥，室温保持在30~32 ℃。

（3）减少增加腹内压因素。在患者饮

食中适量增加纤维性食品，预防便秘。出现便秘时给予缓泻剂或开塞露；医护人员在查体及护理检查中尽量减少暴露患者身体，注意保暖，防感冒、咳嗽；对脾气暴躁患者要耐心宣教，以稳定情绪，避免发怒；对抽取腹水后扎腹带的患者要密切观察腹带的松紧度。

（4）饮食护理。多数患者的白蛋白低于正常值，病程较长，机体内环境改变，电解质紊乱。因此，饮食护理尤为重要；既要补充电解质，又要控制水的摄入量，既要补充蛋白质，又要防止肝性脑病。所以，在饮食上应给予易消化、好吸收的优质蛋白质并严格掌握每日出入量。

（康健/文）

## 前列腺增生术后如何护理

对于患有前列腺增生的老人来说，如果症状较轻，可先观察，或服药治疗，如果药物治疗无效，或者增生导致反复尿潴留、血尿、泌尿系感染、膀胱结石及继发性双肾积水等并发症时，就需要手术治疗，比如腔内手术、激光手术等。

不论进行哪种手术，手术后的前列腺窝创面至少需要1个月时间才能完全被黏膜覆盖，所以术后正确的护理至关重要。

（1）术后1个月内尽量不要用力，比如提重物、用力排便、活动过量等，避免增加创面静脉压力造成再出血的可能。

（2）术后多饮水，每天以2000~3000毫升为宜，多饮水可冲洗创面，减少尿液对创面的刺激。夜间应该适量饮水，以免频繁起夜影响睡眠。

（3）多吃一些清淡易消化的食物，避免刺激性饮食，如辣椒、烈酒等。预防大便干燥，必要时可以服用缓泻剂。

（4）尽量不要坐得太久，也不要骑车，以免因腹压增高而引起出血。

（5）术后注意保暖，避免受凉感冒，引起免疫力减低。3个月内患者应避免性生活，如果有出血、感染、尿流阻塞现象，应及时到医院复诊。

（戚霞/文）

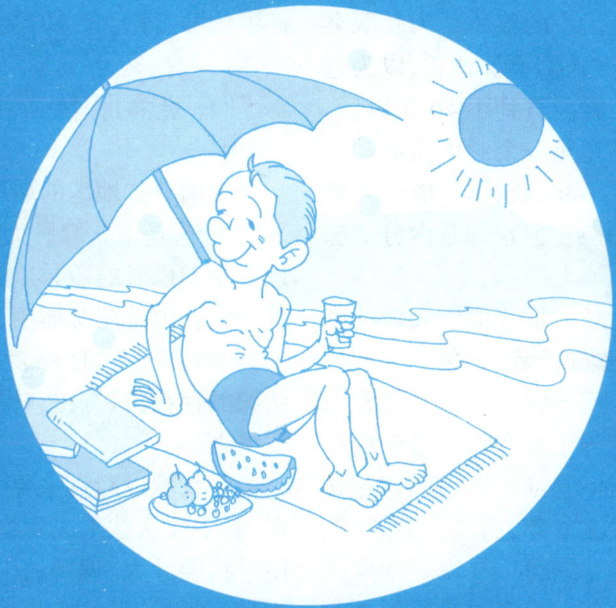

# 第四篇

## 疾病与健康杂谈

# 人体里的“无名英雄”

## 内分泌之王

在古代欧洲，有人发现在人的大脑底部有个像豌豆大小的腺体，为其取名为“脑垂体”。当时人们不认识它，以为它不过是个过滤装置。直到1840年以后，人们才认识到它竟是一个对生命活动起着重要作用的了不起的腺体。成年人脑垂体仅重0.5~0.6克，但它却是内分泌腺的中心。

它分泌的生长激素能促进人体的生长发育。生长激素缺乏者，即使到了成年时期，身材仍然十分矮小，这就是通常说的“侏儒症”。世界上曾有一个最矮的成年人，荷兰人鲍林·马斯特斯，别名“鲍林公主”。她生于1876年，身高只有59厘米，体重4.09千克，死时19岁。如果生长激素过多，少年儿童会异乎寻常地发育，此即“巨人症”，如美国的罗·佩·魏德洛身高竟达2.72米。

若生长激素增多的情况发生在成年以后，个儿虽不能再猛长了，但手指、脚趾会变粗，鼻子、嘴唇会肥厚增大，称为“肢端肥大症”。

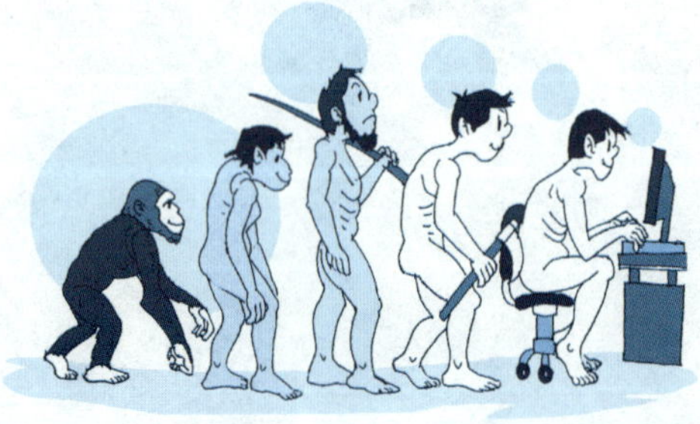

脑垂体还能分泌另外一些激素来指挥甲状腺、肾上腺、卵巢和睾丸的活动。

## “H”形的腺体

我国有些地区的居民，得一种“大脖子病”。这是甲状腺肿大引起的。甲状腺是一个“H”形的腺体，也不过20~25克重，但在内分泌腺体中，是重量最大的了。一般情况下，从外表几乎看不出来甲状腺的存在，只有在它得病以后，才能显现出来。

甲状腺以碘为主要原料制造甲状腺素。碘主要从饮水或食物里得来。缺碘可使甲状腺肿大。偏僻的山区，因水里含碘不足，居民易得此病。吃海带和含碘多的食盐，就能预防。

甲状腺素能促进人体的生长发育，使人保持正常的活动能力和抵抗力。若缺乏甲状腺素，就会使身体的发育和代谢过程减慢，从而降低对疾病的抵抗力。这种情况，若发生在小孩，就会使个子矮小、智力迟钝，被称为甲状腺功能低下的侏儒症。

如果甲状腺素分泌过多，则会走向另一极端。人的新陈代谢加快，由此感到心慌气短、怕热、出汗多、坐卧不安、脾气急躁。同时由于营养的过度消耗，食欲亢进，吃得很多，人却很瘦。

## 甲状腺的“小弟弟”

在甲状腺两个侧叶后面的包膜里，藏着四个小腺体，它们像是甲状腺的小弟弟，叫作“甲状旁腺”。

甲状旁腺分泌的激素能促进骨头的成长和坚固；能使钙和磷从骨头进入血液，正常情况下，并能保持一定的标准，不过多或过少，否则，人就会生病。

甲状旁腺激素分泌过多，会使骨头里的钙和磷大量进入血液，一方面造成血中钙、磷过高，只好从尿中排走，另一方面又使骨头因钙、磷流失而骨质变得疏松、易弯曲变形，甚至骨折。同时，尿中过多的没有排出的钙、磷，亦易沉积在肾脏、输尿管或膀胱里，形成结石。若激素分泌过少，钙和磷沉积在骨头里释放不出来，血中钙的含量过低，人就会抽筋，呼吸肌和心肌的活动也会受到不良影响。

## 控制糖的“小岛”

在胰腺中还分散着一团团有特殊结构的细胞，颇似小岛，称为“胰岛”。胰岛分泌的胰岛素可以调节全身糖的代谢。

糖类，主要是淀粉，进入人体后，要经过一系列复杂的化学变化，才能被身体利用。胰岛素就在这变化过程中发挥独特作用。

它既能帮助血液中由淀粉变成的葡萄糖进入细胞，方便细胞的应用，又能帮助单个的葡萄糖联结到一块儿被送进肌肉、肝脏这些储存糖的“糖库”。如果胰岛素不足，糖在体内的变化过程就会发生故障，血中的葡萄糖既不能被储存，又不能被细胞利用。这样血中糖含量增高，只好从尿里排出，这就是糖尿病。

## “指挥部”协同作战

脑垂体促进甲状腺、甲状旁腺、肾上腺、胰岛等分工负责，密切配合，有条不紊地调节生命。这种大规模的协同作战，是靠脑垂体的“上级”——下丘脑来指挥的。下丘脑在脑垂体的上面，它和脑垂体之间既有神经相连，又有小静脉相通，关系非常密切。

下丘脑是怎样指挥脑垂体的呢?科学家花了30年的时间才逐步弄清楚。下丘脑能够分泌多种量虽少但效能很高的物质，经过神经和血管传到脑垂体，有的能增强脑垂体的作用，有的则减弱它的活动。

脑垂体在各个内分泌腺的相互配合中，起着承上启下的作用，它接受下丘脑这个上级的指挥，向下又调节外周腺体的活动，以保持平衡。

## 应急的“勇士”

当人遇到危急情况时，尽管平常行动迟缓，此时却疾步如飞；往日肩不能挑，此时却力大无穷。是谁在这个紧急时刻发挥了如此巨大的作用呢？这个“勇士”就是肾上腺素。

肾上腺素是由肾上腺分泌的。肾上腺是埋藏在肾脏上方脂肪里的两个小腺体，每个的重量不过 12 克，外边的一层叫皮质，内部核心叫髓质，它们各自分泌不同的激素。

髓质部分分泌的激素叫肾上腺素，它能使血压升高，心跳加快，新陈代谢增强。当人们进行剧烈活动，特别是在感到情况紧急的时候，身体会通过一系列的神经调节，迅速告诉肾上腺分泌大量肾上腺素，同时抑制胃、肠道等内脏血管收缩，以便节省一些血液，去供应肌肉和大脑。

肾上腺素使心跳加快，加速了血液循环，保证身体有充足的血液供应，将氧气、养料及时送到肌肉，为应付紧急情况“调兵遣将”；肾上腺素还能迅速地使血里葡萄糖的含量增高，所以，医生常常把肾上腺素作为危急时抢救患者的急救药，如经常使用的强心针、急救针等。

（元媛/文）

## 人体进化的十个遗产

随着人类发展，自然选择在人类进化中扮演着重要角色，很多曾经有用的人体功能或器官变得多余，让人惊奇的是，仍然有很多器官以某种形式保留着，我们可以通过这些器官看见人类进化的演变过程。

### 鸡皮疙瘩

当人们觉得冷、害怕、生气或者满怀敬畏的时候就会起鸡皮疙瘩。很多动物也因为同样的原因起鸡皮疙瘩，比方说，猫和狗会竖起毛，豪猪的刺会立起来，都是因为这个原因。在寒冷的环境中，竖起的毛发可以隔绝冷空气，使冷空气不直接接触皮肤，起到保温的作用；而在害怕的时候，鸡皮疙瘩能让动物看起来大些，希望以此吓走敌人。人类不再因为鸡皮疙瘩受益，它只是我们没有衣服、需要吓走天敌的远古时代所保留下来的遗产。自然选择褪去了厚厚的毛发，却把背后的控制机制留了下来。

### 梨鼻器

梨鼻器是解剖学中一个很神奇的器官，它讲述着我们人类的性发展。这个结构位于鼻子里，是个探测信息素（引发性欲、警觉，或者探测食物线索信息的化学物质）的特殊“嗅觉”器官。正是这个器官，帮助一些动物追踪异性、发现潜在危险。人类天生就有梨鼻器，但是在早期发展中，它的功能退化到可有可无的地步。很久以前，缺乏沟通的时候，人类可能会用这个器官来寻找配偶。而今天，单身之夜、聊天室、酒吧取代了它在人类求偶过程中的作用。

## 废料DNA（LGO）

虽然大多数人类发展历史留下的纪念品是可见的，不过也有的不是。在人类的基因中，有一种曾用来分泌帮助维生素 C 代谢的消化酶的结构（L-gulonolactone oxidase）。其他大多数动物都有这种有用的 DNA，不过在我们的进化史中，有个改变让这种基因失效了——不过还是留下了一点残余，成了废料 DNA。这种废料 DNA 说明人类和地球上其他物种有着共同的祖先，这也让这个“废物”有些特别的意义。

## 耳外肌

有时你可能会惊奇地发现，有些人能使自己的耳朵像动物的耳朵一样抖动。这个有趣的现象也是人类进化的遗产——耳外肌的作用产生的。耳外肌是耳道点的肌肉群，动物用它来转动和控制耳朵（和头部独立）以集中注意力到特别的声音上。人类现在还保留着这组曾经有着相同功效的肌肉，不过这些肌肉已经变得非常无力了，能做的顶多是微微动动耳朵。这组肌肉在猫身上的功能非常明显（它们甚至可以把耳朵 180 度旋转），尤其在它们跟踪小鸟时，动作幅度要尽可能小，才能不吓走未来的午餐。

## 跖肌

在动物中，跖肌的作用是抓住和控制脚上的东西，你可以在猩猩身上看到这点，它们的脚和手一样灵活。人类也有这块肌肉，不过已经很不发达了，以至于如果要进行肌肉重塑，医生们总切下这块肌肉。实际上，这块肌肉实在太没用了，9%的人天生就没有它。

## 智齿

早期人类要吃很多植物，而且他们要尽快地吃以保证每天可以吃掉提供足够营养的东西。由于这个原因，我们有一套额外的臼齿，让我们的嘴更大也更有效率。由于我们不能有效地消化纤维素，这个功能尤其重要。由于进化中的不断选择，我们的饮食发生了变化，我们的下巴也相应变小，而第三臼齿也就没用了。有些人种已经完全不长智齿了，但另一些人种几乎 100%的人都会长智齿。

## 第三眼睑

猫眨眼的时候，你仔细看，就会看到它眼睛上有一道白膜，这叫作第三眼睑。这在哺乳动物中很不寻常，不过在鸟类、爬行动物和鱼类中倒很普遍，人类也还保留着第三眼睑的痕迹。人类的第三眼睑已经很小了，不过有些人种更为明显。只有一种灵长类动物还保存着第三眼睑的功能，它就是生活在西非的金熊猴（跟狐猴是近亲）。

### 半月皱襞

半月皱襞是长在耳朵上部和中部连接处的一个很小的细长瘤，很多哺乳动物都有，人类也不例外。它的作用很可能是帮助动物倾听声音，不过对人类来说，它一点用都没有了。只有在大约0.4%的人身上，还能看到这种人类历史的遗产，不过可能还有更多人带有这种基因，因为它并不总是通过让耳郭产生弯曲这种形式表现出来。

### 尾椎骨

尾椎骨是我们曾经有的那条长尾巴的遗迹。我们慢慢不需要尾巴了，不过尾椎骨对我们还有点用：现在它是很多肌肉的支撑机构，而且在坐下或者弯腰的时候进行支撑。此外，尾椎骨还对肛门部位起到了支撑作用。

### 阑尾

现代医学认为阑尾不具有任何已知功能，在阑尾被感染的时候也经常被切除。虽然对于它本来的功能还有疑虑，但大部分科学家同意达尔文的观点：它原本是帮我们消化以树叶为主的饮食中的纤维素的。在进化的过程中，由于我们的饮食结构发生了变化，阑尾也越来越没用。很有意思的是，很多进化理论家相信，自然选择（在消除阑尾的所有功能的同时）选择了更大的阑尾，因为大阑尾不容易发炎或者生病。

（李斯/文）

## 奇妙的人体器官

饥饿的大脑　大脑里每秒钟要发生10万个化学反应，这需要耗费巨大的能量。事实上，人脑和肌肉运动一样，要消耗许多高浓缩热量。这就是思考问题和锻炼身体一样，让人筋疲力尽的原因所在。

敏感的鼻子　鼻黏膜是防止成千上万的微生物、花粉、灰尘进入呼吸道的第一道防线。当微生物进入鼻腔后，大部分被鼻黏膜粘住，然后被擤出；花粉、灰尘进入鼻腔后会引起鼻黏膜过敏，产生每小时高达161千米（100英里）的喷嚏，花粉、灰尘随之被驱出体外。

贪婪的眼睛　每眨一次眼，眼睛就在泪腺分泌出来的抗菌液中洗一次澡。愤怒的泪和悲伤的泪不同，前者含有比后者高29%的蛋白质。两者都含有催乳激素，即刺激泌乳的激素。这也是女人比男人更爱哭的原因。

神奇的皮肤　人每平方英寸皮肤大

约含有1 900万个细胞、625个汗腺、65根汗毛、5.79米长的血管、1.9万个感觉神经细胞、2 000万个微生物。

坚强的胃　胃酸是一种强大的腐蚀剂，为了避免消化它自己，胃每3天就必须更换一次胃黏膜。

奇妙的耳朵　人们可以听到频率高达2万赫兹（比短笛的音频还高）和低到20赫兹（比低音小提琴的音频还低）的声音。但奇怪的是，我们却听不到在这个范围之内自己头部和颈部的血液循环发出的声音。说话时，声音通过骨骼传到我们的耳朵，音质稍微发生了改变，这就是许多人听不出自己的录音的原因。

（林祖鑫/文）

## 老年人发热标准与年轻人不同

老年人感冒一定要提高警惕，特别是低热对身体的危害更大。下面就说说低热会引起的风险，希望老年人一定要注意。

老年人由于身体功能退化，机体反应迟钝，有了炎症体温变化也不大。老年人感冒后出现炎症，通常发热反应较慢，而且热度低，退热也慢。由于老年人新陈代谢率降低，体内产热也就减少，所以老年人的正常体温就比年轻人低，再加上老年人血液循环较差，往往有了低热也没什么感觉。老年人一旦出现发热，常提示患有严重的感染。患严重感染的老年人中，还有20%~30%不发热或发热反应迟缓，这往往是预后较差的表现。老年人患感染疾病时，发热不明显或不发热，容易造成漏诊而延误治疗，从而使老年人发生并发症和死亡的危险增加，因此老年人发热时切不可麻痹大意，要尽快查明原因，以得到及时正确的治疗。

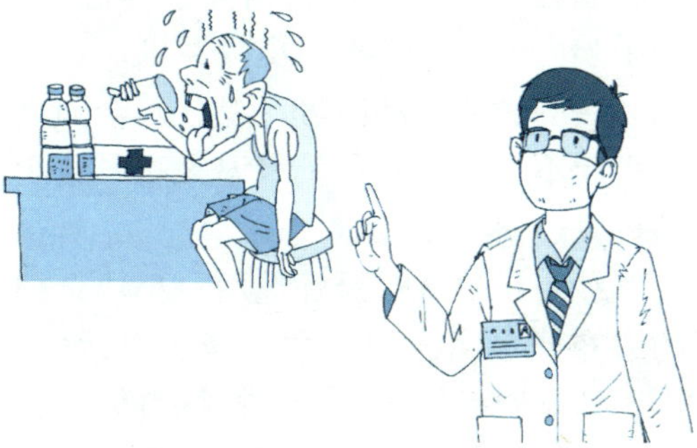

老年人平均清晨口腔温度为36.7 ℃左右，发热一般指口腔温度高于37.2 ℃。或者不论用任何温度计在任何部位测量，只要温度比基础体温升高1.3 ℃，即表明发热了。当老年人有发热或有功能状态的急剧变化时，必须尽快到医院治疗。口服药物是治疗感冒发热的最佳方式，人体体温在38.5 ℃以下服用药物即可退热，当体温超过38.5 ℃高热不退时，静脉滴注退热才是正确的选择。

（张云/文）

## 擦酒精退热须注意四点

高热时用酒精擦拭身体能使皮肤血管扩张，增加散热能力，带走大量的热量，缓解症状。但使用时要注意以下几点。

浓度　医用酒精的乙醇浓度为75%，高热时用它擦拭身体降温，需要稀释为25%~50%，大致等于一份医用酒精加相同量的水。酒精浓度太高不但刺激皮肤，还会吸收表皮大量的水分。

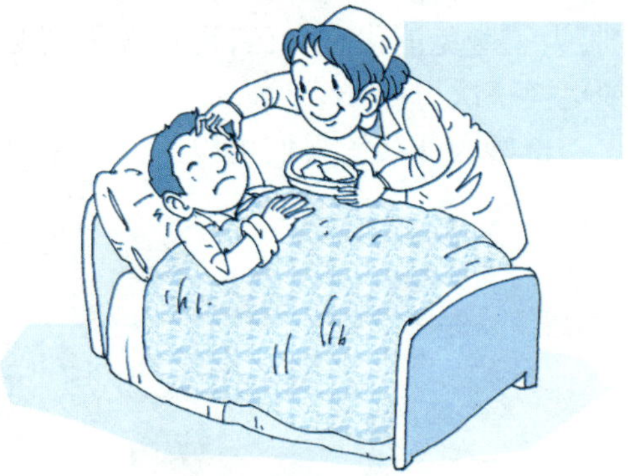

温度　兑水时水温稍高于体温，以用手腕内侧试水觉得不烫为原则。这样调和后的酒精，温度接近体温，不会因太凉引起不适，也避免了水温太高导致酒精挥发过快。

纱布　擦拭时最好选用一小块全棉的纱布或手绢，吸水性好，摩擦力适中，用酒精蘸湿后拧至半干后擦拭身体。如果没有纱布，也可以用小毛巾，为了避免浪费，最好不要浸透，只需把毛巾的一角蘸湿即可。

部位　自上而下擦拭血管丰富的部位。从颈部两侧至手臂，再从两侧腋下至手心，接着自后颈部向下擦背部。然后擦下肢，从髋部经腿外侧擦至足背，从大腿根内侧擦至足心，从大腿后侧经膝窝擦至足跟。上下肢及背部各擦3~5分钟，腋下、肘部、腹股沟部及膝后等大血管处，可重点擦浴，以提高散热效果。前胸、腹部等部位对冷刺激敏感，不宜擦拭。

需要强调的是，用酒精擦拭只适用于高热无寒战又无汗的患者。出汗通畅时，表明体温已经开始下降，不适合用这种方法。酒精有刺激性，最好不要给2岁以下的幼儿用这种方法。另外，浓度为40%~50%的酒精还可预防褥疮。长期卧床患者的背、腰、臀部易因长期受压引发褥疮，按摩时可将少许40%~50%的酒精倒入手中，均匀地按摩患者受压部位，就能达到促进局部血液循环、防止褥疮形成的目的。

（魏刚/文）

## 感冒并发症有五种

感冒常会有并发症，常见的并发症主要有五种。

窦性炎症　感冒时窦道会水肿，阻碍黏液连带细菌流出，黏液积聚在窦道中，细菌也被困在里面生长、繁殖，入侵黏膜而引起炎症，疼痛、鼻塞、发热是明显症状，面部或眼部周围如有疼痛即提示可能是窦性炎症。

耳炎　感冒时连接咽喉与耳朵的咽鼓管也会因水肿而发炎。鼻塞时，过分用力擤鼻也可能把细菌压入耳朵。如果耳疼持续不减又有低热，则应就医。

气管炎　感冒延续 10 天以上，咳嗽、吐黄绿色痰、发热，就可能是气管炎。

喉炎　是由链球菌引起的炎症，常有发热、倦乏、咽喉疼痛症状。一旦怀疑是喉炎，应尽快就医，咽分泌物检验发现链球菌就可确诊。

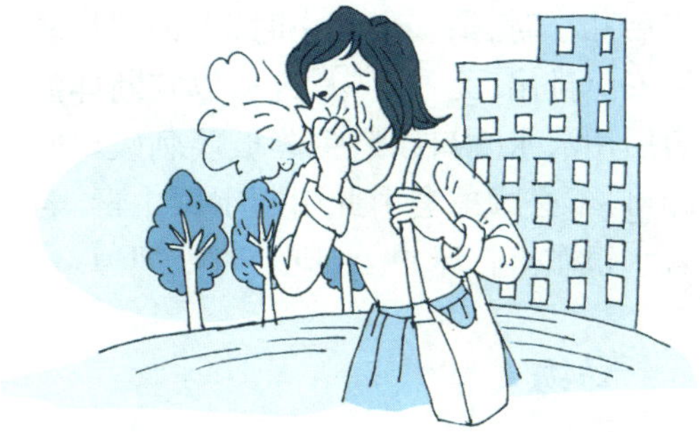

肺炎　链球菌或非感冒病毒通过鼻、喉、支气管而到达肺部，导致肺泡充血，出现咳嗽、咳黄脓痰、气急气促、剧烈胸痛、剧烈咳嗽、时寒时热、食欲不振、烦躁不安等症状。老年人患肺炎后病情发展很快，所以肺炎是高龄老年人的急症、重症，如不及时治疗或治疗不当可以危及生命。

（郑琳/文）

## 误吞异物怎么办

### 误吞异物

（1）钱币、珠子、纽扣、小石子、假牙等小而圆并且光滑的物体被误吞后，一般均能通过肠道排出。可多吃些韭菜、芹菜之类的高纤维素蔬菜，促进其排出。

（2）如吞咽了尖锐和直棱的物体，例如小发卡、骨头、开式别针等，则很危险，但绝不可惊慌失措，而应速去医院，由医生用特殊器械取出异物。

（3）如误吞异物后出现腹痛、呕吐暗红色血或黑便，应及时行 X 线检查，并做相应处理。

### 咬断体温表

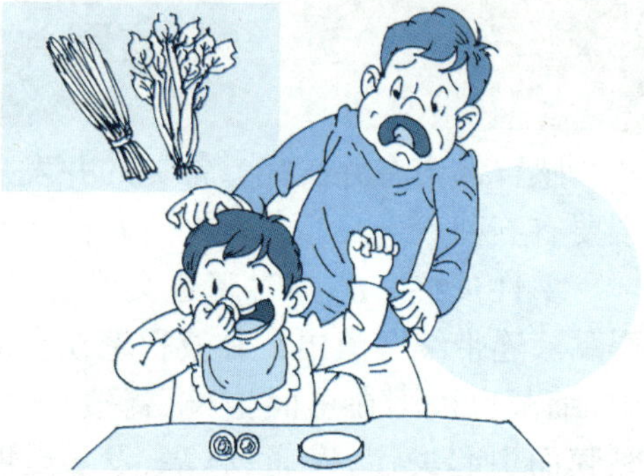

有资料报告，儿童或成人咬断体温表后几小时，最多十几小时，水银即从肠道安然排出，无一人中毒。所以咬断体温表后用清水漱口以避免碎玻璃刺破口腔即可，不必顾虑会由此引起水银中毒。若有水银撒落在床单上，应及时处理掉。

### 异物入鼻

如果异物塞进一侧鼻孔，可用纸捻、小草、头发等刺激另一侧鼻孔，使患者打喷嚏，鼻子里的异物会因此被喷出来。如上述方法无效，说明异物很大或堵塞很紧，须立即去医院诊治。切记不能用手指抠鼻孔，也不能用探针之类的东西捅鼻孔，否则会把异物推向鼻孔深处，造成严重后果。

（朱敏紫/文）

## 常见的过敏原有五类

诱发过敏反应的抗原称为过敏原，引起过敏反应的抗原物质常见的有2 000~3 000种，它们通过吸入、食入、注射或接触等方式使机体产生过敏反应。治疗过敏最有效的措施是寻找出过敏原。

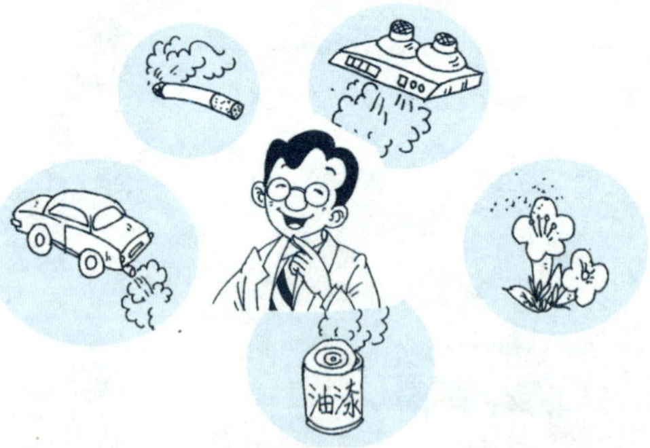


吸入式过敏原　如花粉、柳絮、粉尘、螨虫、动物皮屑、油烟、油漆、汽车尾气、煤气、香烟烟雾等。其中，花粉、真菌和粉尘会引起最常见的季节性过敏性鼻炎。

食入式过敏原　如牛奶、鸡蛋、鱼虾、牛羊肉、海鲜、动物脂肪、异体蛋白、酒精、抗生素、香精以及一些蔬菜、水果等。应严格禁食可致过敏的食物，一旦发生食物过敏，应尽快到医院就诊，以免短时间内发展至喉头水肿、全身变态反应等严重病症。

接触式过敏原　如冷空气、热空气、紫外线、辐射、化妆品、洗发水、洗洁精、染发剂、肥皂、化纤制品、塑料制品、金属饰品(手表、项链、戒指、耳环)、细菌、真菌、病毒、寄生虫等。过敏的部位会呈现类似荨麻疹样的红疹及瘙痒。

注射式过敏原　如青霉素、链霉素、异种血清等。

自身组织抗原　因精神紧张、生活压力、微生物感染、电离辐射、烧伤等生物和理化因素影响而使组织结构或组成发生改变的自身组织抗原，以及由于外伤或感染而释放的自身隐蔽抗原，也可成为过敏原。

（张立/文）

## 清除自由基,改善过敏体质

自由基对人体免疫系统侵害是过敏体质形成的基础，还会直接氧化人体的肥大细胞和嗜碱性粒细胞,导致细胞膜破裂释放出组胺,产生过敏反应。过敏人群体内自由基含量比非过敏人群高许多。因此,改善过敏体质就要清除自由基。

β胡萝卜素　非常有效的抗氧化剂,善于清除自由基。食物中以深黄、橘红及深绿色的蔬果含量最多,如南瓜、胡萝卜、茼蒿、油菜、芒果等。

维生素C　能增强人体免疫力及抗氧化能力,消除自由基。深绿色蔬菜是维生素C很好的来源,水果中以石榴的含量最多,葡萄柚、芒果、柚子等的含量也很高。因其为水溶性维生素,很容易在食物刀切、烹煮过程中流失,需要注意。

维生素E　可以避免细胞膜的脂肪被自由基氧化，对于极易被氧化的红细胞、蛋白分子可提供强大的保护作用,食物中的豆类胚芽、蛋黄及绿色蔬菜都是维生素E的来源。

葡萄籽提取物(OPC)　抗氧化效果是维生素C的20倍，是维生素E的50倍甚至还多。超强的抗氧化作用可清除自由基、消除过敏因子、保护肥大细胞和嗜碱性粒细胞的细胞膜不受自由基侵害,使得在较强过敏原的刺激下,过敏介质不释放,调节组胺从细胞中的释放,同时深入细胞从根本上阻断过敏反应的发生,提高细胞对过敏原的耐受性。

（陆斌/文）

## 大豆成分有助于放疗

美国一项新研究显示，肺癌患者在接受放射治疗期间补充大豆异黄酮可提高放疗功效，而且不会产生不良反应。

研究人员把染料木黄酮、黄豆苷元和黄豆黄素3种大豆异黄酮结合起来，用来配合肺癌患者的放射治疗。结果发现，上述3种大豆异黄酮能有效帮助杀灭癌细胞，同时保护正常组织不受辐射伤害。

研究人员解释说，放疗期间，癌细胞会形成一种自我保护机制，而大豆异黄酮却会破坏这种保护机制，削弱癌细胞的脱氧核糖核酸修复能力，从而提高癌细胞对放疗的敏感性。对正常组织来说，大豆异黄酮具有抗氧化作用，因此可以使正常组织免遭放疗伤害。

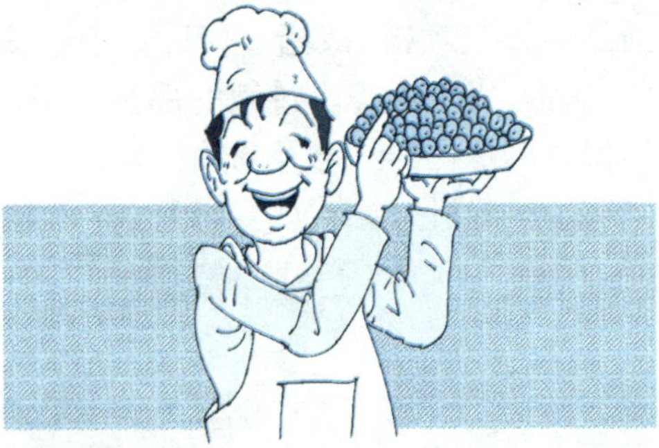

此前研究曾发现染料木黄酮也具有抗癌功效，但最新研究显示，如果患者同时补充上述3种大豆异黄酮，放疗效果更好。

（高原/文）

## 记忆力减退不等于患了老年性痴呆

随着年龄增大，很多老年人会发现自己的记忆力开始“滑坡”。一提到老年人记忆力减退，人们首先就想到老年性痴呆。痴呆是一种后天性、持续性的智能障碍。其实，有许多原因可以引起老年人记忆力减退，而老年性痴呆只占其中的5%。引起老年人记忆力减退的病因还有以下几种。

### 抑郁症

抑郁症是引起老年人记忆力减退的常见原因。由于抑郁症患者的注意力不集中，其很难获得新的信息。当一些事件、名字和数字等在大脑里被译成代码时，注意力的缺乏使记忆变浅。同时，抑郁症患者的思维过程减慢也使得记忆更加困难，甚至在某段时间内不可能恢复。

## 血管性痴呆

由于脑血管病变引起的痴呆，医学上称为血管性痴呆。常表现为整天精神不佳，思维迟钝，丢三落四，记忆力下降等。血管性痴呆患者除了有痴呆的表现外，大多数有长期高血压病史，还有过多次中风的病史，脑 CT 可见多发的梗死灶，并且痴呆多与中风密切相关。由于老年人脑血管病十分常见，而中风存活者中约有 1/4 的患者可能发生血管性痴呆，所以血管性痴呆的发病率较高。

## 药物不良反应

由于老年人代谢减慢，过量服用某些药物可能引起脑功能损害，导致记忆力减退。可引起记忆力减退的常见药物有甲基多巴、盐酸金刚烷氨、普萘洛尔、巴比妥酸盐、镇静剂、抗抑郁剂及抗精神病药等。

## 营养不良

不少老年人为了控制高血脂、肥胖，都吃素或限制饮食。长期吃素或限制饮食可以引起多种维生素缺乏，进而引起记忆力减退，如维生素 $B_1$ 缺乏可引起脑供血不足，容易出现心神不宁、疲劳、焦躁不安等症状。

低血糖　葡萄糖是脑组织唯一可利用能源，当降糖药用量过大或者长时间未进食时，会引起血糖浓度降低。低血糖会引起大脑供血不足，影响大脑功能，易造成健忘、思维迟钝、记忆力减退等症状。

肺性脑病　肺性脑病是由于慢性肺疾病伴有呼吸功能衰竭，出现缺氧、二氧化碳潴留而引起精神障碍、神经症状等。中枢神经系统对缺氧十分敏感，轻度缺氧可能引起注意力不集中、智力减退、定向障碍、记忆力减退；随着缺氧的加重，还会出现烦躁不安、神志恍惚、谵妄，甚至昏迷。

颅脑外伤　颅脑损伤可引起脑挫裂伤、颅内出血、蛛网膜下腔出血、脑缺氧等损害。这些损害可以引起大脑记忆功能区破坏，或造成记忆通路传导障碍，进而导致头晕、头痛、短暂遗忘、神志不清、记忆力减退等。

老年性低血压　随着年龄增长，老年人血压会慢慢升高，易患高血压病，严重危害老年人的身体健康，这已引起人们的重视。但与其相对应的低血压易被人们忽视，其实老年低血压也能引起脑严重供血不足，其危害程度不亚于高血压病。老年人低血压是指收缩压低于 90 毫米汞柱，舒张压低于 60 毫米汞柱。当低血压引起大脑供血不足时，由于大脑对缺血缺氧极为敏感，患者会出现头晕、头痛、眼前发黑、健忘、思维迟钝、记忆力减退等症状。

甲状腺功能减退　甲状腺功能减退是一种老年人常见疾病，主要是甲状腺激素合成和分泌减少所致。主要表现为畏寒、乏力、嗜睡、动作缓慢、反应迟钝，严重时可出现精神失常、木僵、记忆力减退及痴呆等症状。

此外，神经变性性疾病，如帕金森病、老年性舞蹈病、肝豆状核变性；感染性疾病，如脑炎、脑膜炎、亚急性海绵状脑病；中毒性疾病，如酒精依赖性痴呆、一氧化碳中毒；脑肿瘤、正常颅压脑积水、癫痫等多种全身性疾病，都可引起老年人记忆力减退。

（易善永/文）

## 孤独者下丘脑活动增强促衰老

芬兰、美国、瑞典联合对 4 000 余名男女长达 12 年的研究发现，人与社会越疏远，患病率与死亡率就越高。

研究显示孤独者下丘脑活动增强，有害物质分泌增加，可影响血压，降低机体免疫力，使人多病体衰。所以，为了摆脱孤独对健康的影响，应增加人际交往，多参加集体活动，让自己心情舒畅。

此外，在平时多摄取优质蛋白质及高维生素、低脂肪的食物，同时根据自身特点，选择适宜的活动，以改变孤独状态，达到消乏、怡情、养性的目的。

（左腾飞/文）

## 乳酸盐含量可反映大脑老化程度

瑞典近日公布的最新研究成果显示，利用磁共振检测大脑中乳酸盐含量，可了解人类大脑的老化程度。这一成果将有助于及早诊断老年人脑神经系统疾病。

研究人员通过对早熟老鼠和正常老化老鼠的观察发现，老鼠大脑中线粒体受到的损伤会随着大脑的老化逐渐增加，其大脑中负责制造乳酸的基因也随之发生变化，乳酸盐水平上升早于其他老化症状的出现，而乳酸盐水平的上升可以通过磁共振加以检测。

该研究项目负责人说，这一成果对及早诊断因脑神经老化导致的疾病具有重要意义。

（孙锲/文）

# 脑胶质瘤：凶险的癌症

如果以凶险度和手术难度来考量，在所有肿瘤中脑瘤绝对是位于前列。广州黄家医院肿瘤治疗中心主任杜柳生表示，脑胶质瘤是神经外科发生率最高的一种疾病，发病率约为12/10万。虽然相对于“癌症之王”肺癌而言，这个数字并不高。但脑胶质瘤危害性极大，一旦出现症状，较短时间内就会危及患者生命，死亡率很高。同时，脑胶质瘤瘤体成浸润性生长，治疗难度极大。

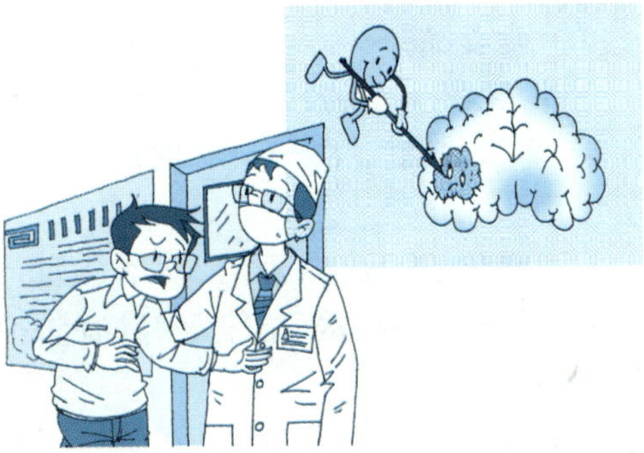

## 中老年人发病率高

脑胶质瘤是严重危害人类健康的疾病，它起源于脑部神经胶质细胞，是最常见的颅内肿瘤，约占所有颅内肿瘤的45%。近30年来，原发性恶性脑肿瘤发生率逐年递增，年增长率约为1.2%，中老年人群尤为明显。据文献报道，中国脑胶质瘤年发病率为(3~6)/10万人，年死亡人数达3万人，脑胶质瘤的发病高峰期在45~55岁，目前发现的最小的患者才出生6个月，但大多数患者是中老年人。

## 脑胶质瘤死亡率高

杜柳生说，尽管脑瘤的发病率在全身肿瘤中并不高，但其致残、致死率却很高。脑胶质瘤又是颅内最恶性的肿瘤，即使经过手术+放疗+化疗，患者平均生存期也少于12个月。

杜柳生指出，由于脑胶质瘤细胞的生物多样性，生长无明显边界，难以完全切除，对放疗、化疗不甚敏感，非常容易复发。此外，脑瘤和其他部位肿瘤的不同之处还在于，其他部位肿瘤如果是良性的，一般不会致命，脑瘤则不然。脑瘤即便是良性的，就算其体积再小，也会压迫到脑部重要神经，如果不及时处理也可能导致死亡。

目前，国内外对脑胶质瘤的常用治疗手段有手术、放疗和化疗，其他如免疫治疗、抗肿瘤血管治疗和基因治疗等，仍在探索之中。任何单一的手段都难以达到真正的治愈，特别是对广泛浸润生长的恶性脑胶质瘤而言。

## 患者的饮食护理

对于脑胶质瘤患者来说，饮食上应

多吃些含维生素丰富的食物。少食或禁食碳水化合物、脂肪，尤其是蛋白质。因为过多摄入蛋白质，可促进脑胶质瘤的增长。

宜食食品：

芹菜、荠菜、菊花脑、茭白、葵花子、海带、海蜇、牡蛎、文蛤等，有保护颅内血管作用。

玉米须、赤豆、核桃仁、紫菜、鲤鱼、鸭肉、石莼、海带、蟹、蛤蜊等，具有防治颅内高压作用。

菊花、马兰头、荠菜、羊肝、猪肝、鳗鲡等，具有保护视力作用。

香菇、银耳、黑木耳、黄花菜、核桃、芝麻、葵花子、猕猴桃、羊血、猪血、鹅血、鸡血、莲子、绿豆、薏米、鲫鱼、青豆、鲟、鲨鱼、梅、杏仁、佛手等，具有预防和减轻化疗不良反应的作用。

忌食食品有：咖啡、可可等兴奋性饮料，葱、蒜、韭菜、花椒、辣椒、桂皮等辛辣刺激性食物；霉花生、霉黄豆，烧焦鱼肉、腌腊鱼肉、酸菜等烤制、腌制和熏制食品，油腻、过咸食品，烟、酒。

（李赟/文）

## 帕金森病可能遗传

随着医学的发展，已经发现帕金森病患者中有5%~10%表现出家族性特征。近年来的研究表明，帕金森病患者的亲属与正常对照组亲属比较，前者发病率为后者的两倍，提示本病可能有遗传趋势。

家族性帕金森病呈现常染色体显性遗传。由于遗传特性决定，家族中每代都可出现本病，而且患者多在青年时起病。例如在我国东北一患病家族中，3例患者发病年龄均不到30岁，其他临床表现则与一般帕金森病患者无异。

遗传因素在帕金森病的发病中是否为主要因素，尚待进一步研究。目前已确定的能引起帕金森病的危险因素包括：个体因素：年龄是最重要因素，目前欧美国家50岁以上人群的帕金森病患病率为1%，在我国55岁以上老年人中有170多万帕金森病患者，患病率与欧美国家接近。其他如性别、社会经济地位、受教育程度影响不大。环境因素：农业环境中接触杀虫剂和除草剂，工业环境中接触重金属，脑外伤和病毒感染等都是危险因素。

（张宇清　孙琳/文）

## 甲状腺功能减退症自查

（1）感到乏力、犯困，体力和精力都很不足。

（2）大脑思维迟钝，注意力不集中，记忆力下降，行动和反应变慢。

（3）体重增加了。

（4）皮肤变得干燥，指甲变得很脆、灰白、易折断。

（5）常常会觉得冷（即使其他人觉得很舒服的时候也是如此）。

（6）有许多负面的想法，感到情绪低落、抑郁。

（7）肠道功能变差，新陈代谢变慢，有时候还会便秘。

（8）感到肌肉和骨骼僵硬疼痛，手感到手指麻木。

（9）血压增高或心跳变慢了。

（10）胆固醇水平增高。

如果你的回答有5项或5项以上为“是”，有可能你正患有甲状腺功能减退症，请到医院的内分泌科就诊并进行促甲状腺素（TSH）的血液实验。

（肖芬/文）

## 中风后不宜过早用手杖

中风发病后可通过体位摆放、被动运动等，预防或减轻肢体痉挛及后遗症的发生。当患者意识清楚、生命体征稳定1周左右时，就可以开始主动性康复训练。

首先，让患者在床上左右翻身，同时试着让其从健康一侧和中风一侧坐起。该训练应与主动翻身训练同时进行，注意不要让患者背靠物体而坐。等到能坐稳后再开始站立训练。能独自站稳后，让患者的重心从健侧逐渐移向患侧腿，训练其患腿的持重能力。患者训练独立站位平衡时，患腿持重应在体重的一半以上，并且在能够向前迈步时，才能开始主动步行训练。对于多数患者而言，不宜过早地使用手杖。患者一旦过早地产生依赖，就不可避免地影响患侧的训练效果。在步行训练前，先练习双腿交替前后迈步和重心转移。也可利用部分减重支持装置对患者提早进行步行训练，使患者在步行能力和行走速度恢复方面收到较好的效果。

（王伟祥/文）

# 如何保留松动的牙齿

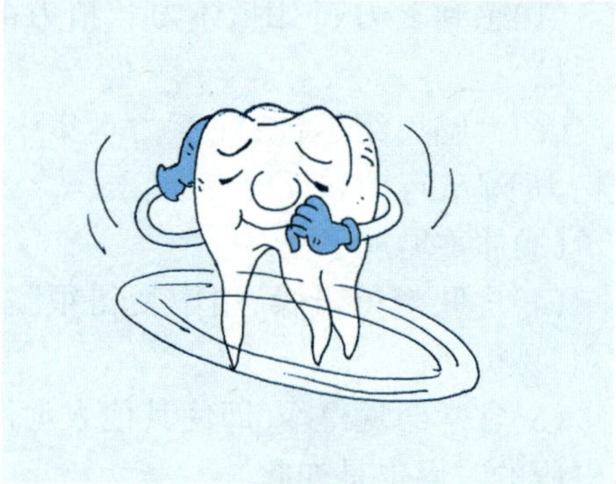

正常情况下，牙根深深埋藏在颌骨里，比较牢固。如果损伤了牙根或牙槽骨，发生破坏吸收，都会使牙齿产生松动。牙齿松动，往往伴随着咀嚼无力、牙痛、牙龈出血、口臭，直至牙齿脱落，不仅容易导致发音和容貌异常，而且继发消化不良和其他疾病，令人痛苦。引起牙齿松动的原因归纳起来分为两大类：①病变性松动：由于牙周炎、根尖周炎、囊肿性或肿瘤性病变所致。②外伤性松动：由于长期慢性创伤或急性牙外伤所致。

牙齿松动最常见的原因是牙槽骨的改变。典型的牙槽骨改变的形式是牙槽骨吸收。一般将牙槽骨吸收程度分为三种：第一种程度是牙槽骨吸收至牙颈部，相当于牙根长度的1/3。第二种程度是牙槽骨吸收至牙根的一半左右，相当于牙根长度的2/3左右。第三种程度是牙槽骨吸收基本上接近根尖。以上三种吸收程度的牙齿均可发生不同程度的松动。

对不同原因引起的牙齿松动，治疗方法也有所不同，有的松动牙可以保留，有的则要拔除。通过治疗，多数松动的牙可以得到保留，越早期就诊，其疗效越佳。

对松动牙的处理应视具体情况而定，有些松动牙是由不良修复体或创伤所致，病因去除后可逐渐恢复稳定。牙周炎或根尖周炎急性发作时出现的牙齿松动，治疗主要是控制炎症。一旦急性炎症缓解，牙齿松动情况也能减轻或消失。一般来说，牙周病引起的牙齿轻度松动，通过有效的牙周病治疗多会恢复正常；若中度松动，在治疗牙周病的同时，还应该把松动牙与相邻的牙结扎固定在一起，用以降低松动牙的负荷，阻止牙齿松动的加重，这时松动的牙齿多数还不能恢复；牙槽骨吸收在牙根2/3以上，牙松动达Ⅲ度者应拔除，避免加重相邻牙齿不必要的负担。由外伤造成的牙齿松动，若轻度松动，可服用消炎药，一旦炎症消退，牙齿即可自动恢复稳固状态；若松动严重或脱位、移位，就应先把牙齿复位，然后结扎固定于相邻的牙齿上，并服用消炎药，保持口腔卫生，短期内禁用此牙等，过1~2个月此牙即可恢复正常。

对无论何种原因导致的牙齿松动，都要注重口腔保养，三餐后坚持刷牙，一年洗一次牙。

（杨锦麟/文）

## 拔牙后止血，棉花最多咬40分钟

拔牙虽是个小手术，可是不少患者都很慎重，就连拔牙后咬住的棉花棒或棉花条，也会一直在嘴里含着。其实这样做并不正确，拔牙后棉花条不必在口中咬时间太长，40 分钟左右即可吐出。

拔牙后医生会让患者咬住 1~2 条棉卷，它的作用是压迫止血、保护伤口。有人以为咬的时间越长越好，有的人咬几个小时甚至十几个小时，这是错误的，反而会造成伤口被唾液长久浸泡，引起感染或凝血不良。正常情况下，把棉条吐出后就不再出血了，唾液中带一点血丝是正常的，如果大口大口地吐血就不正常了，应及时与医生联系。

（陈世璋/文）

## 六大眼病专盯烟民

吸烟能引起呼吸系统病变、肺癌等早已众所周知，但你是否知道，吸烟还会引起许多眼病。

专家介绍，烟草中主要的有害物质是醛类、氮化物、烯烃类、尼古丁类、胺类、氰化物和重金属、酚类化合物和甲醛等。这些有害物质会损害眼组织，吸烟越多，患上烟毒性弱视、白内障、黄斑变性、视网膜中央血管栓塞、青光眼、慢性结膜炎的可能性就越大。

烟毒性弱视　这是吸烟对眼睛最常见的危害。弱视是指矫正视力低于 0.8。吸烟导致弱视的原因，一是吸烟时人体吸入的氧气被消耗，致使血中氧的含量下降，而视网膜对缺氧格外敏感，长期下去，视神经纤维会发生变性，视网膜乳头黄斑区也会发生萎缩；二是烟草燃烧时产生的烟焦油会导致体内维生素 $B_{12}$ 的含量下降，而维生素 $B_{12}$ 是维持视神经功能正常所必需的营养物质。这两者的共同影响导致吸烟者视力下降，严重者可导致失明。

白内障　据医学专家调查，在白内障患者中，有 20%的人患病与长期吸烟有关。而每天吸烟 20 支以上的人与不吸烟者相比，患白内障的可能性要高 2 倍，

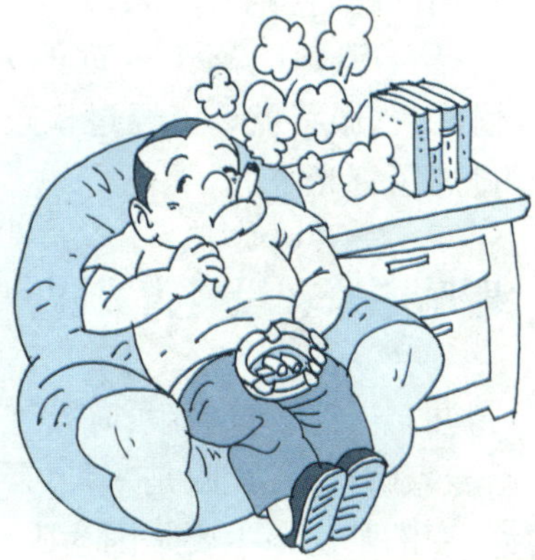

且吸烟越多,患白内障的可能性越大。

老年性黄斑变性　一项新的研究认为,吸烟会使老年人患老年性黄斑变性眼病(AMD)的危险增加一倍,AMD是导致老年人失明的主要原因。这项对4 000多名年龄为75岁以上的英国人所进行的研究显示,与不吸烟者相比,吸烟者患AMD的危险更高。

青光眼　吸烟还可引起眼压升高,这在青光眼患者中尤为明显,青光眼患者本来眼压就高,如果再吸烟,无疑是雪上加霜。

视网膜中央血管栓塞　吸烟时吸入的尼古丁及一氧化碳等有害物质会使血管收缩、血小板凝聚力亢进,由此导致视网膜中央血管栓塞的发生。吸烟时人体吸入的氧气被消耗,致使血中氧的含量下降,使视网膜对缺氧格外敏感,引起视网膜中央动脉阻塞、视网膜出血,尤其可加重糖尿病性视网膜病。久而久之,视神经纤维会发生变性、萎缩。

慢性结膜炎　吸烟时烟雾长期对结膜直接刺激,可引起结膜血管扩张,导致慢性结膜炎。

(周闽/文)

## 眼压不高也会得青光眼

近来,40多岁的陈女士经常头痛,每次头痛发作时,她都能感觉到头部的血管在“怦怦”跳动,连眼睛都被牵扯得有些痛了。严重时,她还会恶心、呕吐,感觉胃部很不舒服。陈女士在家人的陪同下辗转于各医院的消化内科、神经内科,均未查出问题。直到有一天,她突然发现自己竟看不清楚距离1米远的人的脸了,才慌忙去眼科就诊。经过检查,医生确诊她患了青光眼。

### 眼睛不胀≠没得青光眼

得知自己得了青光眼,陈女士不解。对此,专家解释,青光眼是一种可导致永久性失明的眼病,主要是因为眼睛里的眼压(眼球内部的压力)超过了视神经所能承受的程度,造成视神经萎缩、视野逐渐缩小,最终导致失明。就像气球内充气多了,气球就会变硬,直至被撑破。眼睛也是如此,眼压越高,眼球越硬,对视神经的损伤就越大,久而久之,视神经就会萎缩,造成视力下降、视野缩小。

很多人觉得青光眼就是眼睛胀,眼睛胀就是青光眼,事实上,这两种说法都不准确。眼睛胀是因为眼压高。眼压升高和青光眼有一定的“因果关系”,但也有例外。眼压高的人可能没有青光眼,眼压正常的人可能患上青光眼,而青光眼患者不一定感觉眼睛胀。诊断青光眼,关键看这个人是否出现视野缩小、视神经损伤等问题。

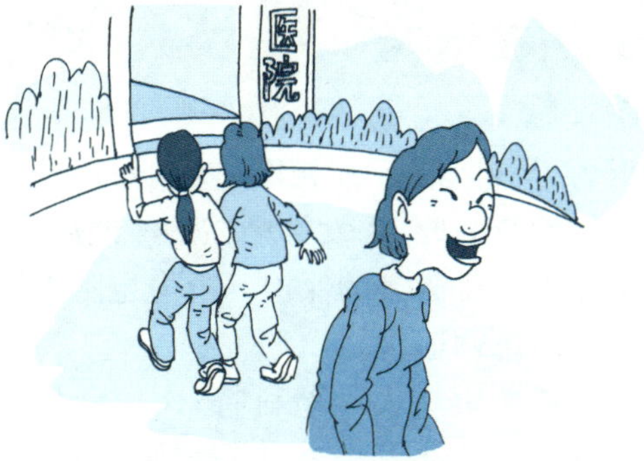


## 眼压不高也会发生青光眼

大部分人的视神经所能承受的眼压是10~21毫米汞柱，因此眼科专家将其确定为正常眼压的范围。这意味着对大多数人来说，只有当眼压超过21毫米汞柱时，才须警惕自己的视神经可能受损伤，可能或已经患上了青光眼。但临床上有一部分患者眼压在正常范围内，也出现了青光眼，医学上称之为正常眼压性青光眼。

为何眼压不高也会发生青光眼呢？首先，每个人的视神经耐受能力是不同的，有些人耐受能力比较差，虽然眼压在正常范围内，但视神经已经耐受不了了，就会出现损伤。其次，有些人原本基础眼压就低，眼压升高后，虽然对大多数人来说，仍在正常眼压的范围内，但对他而言，可能已经损害到视神经。第三，糖尿病、高度近视等疾病，也可引发正常眼压性青光眼。最后，和血压一样，一天当中，人的眼压是会波动的，一次眼压检测正常，并不表示不存在眼压高的问题。

## 每年做一次视野检查

那么眼压检测正常的人怎么才能发现自己患了正常眼压性青光眼呢？

目前，视野检查是诊断青光眼的金标准。建议人们特别是糖尿病患者、高度近视者、40岁以上者、家族中有青光眼患者等青光眼高危人群，每年做一次视野检查，可以及时发现视野受损，以及早确诊、及早治疗青光眼。另外，还可以测量24小时眼压曲线，即在早上8点、10点，中午12点和下午3点、5点各测一次眼压，如果某次眼压过高或是最高眼压和最低眼压之差大于8，就要警惕青光眼了。此外，有条件的话，可以每年做一次光学相干断层成像检查，能更早地发现视神经受损问题。当然，如果出现眼胀、头痛、恶心、呕吐、虹视（看灯光时在其周围可以看到像彩虹一样的七色彩圈）等症状，更要警惕自己可能患了青光眼，须及时做视野检查。

（董仰曾/文）

## 发福伤听力

现在，耳背已成了越来越多中年人的健康隐患。据美国《耳鼻喉科学文献：头和颈外科学》杂志近日的报道，美国威斯康星大学医学与公共卫生学院的新研究发现，在48~59岁的美国人中，大约21%的人有听力丧失问题；在80岁以上人群中，听力丧失比例更是高达90%。

对于这一问题，台湾大林慈济医院副院长尹文耀教授已关注多年，他曾在《美国肥胖医学会》期刊发表论文称，肥胖是造成老年人听力急剧退化的危险因素之一。肥胖从壮年时期开始损害人的听力，男性55岁前腰围过粗的，比同龄男性的听力要差。女性则在停经期后，由于缺少了雌激素的保护，听力也随着腰围变粗急剧退化。

威斯康星大学斯科特·D.拉什博士建议，健康生活方式能延迟听力丧失。比如减肥是降低心血管疾病的方式之一，而心血管疾病会使内耳或耳道其他部位血氧量减少导致听力丧失。尹文耀说，要摆脱风险，男性的腰围要控制在90厘米以内，女性的腰围要控制在80厘米以内。

（陈希/文）

## 选配助听器有学问

第一，检查外耳道。看是否有耳道湿疹、耳漏或耳道畸形等；观察鼓膜的形态，初步了解耳聋的原因。

第二，做听力学测试。一般耳聋患者做纯音测听检查就可以了。

第三，选配助听器。医生会根据患者的年龄、职业、生活需求，帮助患者选择不同类型的助听器。如年龄较大或很小、听力损失较重的患者可考虑配耳背机。该机外形较大，容易操作，并且输出功率较大。年轻的患者可选择隐蔽的定制机。

第四，调试助听器。助听器选好以后，要由专业技师对助听器进行调试，包括定制机的订单设计、耳模的设计制作、助听器频响的调节等。

第五，评估助听器效果。用真耳分析、声场测听及言语分辨率的测试，来评估助听器的效果。

第六，制订随访计划。佩戴助听器后，一定要定期随访。因为助听器是功能康复器，听力在使用助听器的同时通常会出现变化，所以助听器还需要不断调节。

（黄妍/文）

## 身兼数职的鼻子

空气进入鼻腔，鼻毛是阻挡空气中灰尘的第一道关口。又粗又硬的鼻毛就像一排密集的防沙林，当空气从鼻毛中穿过时，较大灰尘微粒或微生物就会被阻挡。因此，每次大扫除后，你会发现所有人的鼻孔都是黑的。

鼻黏膜是鼻孔里的第二道关口。鼻黏膜能分泌一些糨糊似的黏液，把一些溜进第一道关口的“漏网之鱼”粘住。有趣的是黏膜细胞上有很多较细的纤毛，它们不断地摆动，像一把扫帚，把黏膜粘住的脏东西扫向鼻孔。

有时一些大粒的灰尘也会偶尔闯过两关跑到鼻子深处，这时会触动里面的神经末梢，打个喷嚏就把那些灰尘驱逐出境了。

鼻子是个好清洁工，它同时还干着“加湿”的工作。鼻子每天分泌大约 1.3 升水分，其中大部分是黏液，它们由鼻子通道上的海绵状红色黏膜产生。为吸入的空气“加湿”这项任务由 3 片布满血管的鼻甲完成，这 3 片鼻甲像一排暖气片，使吸进的冷空气温度上升，再进入肺部，保护肺部不致受寒。

黏液中还有一种“小卫士”叫溶菌酶，能将活力强的细菌牢牢控制住，不让它们起破坏作用；对活力差的细菌，溶菌酶就干脆把它们溶解掉。

当鼻腔吸入大量细菌时，血液中的白细胞就会奋不顾身地冲上去，把细菌消灭掉。当身体抵抗力下降时，大量的白细胞就会战死“疆场”，一旦鼻子中流出黄鼻涕，就说明有细菌感染，鼻子发炎了。

鼻子除了呼吸外，还有一个重要功能那就是闻味。鼻子里那块小小的黏膜，竟能分辨 2 000~4 000 种不同的气味!

（蒋旭晨/文）

## 男性好胆固醇水平高会长寿

美国马萨诸塞州退伍军人流行病学与信息研究中心最近在《美国心脏病学》杂志上刊文，称好胆固醇水平高的男性更易活到 85 岁。好胆固醇——高密度脂蛋白是长寿的一个重要信号。

科研人员对 650 名老兵的医疗记录进行分析，并按照好胆固醇水平将他们分组。对于男性来说，好胆固醇低于 1.036 毫摩/升，即属于低水平。研究发现，从低水平开始，好胆固醇每增加 0.259 毫摩/升，男性活到 85 岁的概率就会增加 14%。与此同时，好胆固醇水平高的男性一般很少超重、不喜欢吸烟和酗酒，心脏病发病率也较低。

研究学者称，运动有助于提高好胆固醇水平，此外，膳食中的B族维生素——烟酸能将其水平提高15%~35%。烟酸含于奶制品、瘦肉、坚果、鸡蛋和鱼肉中，但过量补充有肝损伤、升高血糖等不良反应。目前，研究人员还在研发升高好胆固醇水平的药物。

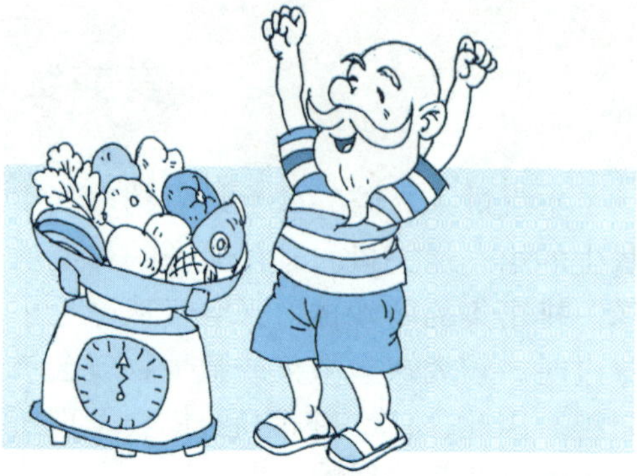

（康正伟/文）

## 心脏是抗癌"堡垒"

癌细胞是无孔不入的敌人。它常常不知不觉地侵蚀人体的各个器官，比如脑、肝、胃、肠、肺、肾、骨、鼻、舌，甚至连皮肤也难以幸免。但有一个很坚强的"堡垒"——心脏，可以抵御它的侵袭。当然，世界上没有绝对的东西。据报道，国外学者认为，心脏癌瘤的发生率仅占全身癌瘤的四万分之一。也就是说微乎其微。

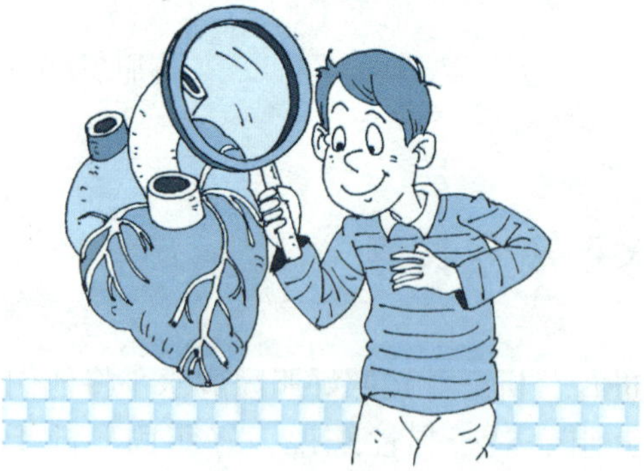

众所周知，人体内细胞不断新陈代谢、分裂和死亡。细胞如果正常分裂，就说明是正常细胞。如果某种细胞过度地分裂增殖，这就是不正常细胞，就可能成为癌细胞。心脏之所以不生癌，是因为心肌细胞与其他组织细胞不同，心肌细胞没有分裂和再生的现象。心肌细胞属于人体内的长寿命细胞，并不进行分裂繁殖，再生能力很弱，属稳定型。

另外，心脏内还含有一类抑制癌细胞生长的物质——生物活性多肽。随着科学的进步，也许将来人们就会用它来彻底击败癌细胞。

（止敬/文）

## 高黏滞血症是病态吗

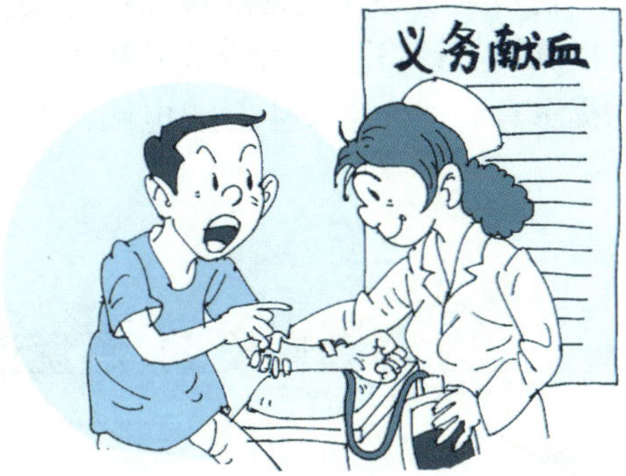


小张在义务献血时，看到血液流入采血袋的速度很慢，而且呈暗红色，最终只采集到200毫升便作罢。小张问："我的血是不是太黏稠了？这是不是心脑血管病的前兆？"

一般情况下，当血液中红细胞数量增多时，可导致血液颜色变深发暗、血流速度减慢、血液黏稠度增高。但是，引起人体血液黏稠度增高的因素有很多，例如血液中红细胞、白细胞、血小板增多和一些大分子蛋白质成分（纤维蛋白原、球蛋白、脂蛋白等）增高。因此，不可仅凭肉眼观察血液来判断与心脑血管疾病的相关性。例如，当静脉血含氧量低时血液也可呈暗红色，此时可能并非由红细胞过多所致。

如果经检验科检测，血液黏度高于参考范围上限，并且间隔15~30天复查仍增高，则提示有高黏滞血症。持续性高黏滞血症提示身体处于一种无或有症状的病理状态。高黏滞血症可能是血栓病发生的早期表现，也可见于一些易导致血管栓塞的前期疾病，如糖尿病、高血压病、肺心病、恶性肿瘤、急慢性感染等。

对策：

一旦发现持续性高黏滞血症，尤其是伴有头晕、视物不清、手指或脚尖发麻等症状时，应及时去医院查明病因，必要时进行预防性治疗。这对防止或延缓心肌梗死、急性脑梗死（缺血性脑卒中）等的发作有重要意义。

（王建中/文）

## 心律失常程度与感觉不一致

心律失常会干扰心脏血液输出，影响全身脏器供血，因而有的患者会出现突然晕厥，或突然眼前发黑等情况。缓慢型心律失常患者会出现憋闷、气短、乏力、头晕等不适；快速型心律失常患者会出现头晕、心慌，有时还伴有出汗、气短等症状，这些都是心律失常发作的信号。心律失常的严重程度与个人感觉并不完全一致，甚至有的中、重度心律失常患者仍无明显不适感觉，所以为避免心律失常影响健康甚至危及生命，出现上述信号后应尽早就医明确诊断，由医生判断是否需要治疗，不可过于相信感觉。

初步判断心律失常的最简单方法就是摸脉搏。脉搏过快、过慢或脉律不齐往往提示有心律失常发生。心电图可明确诊断大多数心律失常，但绝大多数心律失常者都为阵发性发作，患者就诊时若未发作，心电图可能仍为正常。这时可通过动态心电图监测，连续记录心脏24至48小时的跳动，捕捉心律失常。若还不能发现，可通过电生理检查明确诊断。

（付佳/文）

## 打盹、没劲、懒说话，手抖、便秘、胃口差

### ——原来是缺钾惹的祸

夏天酷热，出汗多，胃口也会差些，特别是高龄老年人。经常发现老年人因为天气太热，牙口不好，夏天吃得少，精神差，爱打盹，娱乐活动兴趣不高，查体时很多老年人都血钾偏低。刚开始以为是中暑的前兆表现，后来补钾后症状消失才知道是缺钾引起的。

隐性的缺钾常常被忽视。老年病科大夫在出门诊时也常碰到这样的老年患者，输了几天液，补点钾，精神明显好转。

因为人在夏天大量出汗，体内的钾就会随汗液排出丢失；老年人牙不好，不想吃或是吃得少，钾得不到足够补充；有些慢性病老年人还吃着利尿剂，更容易缺钾。

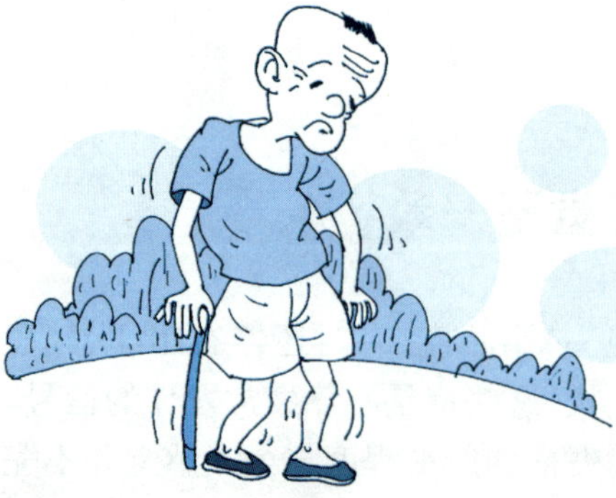

缺钾危害性很大，不光会引起莫名其妙的手脚没劲，走路腿发软，精神头不足，情绪低落，爱打盹，睡长觉，不爱说话，还会引起免疫力降低、手发抖、便秘，严重的甚至出现心脏骤停。

补充血钾，最好的办法就是调整饮食。生活中，绿茶既消暑又补钾；成熟的香蕉、土豆泥不光补钾，还是通便良方。总体来说，黄绿色果蔬钾含量高，比如西瓜、青菜，肉类食品中也含有一定量的钾。

夏天，关注老年人健康，当出现精神头不足时，应考虑有无低血钾，看病时最好查查血钾，防患于未然。早期发现低钾，及时纠正，才能更健康。

（赵津京　王凯/文）

## 冠心病“宠爱”男性

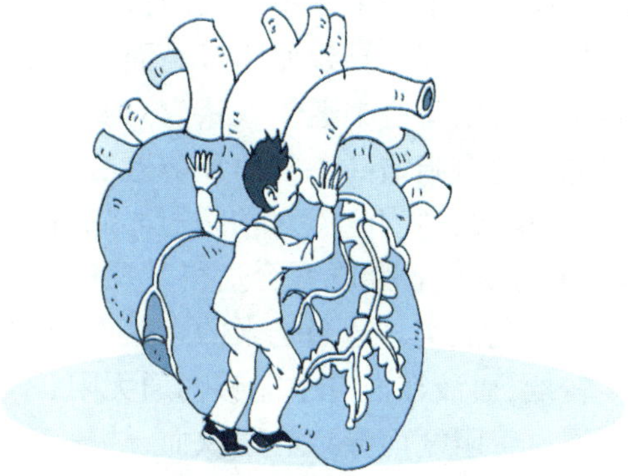

心脏病是目前对人类健康威胁最大的一类疾病。资料统计表明，全世界每年患心脏病的人中，以男性占多数，这是何故呢？原来是睾丸素、前列腺素等性激素在“作怪”。

医学专家经过长期的调查研究发现，性激素是引起心脏病的一个重要因素。在性成熟阶段，男子分泌睾丸素，女子分泌雌激素。睾丸素可以使血液在血管里形成血栓的机会增加，而雌激素的影响则不大。睾丸素会使一种小的脂蛋白数量增加，这种小的脂蛋白携带着胆固醇和脂肪在血管里流动时，很容易沉积到血管壁上造成动脉粥样硬化。与此相反，雌激素的作用可以阻止这种脂蛋白在血管壁沉积。所以，处在更年期以前的女性动脉硬化和冠心病的发病率要比男性低得多。

近年来研究还发现，前列腺素对冠心病也有很大的影响。它能调节包含凝血在内的许多生理过程，同时又有抗凝血的作用。前列腺素含有两种物质：一种是前列腺环素，它可促使动脉舒张，阻碍血小板黏附到血管壁上去；另一种是凝血戊烷，其作用与前者恰好相反，促使动脉收缩致血小板黏附到血管壁上去。血小板黏附越多，血栓形成可能性就越大，冠心病越易发生和发展。有人认为，男性前列腺环素的分泌量比女性少，故易患心脏病。

再者，男性嗜烟、酗酒者相对来讲比女性要多，而长期过量吸烟、饮酒的刺激，可使心脏发生脂肪变性，降低心脏的收缩力，影响心脏的正常功能。长期过量饮酒，还可使血液中的脂肪物沉积在血管壁上，使血管腔隙变小，血压升高，给心脏造成威胁。

总之，平时保持良好的情绪状态，节制或停止吸烟，少饮酒，每天坚持适量的运动，少吃高脂肪食物，适当多食新鲜果蔬，都有利于预防或减少心脏病的发生。

（郭振东/文）

## 吃素亦可致冠心病

在现实生活中，不少人因摄入脂肪和蛋白质太多，导致血脂过高而引发冠心病，所以有些中老年人认为只要吃素就能避免血脂增高，从而预防冠心病的发生。确实，适当吃素对预防冠心病有一定的作用，但长期吃素会适得其反。

研究证实，适当吃素的人其血液黏度较低，血液在血管中能够畅通无阻，不会因血管阻塞而导致心肌缺血、缺氧，引发冠心病。但长期吃素并不利于健康，而且也是导致冠心病的因素之一。这是因为，在素食中除了豆类食品含有丰富的蛋白质外，其他食物中蛋白质的含量均较少，而且营养价值也较低，不易被人体消化、吸收和利用。长期吃素可造成人体蛋白质、脂肪摄入不足及脂溶性维生素A、维生素D、维生素E、维生素K和微量元素的缺乏，导致营养失衡，使机体的抵抗力明显降低，从而使人易患传染病、骨质疏松、骨折等。最重要的是，长期吃素的人其体内还会缺乏维生素$B_{12}$，这样就会造成动脉血管内壁增厚，导致血管硬化，而血管硬化又是冠心病发生的基础。

所以，适当吃素能预防冠心病，但长期吃素则又有可能成为引发冠心病的危险因素。由此可见，要预防冠心病应做到饮食合理，营养均衡。老年人的日常饮食宜清淡、营养丰富，避免长期素食、暴食及吃甜食、咸食等不良习惯；少吃或忌吃一些胆固醇和饱和脂肪酸含量高的食物；多吃粗粮、蔬菜、瓜果及一些有保护作用的食物，如豆制品、山药、黑木耳、香菇、海带、紫菜、鱼类、脱脂奶粉、酸牛奶、芹菜、茄子、韭菜、瘦猪肉等。

（郭旭光/文）

## 有病硬扛易伤肾

如今许多人尤其是年轻人，有病常常硬扛着，殊不知，这时肾脏正在遭受着伤害。由于肾脏是人体内较为脆弱的脏器，以下常见的几种情况都会对它造成伤害，因此应引起重视。

感染　人体在受到各类致病微生物感染时，往往会产生免疫反应保护身体不受伤害，并消灭微生物，而肾脏是代谢微生物毒素和免疫反应物的必经通道，此时如果不及时治疗便有可能使肾脏负担过重，引起肾病。如上呼吸道感染不及时治疗，有时会诱发急性肾小球肾炎。

免疫性疾病　类风湿关节炎、系统性红斑狼疮、过敏性紫癜等病症，可使患者免疫功能紊乱，免疫产物会在肾脏沉积，伤害肾脏。这类疾病早期症状往往较轻，患者不易重视，一旦确诊应及早用药控制。

高血压 高血压患者如果不严格控制血压，肾功能的下降速度会显著加快，长期硬扛很可能导致慢性肾衰竭。

糖尿病肾病 高血糖、高血脂每时每刻都在冲击着肾脏的血管，长期发展便会引起严重的肾脏损伤。

随意用药 有些患者发生上呼吸道感染或肠道感染后往往自己服药治疗，然而多种抗生素和解热镇痛类消炎药对肾脏都有不同程度的损害，用药应遵医嘱。

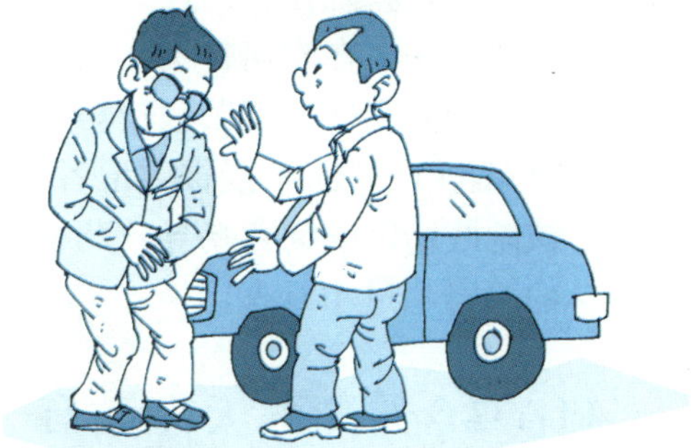

（梅长林/文）

## 吃了两个月何首乌治白发，头发没黑却吃出急性肝衰竭

听说何首乌有“养血乌发”的功效，48 岁的南京市民赵先生（化名）购买何首乌粉服用，两个月后，头发没有变黑，却因急性肝衰竭在上个星期入院抢救。记者从解放军八一医院全军肝病中心了解到，近几年来药物性肝炎发病率明显上升，其中因乱服中药造成的肝损伤需要引起广大市民的关注。

### 这几年收治了100多例何首乌伤肝的患者

赵先生正当壮年，白发却已爬满了头。听说何首乌能够让头发变黑，妻子给他买了磨成粉的何首乌，每天早晚调成羹，让丈夫服用。可是几周后，赵先生就感到食欲不振，脸色变差；两个月后，赵先生的头发没见变黑，脸却越来越黄，出现呕吐、腹部胀痛等症状。到医院检查后，化验指标把大家吓了一跳，黄疸256，超过最高限值 20 倍；转氨酶超过正常值近 30 倍，诊断为急性肝衰竭。目前，

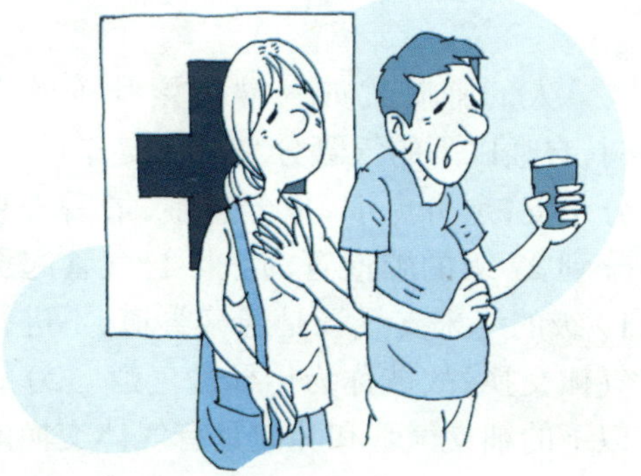

赵先生仍在八一医院住院治疗。

一听说赵先生在吃何首乌，八一医院全军肝病中心主任汪茂荣教授马上告诉他:“赶紧停了！”汪教授告诉记者，这几年，该院收治因吃何首乌导致药物性肝损坏的已经超过100人。

### 何首乌含大黄酸、大黄素，有一定的毒性作用

专家告诉记者，中医认为服用何首乌可以令头发乌黑。但何首乌含有大黄酸、大黄素，这些物质对身体具有一定的毒性作用，尤其对肝脏细胞有损伤，敏感性体质或有肝病史的人，应在医生指导下服用，定期去做肝功能检查。现在一些加工过的何首乌打着保健品的旗号，同样也不能长期食用。

汪教授说，老百姓传统观念认为，中药无毒，没有不良反应，长期服用可调理身体，实际上这都是误区。“是药三分毒，中药也不例外。”汪教授说，中药里面的一些虫类、抗肿瘤的药物，其实毒性都很大，往往造成肝损害而患者还不知情。任何一种药物服用的剂量、时间都是有讲究的，患者应谨遵医嘱。

### 专家提醒，三种药物最伤肝脏

该院肝病中心何长伦主任医师提醒人们，有三类药对肝脏的损伤最大，第一类是含扑热息痛成分的解热镇痛药物。何主任说，现在人一有头疼脑热就吃感冒药，实际上单纯的病毒感染，体温在39 ℃以下，都不需要立刻服用感冒药物，可以通过多喝水休息、多观察让身体自愈。第二类是大环内酯类抗生素，如红霉素、螺旋霉素等。第三类就是何首乌、雷公藤等中药，目前国内已知损害肝脏的中药有数十种。

（于丹丹/文）

## 人体的“绿洲”——肺脏

人的肺脏犹如一棵枝繁叶茂的大树，自喉以下的气管分左右两支，向下再分小支，愈分愈细，愈分愈多，最后一直分到27级的肺泡管为止。自气管起至19级的终末支气管是通气管道，不进行气体交换，故被称为传导性气道。20级以下的细支气管和肺泡具有气体交换的功能，故被称为呼吸气道。临床上常将鼻、咽、喉称为上呼吸道，将气管各级支气管称为下呼吸道。发生于鼻咽喉的炎症称为上呼吸道炎，发生于气管以下的炎症则称为下呼吸道炎，它又可分为气管炎、支气管炎、肺炎等。

人的左右两肺具有极其大的呼吸面积，当吸气量达到肺总量的75%时，展开的呼吸总面积可为100平方米左右，以

保证气体代谢的需要。据测算,正常健康成年人肺的最大气体含量约为 5 000 毫升，每天约有 10 000 升气体出入肺脏。一旦肺部出现病变就会引起通道阻塞，不管阻塞发生在何处，都将影响肺脏的气体交换,患者出现呼吸急促、缺氧和二氧化碳积蓄等一系列呼吸紊乱症状,健康受到很大损害。

肺脏的气体交换是通过外呼吸、血液中的气体运输与内呼吸三道步骤进行的。在这整个过程中,肺泡是肺脏换气的“海关”,有着举足轻重的作用。它不仅为气体的出入“把关”,还能处理和清除吸入的异类物质,如尘埃、微生物、异性蛋白的致敏原等,以保护肺脏不受侵害。

由于肺脏的气管直接与外界相通，因此容易受到污染而致病。未能被清除的尘埃在肺泡中沉积，日久容易形成尘肺。若不慎吸入毒气,会使肺泡血管通透性增高而导致肺水肿。各种细菌、病毒的侵入,会引起各类肺炎、支气管炎等肺部疾病。吸烟会使呼吸道黏膜上皮细胞纤毛受到损害,使肺脏的防御功能降低,因而容易导致肺炎、肺气肿、老慢支、支气管哮喘甚至肺癌等疾病的发生，还可能累及心脏等脏器。有资料表明,肺科疾患占内科疾病的 1/4 以上。因此,专家们提醒,远离尘埃,远离烟草,爱护肺脏这片“绿洲”,就是爱惜自己的生命。

（沈权民/文）

## 老年人也可患百日咳

百日咳是流行于春季的细菌性呼吸道传染病,临床观察,它并非是儿童特有的病症，老年百日咳病的患者呈增多的趋势。

老年人在少时没有注射百日咳菌苗,到了老年,对百日咳杆菌则缺乏免疫力,当受到感染时,便会发病。老年人百日咳病变虽不如儿童患者严重，但对原有慢性支气管炎,肺气肿、支气管哮喘、肺心病、高血压病、肺结核等疾病的患者,易导致原有病情加重,会危及生命。在此病流行期间，应选用适宜的消炎药物连服 3~5 天,或服百部煎剂、食紫皮大蒜等。一旦发生痉挛性咳嗽,昼轻夜重,应尽快就医诊治,超过 4 周再用药施治,治疗效果较差。

（张奎增/文）

## 大肠杆菌为什么能致命

2010年5月1日，德国出现了第一例因生吃蔬菜而感染肠出血性大肠杆菌的患者。目前，这场疑来自芽苗菜的“蔬菜危机”不仅未消散，反而进一步蔓延。病菌不但席卷欧洲，甚至扩散到北美多个国家。大肠杆菌是一个庞大的家族，由于会引起腹泻，加上最近的疫情暴发，因此受到广泛关注。

大肠杆菌绝大多数在维持人体内正常菌群协调中扮演着重要的角色。德国相关研究机构实验室的检测结果称，此次疫情是由出血性大肠杆菌中的变种引起的。疾病症状包括腹部绞痛和腹泻，一些病例可能发展为血性腹泻，还可能出现发热和呕吐。约有10%的病例可能发展为威胁生命的溶血性尿毒综合征（HUS），病例死亡率为3%~5%。虽然在欧洲等国，人们谈虎色变，但我国疾病预防控制专家认为，中国老百姓倒不必过于担心，因为我国几乎没有从德国进口蔬菜，感染上这一病原菌的风险很小。

不过，夏季是各种肠道疾病的高发期，老百姓要多加小心。不要食用生冷变质食品，蔬菜要洗净，剩饭菜要充分加热，饭前便后要洗手。烹饪时，生食及熟食应分开处理和存放，避免交叉污染。大肠杆菌不耐高温，把食物加热至100 ℃，3~5分钟就能被杀死，千万别让“病从口入”。

（张芳/文）

## 空气污染，女性易患2型糖尿病

德国最新医学调查显示，长期生活在空气严重污染的环境中特别是交通繁忙地区的人，患2型糖尿病的风险会增高。

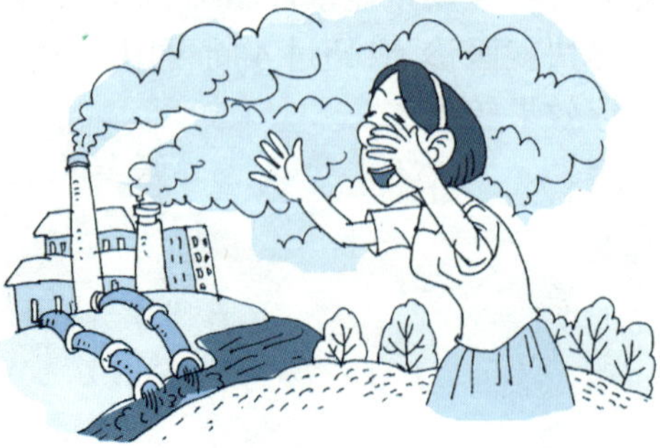

德国糖尿病中心自1985年开始对生活在德国鲁尔区的1 000多名54~55岁的妇女进行了空气污染对健康影响的跟踪调查，结果显示，生活在污染严重地区的妇女患2型糖尿病的风险明显较高。

此外，调查初期，被调查者的验血结果显示，来自交通污染严重地区的女性血液补体 C3c 值较高，这表明她们有隐性炎症，她们患 2 型糖尿病风险较高可能与其免疫系统处于较活跃状态有关。

（贾克维/文）

## 开灯睡觉增加患糖尿病风险

最新研究发现，周围环境灯光太亮会增加患糖尿病的风险。

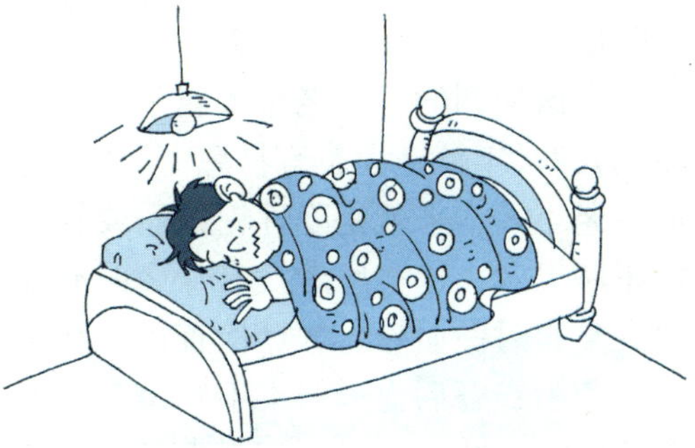

该研究由美国波士顿布莱根妇女医院和哈佛大学医学院共同完成。参试者睡觉前分别接受很亮灯光或较暗灯光照射。结果发现，与在暗光房间相比，在亮光房间的参试者褪黑素产生期限缩短了。

负责人介绍，褪黑素受体基因与 2 型糖尿病关系密切，影响血糖波动。

（魏学/文）

## 糖代谢异常与睡眠障碍相关

美国芝加哥大学范高特（Van Cauter）报告，有研究显示，近 50 年来，美国人群自我报告的睡眠时间明显缩短，而肥胖发生率却逐渐升高。

一项对前瞻性研究进行的荟萃分析表明，与参考睡眠时间相比，睡眠时间短者发生 2 型糖尿病的相对危险显著增加（$P$=0.024）。通过葡萄糖耐量试验，对睡眠时间短者糖尿病发病危险的研究显示，与睡眠时间正常者相比，睡眠时间短者的胰岛素敏感性、（骨骼肌脂质）沉积指数均显著下降。另一项睡眠研究显示，在校正了年龄、种族、性别、体质指数（BMI）、受教育情况或收入后，失眠与空腹血糖水平升高 28%相关。

糖尿病肥胖（diabesity）的流行与阻塞性睡眠呼吸暂停（OSA）相关。OSA 的危险因素包括男性、超重或肥胖、老年、颅面部解剖结构异常、家族史和种族。有研究表明，与正常受试者相比，有轻、中和重度 OSA 者的胰岛素敏感性分别下降 27%、37%和 48%。此外，塞伊卡恩

(Seican)等的研究显示,存在OSA与糖尿病前期患病率显著增高相关。OSA对血糖控制影响的研究显示,2型糖尿病患者的轻度OSA患病率最高;随着OSA严重程度的增加,糖尿病患者的血糖控制(HbA1C水平)情况逐渐变差。

(刘秋阳/文)

## 吃糖多,会不会得糖尿病

问:由于生活习惯及口味喜好,我一直喜吃甜食,每天早晨起床后还习惯饮用1杯蜂蜜水。可我儿子对我说,多吃糖会得糖尿病,并希望我改掉这一喜好。请问:吃糖多会不会得糖尿病?

答:在日常诊疗活动中,经常有患者或者其家属问:经常吃糖会得糖尿病吗?

要弄清这个问题,关键在于这个"糖"是指多糖还是单糖或双糖。如果所说的是多糖类碳水化合物,多吃一些是不会引起糖尿病的。但如果是糖果、白糖、红糖、冰糖等单糖与双糖,经常吃有诱发糖尿病的危险。研究表明,大量摄取单糖、双糖,一则可促使肥胖率增高而使糖尿病患者增多,二则会使许多隐性糖尿病患者迅速转为显性,从而增加糖尿病的发病人数,这在老年人群中尤为明显。

应该强调的是,老年人属于糖尿病高危人群,年龄越大越容易患糖尿病。有不少老年人本来就是隐性糖尿病或轻症糖尿病患者,这类患者没有什么明显症状,空腹时做血糖、尿糖检查也往往正常,若不查餐后血糖根本不知道自己患有糖尿病。此种情况下如果大量摄入单糖、双糖或输入葡萄糖,就会迅速演变为显性糖尿病。如再不注意,未能及时发现和正确处理,则会进一步演变成糖尿病高渗性昏迷,危及生命。所以,老年人要尽量少吃糖和甜食。

(贺洋/文)

## 低血糖症状因人而异

一般来说,成人血糖低于2.8毫摩/升就被视为低血糖。低血糖发作的主要表现包括出汗、颤抖、心悸、紧张、焦虑、饥饿、流口水、面色苍白、四肢冰冷等,此外还有精神不集中、反应迟钝、头晕嗜睡、看不清东西、步态不稳、幻觉、躁动、易怒等精神症状,严重者出现惊厥、昏迷。

不同的人,低血糖症状不一;同一个人,每次发生低血糖的反应也不一样。这与患者的年龄，机体对低血糖的反应，低血糖的程度、发生速度及持续时间有关。有的人对低血糖较敏感，血糖一低就会立刻感到饥饿、出汗、心悸等，而有的糖友由于长期慢性低血糖，反应较差，甚至可能一点反应都没有。

年龄不同，症状也不同。中青年人症状比较典型，主要表现为饥饿感、心慌、手抖、出虚汗、四肢无力等。老年人低血糖往往以神经精神症状为主，如嗜睡、意识障碍、偏瘫、抽搐、昏迷等。

一旦出现低血糖症状，糖友应及时补充糖分，坐卧休息。如果不能确定自己的症状是不是低血糖，应在及时采取措施后到医院专科咨询。

（闫爽/文）

## 爱护体内的“弹簧”

人体不断地经受着来自走、跑、跳等动作与地面之间产生的反向冲力的冲击和干扰，这些构成对人体特别是大脑的威胁，但奇怪的是人体却可以不受损害。这是因为人体内有一套类似弹簧的缓冲结构，起到很好的保护作用。

第一套弹簧：足弓　在人的足部，正常人足背向上凸，足心向内凹，形成像拱桥样的结构，医学上称之为“足弓”。足弓可保护足底的血管和神经免受压迫，同时还使足具有良好的弹性，缓冲行走、跳跃时的震荡。

第二套弹簧：脊柱弓　从脊柱侧面观察，自上而下在颈、胸、腰、骶部，各有一个弯曲。这些弯曲既能维持直立姿势，又增强了脊柱的弹性，对减轻头部的冲击起到重要的作用，对脊柱起连接作用的椎间盘，是一种类似弹簧的结构，它可像弹簧一样，随着压力的变化，随时改变脊柱的形态。它是重要的弹簧缓冲装置。

第三套弹簧：半月弓　膝关节内有一对呈半月形的半月板，它可使膝关节结合得更合适，有利于运动，同时可增加关节的弹性，在跳跃和剧烈运动时起缓冲作用。

人体里的弹簧，是人体的保护结构。可是，损伤、不正确姿势下的剧烈运动，往往会引起这些结构的病变，如驼背、椎间盘脱出、足弓塌陷等都是这些结构常见的病变，应引起重视，避免生活中对这些部位的损伤。

（胡群芳/文）

## 指甲生长速度预示啥

指甲的颜色、外形都会反映身体健康与否。其实，指甲的生长速度也有这种作用。

指甲作为皮肤的衍生物，可分为甲板、甲床、甲襞、甲沟、甲根等部分。指甲的生长由甲基质细胞决定，基质细胞位于指甲根部。基质细胞生命力极强，不断生长、分裂，并推进成形的细胞向指尖延伸。甲床和甲襞虽不参与指甲的纵向生长，但会控制指甲的形状。甲床上还遍布着毛细血管和神经末梢，为指甲提供生长所需的营养物质。指甲的生长速度在不同年龄是不一样的，婴儿时期生长较慢，随着年龄的增长指甲也越长越快，成年以后达到高峰，每周可长 1~1.5 毫米，过了 30 岁以后指甲的生长速度逐渐慢下来，每天约长 0.1 毫米。

研究发现，指甲生长速度与人体的某些病理变化有密切关系，特别是会影响身体血液循环及营养物质代谢的疾病，如患甲状腺功能亢进、帕金森综合征等疾病时，指甲一般长得较快。当人体处于甲状腺功能低下、心血管疾病、糖尿病、营养不良等状况下，指甲的生长就会变慢。因此平时注意观察指甲的生长变化，有利于及早发现身体的亚健康状态。

（杨洋/文）

## 癌性恶病质并非不可逆转

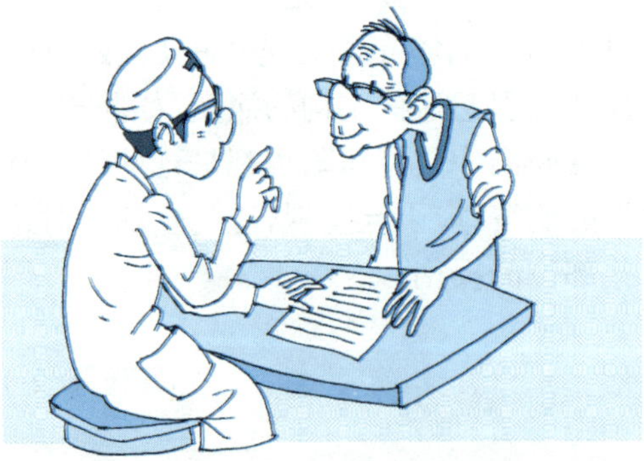

恶病质是以短期内体重下降、脂肪和肌肉群进行性消耗为特征，同时伴有厌食、贫血、水肿、衰竭等表现的综合征。50%肿瘤患者、80%终末期肿瘤患者发生癌性恶病质(oncologi-cal cachexia，OC)。OC 的代谢干预治疗主要包括食欲刺激剂、代谢调节剂、细胞因子等手段。

### 食欲刺激剂

增加食欲是维持营养状况的有效方法，疗效确切的是糖皮质激素和醋酸甲地孕酮。糖皮质激素明显增加食欲，至少在 4 周内可以明显地改善 OC 的各种症状，却少有体重明显增加，作用机制不明。醋酸甲地孕酮增加肿瘤患者食欲，增加脂肪为主的体重，为治疗 OC 的标准用药。增强胃肠道蠕动功能药物在控制厌食相关症状方面也在临床上被广泛使用。

## 代谢调节剂

逆转 OC 异常代谢的代谢调节剂是另一种主要选择。主要作用机制包括阻断细胞因子、促进合成代谢等。目前推荐用药包括二十二碳五烯酸（EPA）及 DHA，均为多不饱和脂肪酸；非甾体抗炎药沙立度胺等。EPA 是一种重要的 ω-3 多不饱和脂肪酸，通过抑制 ATP-泛素依赖蛋白水解通路抑制骨骼肌蛋白分解，干预 IL-6 表达和功能发挥，有效逆转实验动物体重丢失、抑制 OC 发生，EPA 作为抗恶病质药物的应用前景被广泛看好。非甾体抗炎药可减少 OC 者急性相蛋白、IL-6 以及皮质醇的水平，稳定全身蛋白质动员，甚至延长生存期。沙立度胺是 TNF-α 抑制剂，可改善晚期肿瘤患者失眠，抑制恶心，增进食欲，美国食品和药物管理局早在 20 世纪 90 年代就批准沙立度胺用于癌性厌食–恶病质。

生长激素类促合成代谢药物，可在转录和翻译水平上促蛋白质合成，纠正负氮平衡，表现为体重增加，肌肉周径增加，OC 者逆转治疗利用此类药物的需求性十分明显。目前非荷瘤状态下肿瘤患者应用已被临床初步验证为安全有效。探索肿瘤相关分子靶点以筛选适用生长激素的肿瘤类型可能是研究发展的方向之一。

## 细胞因子

细胞因子的变化早于 OC 出现，在细胞因子失衡前给予特异性抗体或抑制剂适度干预，就可阻止或延缓 OC 的发生，却也可能破坏机体免疫功能，研究各种 OC 相关细胞因子平衡有深远意义。蛋白酶体阻断剂可预防或治疗骨骼肌分解代谢反应，为治疗 OC 肌蛋白降解提供了新思路。

（秋岚/文）

# 你会掐人中吗

人中在人体的最上部，掐人中是普通大众都知道的一种急救办法。

人中穴在哪里　人中是针灸学里的一个穴位，它的位置在人的鼻子下方，鼻唇沟中间靠上的部分。

什么时候“掐人中”　人中穴被用来抢救一些急症有着两千多年的历史，开始时人中穴常被用于小儿惊风、中暑、中风等紧急状况的抢救。现在人们逐渐发现，人中穴在抢救各种出现昏迷的急症时特别有效，这一观点也逐渐被医学界承认。总结一下，掐人中可以用于抢救各种休克引起的昏迷，包括中风、低血压、婴儿惊厥、产妇昏迷等。

人中该怎么掐　掐人中也有一定的技巧。首先是掐人中的人，一般选择男性，一是因为男性的指甲一般不太长，二是因为男性比较有力。掐的时候要注意手法，一般情况下用大拇指指端按在人中穴上即可。具体的操作是这样的：把大拇指指端放到人中穴上，其他四指放在下颌处，这样就比较容易使劲。把大拇指放好之后，先从中间往上顶推，行强刺激，此步要注意不断活动大拇指，不能一直放在穴位上不动。时间控制在每分钟20~40次为宜，当然如果一刺激就苏醒，

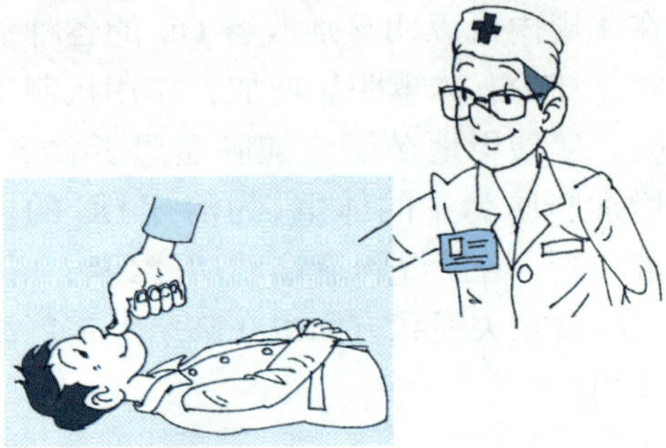

接下来就不要再掐了。

掐人中的几点注意事项　首先要注意掐人中不能一味地掐，也就是说不能用长长的指甲去掐昏迷者，而是要用拇指的力量按压穴位使人苏醒。所以掐人中一般不用女性，最主要原因是女性的指甲一般比较长而且没有劲。如果掐人中后患者还是没有苏醒，还可以用针灸针刺激人中穴，当然这需要患者的家属懂一点针灸知识。

（郝金玲/文）

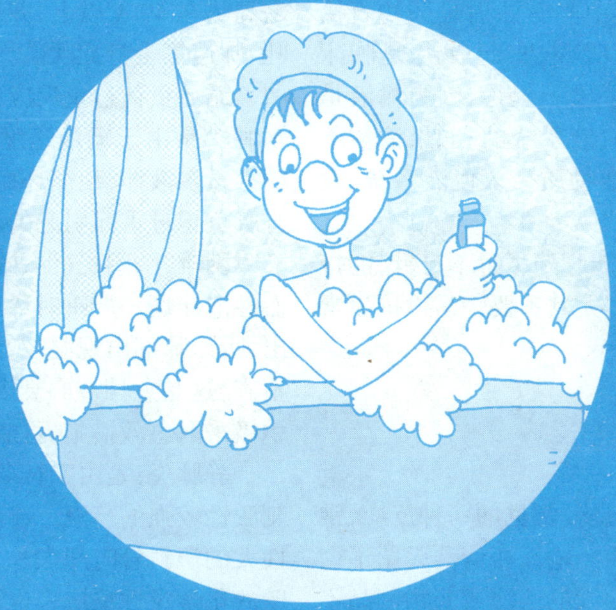

# 第五篇

## 合理用药须牢记

# 静脉输液知多少

医生选择给药途径是根据药物的性质、剂型、机体组织对药物的吸收情况和治疗需要而定的，常用的给药途径有口服、舌下含化、吸入、外敷、直肠给药以及各种注射，其中静脉注射是药物直接进入血液循环，吸收快，起效快，是临床上常用的治疗手段。但是，因为输液是药物直接进入血液系统的，如果清洁不好，就会将其他物质带入血液系统，发生破坏作用。

专家提示，能吃药尽量不打针，能打针尽量不输液，尤其不要轻易输抗生素和糖皮质激素。

## 常见的输液反应

发热反应：是较常见的一种反应，常因输入致热物质，输液瓶清洁灭菌不彻底或被污染，输入的溶液或药物制品不纯、消毒保存不良或输液器被污染，输液过程中未能严格执行无菌操作技术要求所致。表现为发冷、寒战和发热，轻者发热常在 38 ℃左右，在停止输液数小时内可自行恢复正常。严重者，初起寒战，继之高热在 40 ℃以上，并有头痛、恶心、呕吐、脉速等全身症状。

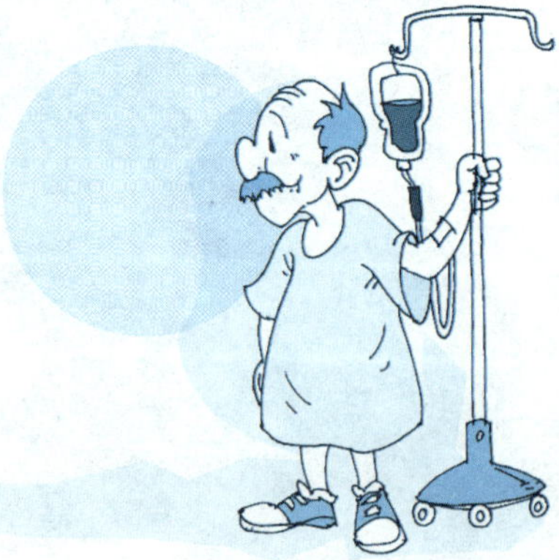

循环负荷过重反应：也称为“急性肺水肿”，是由于输液速度过快，短时间内输入过多液体，使循环血容量急剧增加，心脏负担过重而引起的。患者突然出现呼吸困难，胸闷、气促、咳嗽，咳泡沫痰或血性泡沫痰，严重时稀痰液可从口鼻涌出，听诊肺部出现湿啰音，心率快且节律不齐。这是急性左心衰竭的表现，如果不积极采取急救措施，可能有生命危险。

静脉炎：是由于长期输注浓度过高、刺激性较强的药液，或静脉内放置刺激性大的塑料管时间太长，引起局部静脉壁的化学炎性反应；也可因在输液过程中，无菌操作不严，引起局部静脉的感染。沿静脉走向出现条索状红线，局部组织发红、肿胀、灼热、疼痛，有时伴有畏寒、发热等全身症状。

空气栓塞：是输液时空气未排尽，橡胶管连接不紧有漏缝或加压输液、输血无人在旁看守时，可能发生的危险并发症。只要少量空气进入静脉，患者就会感到胸部异常不适，随即发生呼吸困难、严重发绀和缺氧，并可立即导致死亡。

### 微粒污染

微粒污染是药液中的非代谢性颗粒杂质，其直径一般为 1~15 微米，是肉眼观察不到的小颗粒杂质。微粒进入人体后，不能被机体吸收，将伴随人一生，在医学上称为“微粒污染”。心、脑、肝、肾脏等是最易被微粒损害的部位，较大的微粒可以引起血栓、血管栓塞、静脉炎、肺内肉芽肿、血小板减少症和过敏反应。

### 滥用抗生素

滥用输液的直接后果就是抗生素滥用。由于滥用抗生素，导致耐药性不断增加，现在人类进入“耐药时代”。若长期滥用抗生素，就会引起体内菌群失调，致使有害菌大量繁殖，而正常菌种被抑制或杀灭，会加重病情或者出现新的病变。另外，抗生素滥用会出现过敏反应、毒性反应，易致儿童永久性耳聋等。

### 改变用药观念迫在眉睫

鉴于滥用输液的危害性，专家提出，医生和患者都应该改变用药观念。依据病情采用适当的药物剂型和给药途径是提高治疗效果和减少药物不良反应的关键。如果病情轻微或处于平稳控制阶段，或需要长期使用药物，一般宜采取口服给药或肌注给药，病情紧急或严重的情况下则仍需要快速的静脉输注治疗。

（刘麦仙/文）

## 老年人用非处方药须注意五点

人老了就好比机器老化，难免出现这样那样的问题。当锻炼、饮食调节、改变不良生活习惯等不能“润滑”机器时，就需要用药物来“维修”，以免造成大的“机械故障”。在药物中，非处方药（OTC）使用范围较广，其存在的隐患与处方药是相同的，如果过量或不当使用，也会产生许多不良反应。因此老年人在服用时也要注意下面五个问题，以保障身体健康。

别自己当大夫　随着年龄的增长，老年人的身体功能处于退化期，对于体内的病理变化不敏感，导致很多疾病的临床表现不明显，或者发生部位上的偏差，结果重病有可能被当成小病，以为买点药吃就能好，结果贻误了治疗的最佳时间，加重病情，甚至导致不可挽回的结果。因此，老年人有了不舒服，最好先到医院进行系统检查，确诊疾病，千万别自己当大夫，胡乱买药用药。

用药别随意　老年人记忆力下降，忘记用药是很常见的。有些人一旦漏服一次药后，下次服药时就自行服用双倍剂量;还有的老年人为了能“立竿见影”,总是自行加量。这些做法都是非常危险的,因为服药过量造成的危害,可能比原疾病更为严重。为了做到按时用药,最好用定时钟并写一纸条置于明显位置,以提醒自己准时用药。

服药有技巧　内服药片或胶囊时,至少应用半杯温开水(100~150 毫升)送服,水量过少药片易滞留在食管壁上,既刺激食管,又影响疗效。服药的姿势以站立最佳,即使卧床也应坐直身体,吞下药片后约 1 分钟再躺下。控释片、缓释片、肠溶片以及吲哚美辛类解热镇痛药等均不能嚼碎后服用,而像氢氧化铝、胃得乐等药物则需要嚼碎或打碎后服用,否则不仅影响药物吸收,还会增加不良反应。

留神病情变化　一般来说,“是药三分毒”,只不过非处方药比处方药安全性高一些。药物不良反应最常见的就是过敏反应,首先,要了解自己有无药物过敏、过敏的药物种类,避免使用此类药物;其次,在使用药物的过程中加倍小心,留心观察用药后全身变化,如皮疹、瘙痒、红斑、头晕、无力等,一旦出现严重反应,应立即停药就医。

别乱搭药物　药物之间存在相互作用,一种药物可以干扰另一种药物的药效,如抑酸药(雷尼替丁或法莫替丁)可改变胃的酸碱度,当它们与抗生素和抗心脏病药等联用时就会妨碍这些药物的吸收,使后者发挥不了应有的作用;有时候两种药物联用后作用会增加,例如为了防治血管内血栓,患者需要服用阿司匹林或华法林这两种抗凝血药,但如果在服华法林的同时,又不经意地服用了阿司匹林,那么华法林的抗凝血作用就会大大增强而导致出血。因此,在用药前应向医师或药师咨询。

(马萍/文)

## 没过保质期,药品也可能失效

很多药会自然提前它的失效期,因为一般标注的有效期指药品在未开封状态下的有效期,一旦打开包装,有效期比标注的有效期要短。比如,今年 3 月买的瓶装药有效期是 1 年,开封后药效一般只能保持到今年 9 月左右,而不是明年的 3 月。专家解释说,药物出厂装瓶都是密封的,瓶中空气量和水分很少,未开封状态下可达到说明书上标注的有效期。但开封后的药物与外界接触,空气和水分侵入会影响药效,甚至产生有毒物质。具体失效日期,还要视保存条件而定,可以肯定的是在说明书标注的有效期之前。

瓶装药开封后 6 个月内用完。

瓶装药一般药量较大,除非是患有慢性病,否则很难在短时间内用完。因此,瓶装药开封后有效期通常在 6 个月左右，如想继续使用最好征求药师意见。另外，有的瓶装药塞有一小团棉花或纸团，它的作用是防止药品在运输过程中晃动、碰撞，与药效长短没有关系，药瓶开启后可将其丢弃。用塑料袋装的药物也是一样，这种包装的药物多是颗粒状或粉剂，更容易失效，开封后最好在1个月内用完。

液体药开封后3个月内用完。

液体药稳定性比固体药差。比如，眼药水一旦开封，有效成分会因接触空气而变质，药液变得混浊，通常开封后半个月到3个月内用完。没有用完的，不可存放等以后再用。

铝塑装药不影响有效期。

铝塑装药，就是我们平时常见的“板装”药，是把胶囊或药片封在独立的塑料泡中。吃药时，把胶囊或药片从塑料泡中挤出来，需要吃多少就挤出几粒，这种独立包装的药物不会和空气过多接触，可按照有效期使用。

（张绍国/文）

## 药瓶里的干燥剂快扔掉

打开药瓶，里面都有一小团棉花或一小袋干燥剂。您是否认为，干燥剂可以吸水，保证药品干燥，延缓其变质，就让它继续留在药瓶里呢?

很遗憾，如果你这样做，就错了。药瓶内的棉花和干燥剂，在开瓶后必须立刻丢弃，否则可能吸附水汽，让水汽留在药罐内，反而容易使药品潮湿变质。调查表明，国人对这个常识相当缺乏。

药瓶未开封前，放置棉花的用意有二：一是避免运送过程中的碰撞导致药品粉化，二是阻止水汽进入。干燥剂则是为了在有少量水汽进入药瓶时，可将其吸附。药瓶一旦开封，这两个“帮手”反而会变成吸附水汽的“凶手”，最好把它们丢掉，别继续放在药瓶里。

药品怕光照、潮湿、高温，一旦开封后，最好能够放在干燥箱内，这是最理想的保存方式。最忌讳放在浴室、厨房等地方，这些潮湿的场所容易使药品坏得更快。

还要提醒的是，药品开封后最好尽快服用，不要长期存放。药瓶上标示的保存期限是“未开封”状态下的期限，一旦开封，保存期限就会缩短。因此，吃不完的药别因为怕浪费而留下来。否则，吃了变质药品不但不会治病，还可能伤身。

（唐晓东/文）

## 老年人用药不当易致病

老年人组织器官退化，生理功能下降，药物代谢缓慢，即使药物剂量正常也易出现不良反应，严重者可导致病情加重或并发症发生。

更年期服乙烯雌酚可致子宫内膜癌。在缺乏孕激素的情况下长期使用，可使子宫内膜过度增生成子宫内膜癌。此外，本药还可致高血压、水肿、心衰加重、男性乳房发育等。

慢性阻塞性肺病服地西泮（安定）可致急性呼吸衰竭　老年人大多患有慢性阻塞性肺病，使用地西泮可使呼吸肌松弛，呼吸无力，气体交换困难，痰液阻塞，从而导致急性呼吸衰竭，故患有慢性阻塞性肺病的老年人慎用。重症肌无力、注意力需高度集中者也应慎用。

低血压或高血压患者服麻黄碱可致急性心肌梗死　低血压或高血压、支气管哮喘、过敏反应者使用麻黄碱易致心肌耗氧量增加，诱发心绞痛或心肌梗死。此外，麻黄碱还可因中枢兴奋而致不安、失眠。故低血压或高血压、器质性心脏病、甲亢者禁用。

前列腺增生服氯烯雌醚可致乳房肿痛　长期应用氯烯雌醚对垂体、肾上腺皮质功能影响不大，但可导致一些不良反应如男性乳房肿痛和声音女性化，以及头晕、头痛等。有血栓病史者慎用，乳腺癌和未明确诊断的妇科出血者禁用。

（陈金伟/文）

## 服药前要弄清五点

专家指出，有很多患者在医院领完药后就匆匆离去，对于所服药物的使用等常常是一知半解，这样难免会带来健康隐患。为了用药安全，患者及其家属在领药后，以下五点尤其要弄清。

看药名　药袋上都附有药品的中文商品名，这样服用后发生过敏或其他异常现象时，可以正确告知医生是何种药物所致，以避免再次开同类药品。

知药效　知道药品的疗效，可了解自己的疾病状态与医生的治疗方式，同时亦可避免用药错误。

知用法　患者绝对不可根据自己过去服药方式使用目前所开出的药品，因为医师会依病情变化而改变药物的使用剂量与用法。有些药品属于塞剂，千万不可误食；其他如眼药水、耳滴剂、鼻喷剂、吸入剂、贴片等，各种剂型的使用方式都不同。因此，使用前务必再次确认药品正确的使用方法，才能用得安全又有效。

用多久　用药疗程是治愈疾病重要的一环，所以药品该使用多久应问清楚。尤其抗生素类的药品，杀菌效果与疗程息息相关，患者必须遵照医生指示接受完整疗程的治疗，不可因症状改善就不再服药，以免造成抗药性、病情复发或引发更严重的感染。

注意事项　患者应清楚所服用药物的注意事项。例如有些药品不可与葡萄柚汁一起服用；有些药品会造成嗜睡，开车时应小心；有些药品不能与酒同服等。

（葛静/文）

## “慎用”“忌用”“禁用”是何意

通常情况下，人们在服用药品前都会看说明书，上面除了有药品成分、性状、适应证、规格、用法用量外，一般还有药品的不良反应和用药注意——“慎用”“忌用”“禁用”等用药提示。据专家介绍，这三个词虽然只有一字之差，但从用药的安全性来看是大大不同的，患者一定要遵医嘱，认真阅读说明书，一定要留意分清其中含义，以免带来后患。

慎用　提醒患者服用该药时要小心谨慎，在服用之后，必须细心观察用药后有无不良反应。如有就必须立即停止服用，如果没有则可以密切观察继续服用。因此，“慎用”是告诉用药者，有些人可能容易对此种药产生不良反应，要留神服用，并不是说不能使用。一般来说，遇到慎用药品时，应当向药师咨询权衡利弊后再使用为好。

忌用　比“慎用”进了一步，已达到不适宜使用或避免使用的程度。标明“忌用”的药物，说明其不良反应比较明确，发生不良反应的可能性比较大。但因人的个体差异，不能一概而论。属于“忌用”的人群最好远离这些药品。

禁用　是对用药最严厉的警告。“禁用”就是绝对禁止使用，因为由此引起的反应可能是致命的，要绝对远离这些药品。患者如不小心使用了禁用药品，出现异常情况，必须立即就医。

（符玉琴/文）

## 经常服药的中老年人要补哪些营养素

我国55岁以上的中老年人中，有80%的人因慢性病长期服药或间断服药。记者近日采访中国药科大学临床药理学博士陈林雅时得知，很多人药物治疗的效果并不理想，这除了与治疗方案有关外，药物导致营养素流失进而影响康复是重要因素。据估算，长期服药的中老年人中约50%因药物导致营养素流失，影响了疾病的治疗，必须引起高度警惕!

据陈博士介绍，老年人一般疾病较多，往往同时服用多种药物（人均用药7种左右），多种药物相互作用影响了人体对营养素的吸收，如有的药物作用于胃肠道，引起人体营养吸收不良；有的药物会促使营养素的排泄。人体如果长期缺乏各种营养素，就会加速衰老，使免疫力下降，影响疾病的康复。此外，还会形成生病—吃药—营养素流失—再生病—再吃药的恶性循环。陈博士提醒，经常服药的中老年患者，应了解哪些药物会造成营养素流失，并及时从饮食中补充，这对有效提高药物疗效和促进疾病康复大有益处。

## 降压药

长期服用降压药寿比山（吲达帕胺），会出现消化不良、腹胀、四肢无力症状，这多是缺钾造成的。寿比山具有钙拮抗作用，它与血管平滑肌上的钙离子通道结合，使外周血管阻力下降，从而达到降压目的，但寿比山同时具有利尿作用，容易使钾从尿中排出而导致钾缺乏。北京降压0号（复方降压平），其中的氢氯噻嗪成分也具有利尿作用。所以服用寿比山或北京降压0号应注意补钾。含钾丰富的食物较多，如香蕉、豌豆、土豆、芋头、菠菜、甘薯、海带、橘子、葡萄等，每天选择其中两种食用（每种50克）即可。上述降压药还会使体内潴留水分排出，最好再适量补充点镁和锌，每天吃南瓜子、栗子、杏仁等25克。此外，降压药开博通（卡托普利），易引起人体胶原蛋白流失，因此每周宜吃两次用黄豆和肉皮煮成的肉皮冻，每次200克，以提高人体胶原蛋白含量。

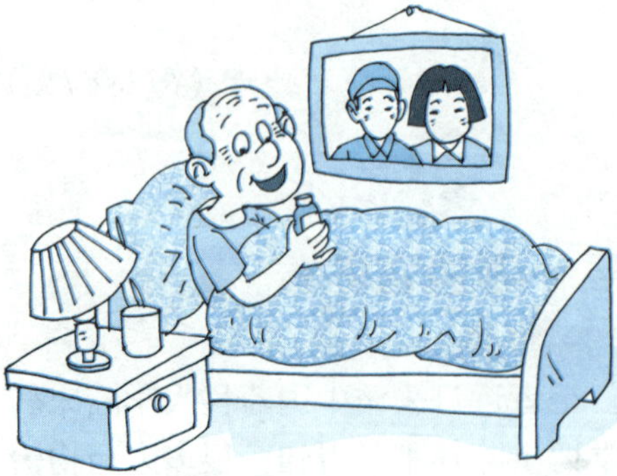

## 降脂药

服用降脂药辛伐他汀（舒降脂）、洛伐他汀（美降脂）、氟伐他汀（来可适）等，易出现肌肉酸痛、疲劳乏力，这是此类药物导致人体辅酶$Q_{10}$丢失所致。此类他汀类降脂药，在促进肝脏清除血液里胆固醇达到降脂效果的同时，可导致辅酶$Q_{10}$丢失。辅酶$Q_{10}$对心肌细胞有重要作用，能增强体能和精力、保护心血管等。富含辅酶$Q_{10}$的食物有牛肉、鸡肉、沙丁鱼、鲭鱼、坚果、豆油、糙米、全麦面粉等。其中糙米含脂肪少，膳食纤维丰富，特别适合高血脂服用他汀类降脂药的老年人食用。血糖高需控制主食者可饮用糙米茶，将糙米 100 克放在锅内小火干炒（不加油）至黄褐色，再将 1 000 毫升水煮沸，放入炒好的糙米即可，代茶饮。

## 降糖药

长期服用二甲双胍、苯乙双胍，会出现舌、口腔黏膜溃疡和失眠，这是因为这两种降糖药阻碍肠道吸收维生素 $B_{12}$ 所致。维生素 $B_{12}$ 主要存在于动物性食物中，需要与钙结合才能发挥预防贫血、维护神经系统健康的功能。富含维生素 $B_{12}$ 的食物有鱼、蛋、紫菜、南瓜等，茶叶中的含量也比较丰富。其中南瓜既能补充维生素 $B_{12}$，又兼具一定的降糖功效，特别适合服降糖药的老年朋友食用。此外，服用降糖药马来酸罗格列酮（文迪雅），会出现轻度水肿和贫血，应注意补充蛋白质，即每天吃一个鸡蛋白，可基本满足需要。

抗生素　口服青霉素、罗红霉素、头孢拉定等抗生素时，可诱发便秘或腹泻，这是因为抗生素在杀死病菌的同时，也杀死一些有益健康的细菌，使胃肠道内菌群失调所致。服用抗生素期间，每天应喝 2 杯（约 800 毫升）酸奶，酸奶里富含双歧杆菌，可以维护肠道正常菌群平衡，防止便秘、腹泻，提高消化率。另外服用抗生素时要尽量减少服用周期，服用一段时间后要及时更换药物，必要时口服含歧化酶类的药物，以维持胃肠黏膜的功能。

阿司匹林　长期服用易发生缺钙和致骨质疏松。阿司匹林可抑制血小板聚集，常以小剂量长期服用来预防心肌梗死、动脉粥样硬化、动脉血栓，但也会使体内维生素 D 代谢加速而导致缺乏，从而造成人体钙缺乏。中老年人补钙的好办法是饭后喝加香蕉的牛奶。具体做法是：将半个香蕉放热水里焯一下，取出弄碎，与牛奶 500 毫升混合饮用。值得提醒的是，多晒太阳可合成维生素 D，也可起到补钙作用。夏季晒太阳的最佳时间为上午 9 点以前，下午 4 点以后。

左旋多巴　长期服用会干扰维生素 $B_6$ 的正常代谢，容易出现口炎、口唇干裂、舌炎。但大剂量补充维生素 $B_6$ 会影响帕金森病的治疗效果，因此通过饮食补充更好。含维生素 $B_6$ 较多的有黄豆、鹰嘴豆、葵花子、核桃。服用左旋多巴的帕金森病患者一天应吃 50 克葵花子或核桃仁，一般在服药半小时后吃。另外，维生素 $B_6$ 与氨基酸代谢关系密切，帕金森病患者应注意补充蛋白质，晚餐宜进食 50 克瘦肉。

硫糖铝　胃溃疡患者长期服用硫糖铝，可出现骨骼疼痛。硫糖铝可与食物中的磷酸根生成不能吸收的磷酸盐，使患者出现一种磷缺乏症，造成骨骼疼痛甚至发生骨质软化症。含磷的食物有蛋类、奶类、海带、紫菜、芝麻酱、花生等，其中芝麻酱不仅可补充磷，还可在胃黏膜形成保护膜，减少胃酸对胃黏膜的伤害。每天早餐时吃一勺约 15 克芝麻酱即可。

吲哚美辛　长期服用消炎痛（吲哚美辛、美达新），可出现体重增加、水肿等症状。吲哚美辛是治疗风湿性关节炎的常用药,其代谢产物经胆囊排泄,影响肝胆功能,多补充一些生物类黄酮,可减轻药物的毒副作用。葡萄籽也被认为是最佳的生物类黄酮，每日将100克葡萄洗净,连皮带籽榨汁饮用。

（于菲/文）

## 老年患者化疗,慎选药物及剂量

随着人口老龄化的加剧，老年肿瘤的治疗问题成为目前临床研究的热点之一。近年来,老年肿瘤患者呈逐年上升的趋势,恶性肿瘤是60~70岁年龄段人群的首要死亡原因。老年肿瘤患者的治疗问题也尤其重要。

在计划对老年患者化疗时，一定要将老年人生理特点估计在内，年龄本身并不是肿瘤化疗的禁忌证和预后的独立相关因素。老年肿瘤患者可以从合理的治疗方案中获益。专家提醒,对老年肿瘤患者化疗要慎重选择药物及用药剂量。

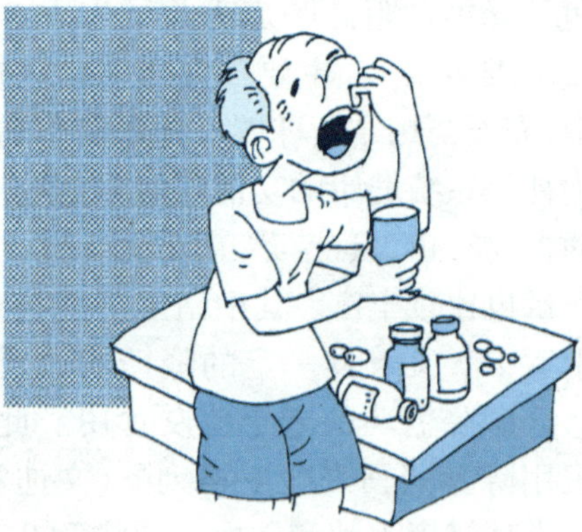

影响化疗效果的几个重要因素有肝脏功能、肾脏功能、造血功能和肺功能。首先是肝脏功能。老年人的肝血流量较年轻人显著减少。随着肝脏重量下降及血流量减少,肝功能也减退,清除安替比林的能力减退,去甲基化能力、超氧化物歧化酶的抗自由基能力减低，抗肿瘤药物在肝内的代谢会受到影响。

其次是肾脏功能。老年人肾脏的重量比成熟期(25岁左右)约减少30%;在25~85岁间,肾单位总数减少30%~40%;肾血流量自20~90岁减少53%，而肾小球滤过率则减少53%。肾小球滤过率降低,肾血流量减少,意味着药物排泄率减低。

第三是造血功能。英国学者观察到,英国60岁以上的老年人每增加10岁,贫血的发生率增加,这与营养、缺铁、出血等一般常见的贫血原因无关。老年人干细胞增殖减低，而抗肿瘤药物中绝大多数都有骨髓抑制，对骨髓造血功能减退的老年肿瘤患者，使用化疗药物时必须谨慎，因骨髓造血功能减低会导致细胞免疫功能和体液免疫功能有所减退。

第四是肺功能。老年人的呼气功能减弱,残气量增加,氧分压减低,氧饱和度减少，在使用能使肺纤维化的药物时要有所保留。

综合以上因素，在对老年肿瘤患者化疗时，选择治疗对象要更严格一些，行为状态分数在70分以上，血常规正常，肝、肾功能正常，无心电图显示的心肌损伤，无心功能、肺功能失调的表现，无明显感染等患者，方可予以化疗。

临床上对老年肿瘤患者进行化疗，要做到个体化，选择合适的给药途径，合理使用相应的药物以减低不良反应，同时应加强支持治疗及免疫治疗。对60~65岁的患者用常用的剂量，65~70岁用原量的90%，70~75岁用原量的80%，75~80岁用原量的70%，80岁以上用原量的50%~60%。化疗时要适度，不能过度化疗，以免造成一些不可逆的脏器损伤，同时要经常与患者沟通，了解患者的思想动态，使治疗肿瘤达到最佳疗效。

（关鑫/文）

## 老年人基础疾患多，切忌乱服壮阳药

近年来，随着人们生活水平的提高，服用壮阳药或希望通过服用壮阳药来治疗老年性功能障碍的人不断增加。应该说，有效的壮阳药能改善性功能，满足老年人对性生活的渴望及达到性和谐。但老年人一定要慎重服用壮阳药，切忌过量。一方面，老年人多有基础疾病，如高血压、心脑血管疾病、糖尿病等，过量服用易致严重后果；另一方面，老年人脏器功能减退，药物在体内代谢减慢，储存时间长，药物作用强，过量服用使不良反应大大增加。

目前，治疗性功能障碍的药物种类繁多，它们大多含有性激素以及有刺激神经、促进性兴奋、扩张血管等作用的成分，因此，老年人一定要慎服壮阳药，即使服用也应在男科医生指导下进行。

（张铁鹰/文）

## 慢性病患者服药应忌口

酒　酒的主要成分是乙醇，饮用后会刺激或抑制肝药酶代谢系统。服用抗高血压药复方利血平时如饮酒，非但不降压，反而使血压急剧升高。酒还可降低血糖水平。服用降糖药如格列苯脲、格列喹酮时，饮酒会加重对中枢神经的抑制，出现昏迷、低血糖症状。

茶叶　茶叶中含有大量鞣酸，能与药物中的金属离子如钙、铁、铝、钴、铋结合而产生沉淀，影响药物的吸收。鞣酸还可与四环素、大环内酯类抗生素(罗红霉素、阿奇霉素等)结合,影响抗菌活性。这两类抗生素会增加茶叶中茶碱的毒性,导致恶心、呕吐等不良反应。

食醋　食醋的主要成分是醋酸,不宜与碱性药(碳酸氢钠、红霉素等)同服。否则易发生酸碱中和,使药物失效。食醋还不宜与磺胺药同服。磺胺药主要由肾脏排泄,在尿液中浓度高,在酸性条件下溶解度降低,可在尿道中形成结晶,出现尿闭、尿痛。患者服用此药时更应大量饮水。氨基糖苷类抗生素(庆大霉素、阿米卡星等)对肾脏毒性大,碱化尿液可避免解离,食醋会加重其毒性作用。因此,患者应多饮水,加快药物的排泄。

食盐　患有肾炎、高血压等慢性病者,应严格控制食盐的摄取。对于蛋白质、脂肪的摄入也应注意。服用抗结核药异烟肼时不宜吃鱼,因它可干扰鱼类所含蛋白质的分解,使其中间产物在体内聚集,发生中毒,出现头痛、头晕的症状。

一般来讲,服用药物宜多喝白开水。例如,平喘药(茶碱片等)可提高肾血流量,有利尿作用,易出现多尿。哮喘患者往往伴有血容量降低,所以应多饮水,补充体液。

(冯文利/文)

## 服芬必得:讲要领才止痛

芬必得(布洛芬缓释胶囊)是用于缓解轻至中度疼痛效果比较明显的止痛药,很多家庭都会把芬必得作为家里的常备药物,在出现头痛、牙痛、关节痛、痛经等症状时使用。但服用芬必得要注意以下几点:

按时按量服　芬必得必须采用整粒吞服方式,不得打开或溶解后服用。成人一次1粒,一日2次(早晚各一次)。此外,芬必得为对症治疗药,不宜长期或大量使用,如止痛不超过5天,解热不超过3天,若症状还不能缓解,请及时咨询医师或药师。

尽早服　对于常见的头痛、牙痛、关节痛、神经痛等不适,症状还不是很明显的时候,大部分人都会选择忍耐,心中都有“过几天就会好的”侥幸心理,直到疼痛剧烈、无法忍受的时候,才会选择芬必得等止痛的方法,此做法是不对的。

忌饮料冲服　咖啡中含有咖啡因,可以和一些药物成分相互作用,导致药效减弱或增强,所以不宜同时喝。比如在芬必得的说明书中就特别提示,服用期间不得饮酒或含有酒精的饮料。

(刘俊/文)

## 吃了退热药不要捂汗

“发热时盖上被子捂一捂，多出点汗退热快。”这是很常见的降温方法，实际上却是一个很大的误区。尤其在高热吃了退热药后，过度捂汗不但不利于散热，反而会使体温在短时间内升得更高，还可能造成脱水。

除了不能用被子捂汗，还要把衣服解开，宽松些，增加体表与空气接触的面积，有利于汗液蒸发。在没有冷风直吹的情况下，松开衣服也是一种很好的降温方法。

如果成年人体温超过 38.5 ℃或出现头痛、烦躁等不适，在吃退热药的同时，最好采用物理降温的方法，用温水或酒精擦拭身体。但此法不可用于 2 岁以下幼儿。

需要提醒的是，绝不要依赖退热药，甚至重复用药。有些人为了退热迅速，会多吃一片退热药，或者加用其他退热药或含有退热药成分的感冒药，其实这都是很危险的。因此，一定要严格按照药品说明书使用退热药。

（林玲/文）

## 帮助睡眠的药物有哪些

目前用于镇静催眠的药很多，苯二氮䓬类药物最为常用。按照半衰期，这类药物可分为短、中、长效三类。短效类：半衰期小于 12 小时，如三唑仑、咪达唑仑、奥沙西泮和溴替唑仑等，主要用于入睡困难；中效类：半衰期 10~20 小时，主要用于睡眠不实、易醒，如替马西泮、劳拉西泮、艾司唑仑、阿普唑仑等；长效类：半衰期在 20 小时以上，主要用于早醒和醒后难入睡，常用的有氯硝西泮、地西泮、硝西泮、氟西泮及氟硝西泮等。下面分别举例简介。

### 偶发失眠选短效

咪达唑仑　又名“咪唑安定”“多美康”。作用时间短，适用于各种失眠和睡眠节律障碍、入睡困难、手术或诊断性操作前用药。用量为成人每次 7.5~15 毫克，睡前服用。由于服药后 6 小时内可影响驾驶和机械操作能力，因此，从事上述工作的人应慎用。此外，精神分裂症及严重抑郁症者不宜服用，孕妇、重症肌无力者禁用。

唑吡坦　此类药物作用快，适用于治疗偶发性、暂时性、慢性失眠症。患者必须在临睡前服药。65 岁以下患者每次服用 10 毫克为宜,65 岁以上的患者每次服用 5 毫克为宜，每天剂量不得超过 10 毫克。此类药物的不良反应有眩晕、嗜睡、恶心、腹泻、头痛、记忆力减退等，有可能减低驾驶员和机器操作者的注意力,从事上述工作的人应慎用。此外,年老者、肝肾功能不全者慎用,孕妇、哺乳期妇女、15 岁以下儿童禁用。

## 入眠多梦选中效

艾司唑仑　适用于焦虑、失眠、紧张以及癫痫大、小发作和术前镇静等。此药用于催眠,每次口服 2~4 毫克,睡前服。患者偶有疲乏、无力、嗜睡等不良反应，1~2 小时后可自行消失。孕妇,婴幼儿,老年高血压患者,心、肝、肾功能不全者慎用,青光眼、重症肌无力患者禁用。

阿普唑仑　有催眠镇静和抗焦虑作用,主要用于焦虑、紧张、激动,可作为催眠或焦虑的辅助用药,也可作为抗惊恐药,还能缓解急性酒精戒断症状。此药用于镇静催眠的剂量为 0.4~0.8 毫克,睡前服。常见的不良反应有嗜睡、头昏、乏力等。

## 睡眠浅选长效

地西泮　为中枢神经系统抑制药，可引起中枢神经系统不同部位的抑制，随着用量的加大，临床表现可自轻度的镇静到催眠甚至昏迷。此药用于催眠的剂量为 5~10 毫克,睡前服用。常见的不良反应有嗜睡、头昏、乏力等。需要注意的是，长期连续用药可产生依赖性和成瘾性,停药可能发生戒断症状,表现为激动或忧郁,因此应避免连续使用。孕妇、哺乳期妇女、新生儿禁用。

复方地西泮片　每片含地西泮 1.25 毫克、谷维素 40 毫克、维生素 $B_1$10 毫克。此药用法和功效与地西泮相同,用于治疗睡眠障碍。

氟西泮　具有抗焦虑作用，能消除患者的焦虑、紧张,作用强,但镇静、催眠作用比地西泮小。此药适用于心身疾病、自主神经功能紊乱、脑性麻痹等疾病所致的焦虑、紧张、抑郁及失眠等焦虑状态和焦虑症。口服通常成人每日 7.5 毫克，分 3 次服用，剂量可根据病情和年龄调整。患者服药后可能出现胃肠道反应,老年人可致共济失调。肝、肾功能不全者及孕妇慎用。

（王有国/文）

## 喹诺酮类药物使用三注意

喹诺酮类药物是近年来发展较快的一类抗菌药物，广泛应用于泌尿生殖系统感染、肠道感染及呼吸道感染等疾病的治疗。常用的有诺氟沙星、环丙沙星、氧氟沙星、左氧氟沙星、加替沙星、氟罗沙星等。此类药物在使用时要注意以下几点：

合用药物要谨慎　非甾体抗炎药与喹诺酮类药物同服可导致中枢神经系统兴奋，引起惊厥。

少年儿童要禁用　喹诺酮类药物可使儿童的骨骺线过早骨化、抑制骨骼增长，影响身高。所以，对 16 岁以下的少年儿童，特别是骨骼处于生长期的婴幼儿应避免应用喹诺酮类药物，以免发生骨、关节病变及骨生成受阻，导致孩子不长个儿。

夏天使用要防晒　有的患者服用喹诺酮类药物后，如果接触太阳光线，皮肤会出现发红、发痒、发热，甚至出现灼痛、水疱、破溃等，称为光敏性药疹。因此，在使用喹诺酮类药物期间及停药后 5 天内不要晒太阳，外出时应特别注意皮肤防护，打遮阳伞并涂防晒霜。如果发生光敏性药疹，应立即停用药物。

（程怀孟/文）

## 服磺胺药不可同食山楂

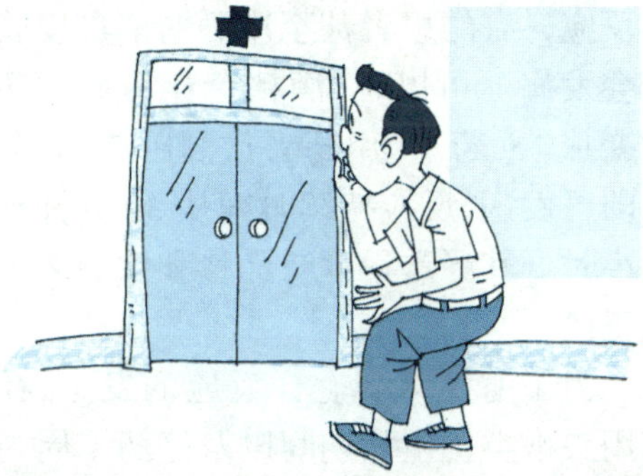

一天，刚从大学毕业的小林，不慎着凉，感觉有发热、腹泻症状，即到医院就诊。医生开了泰诺酚麻美敏片，每日 4 次，每次口服 1 片；复方磺胺甲噁唑片，每日 2 次，每次口服 2 片。回到家中，小林按医嘱服用磺胺药。服药后，小林感觉口中有些苦，看到桌上的山楂和乌梅，便随手往嘴里放了 1 片山楂、1 粒乌梅，口中苦味顿时好了许多。正在此时，小林的好友小李过来探望。小李是一位全科医生。一进门，他就看到小林手中的山楂片、乌梅，小李告诉他，服磺胺药最好不要吃山楂。

复方磺胺甲噁唑片是磺胺甲噁唑（SMZ）与甲氧苄啶（TMP）的复方制剂。磺胺药主要通过肾脏排泄，尿中药物排泄量与尿液 pH 有关，在碱性尿中排泄增多。服用复方磺胺甲噁唑片时可发生结晶尿、血尿等不良反应，所以在用药时应多饮水。磺胺药与碳酸氢钠同时服用，可加大磺胺药的排泄，降低尿液中 pH，减少结晶尿、血尿的发生。反之，与山楂片、乌梅、生脉散、五味子丸、保和丸等酸性物质同时口服，可增加结晶尿、血尿的发生。所以，当患者服用磺胺类药物时，千万不可与酸性物质同服，以免损害健康。

（叶则尧/文）

## 酒让头孢变“毒药”

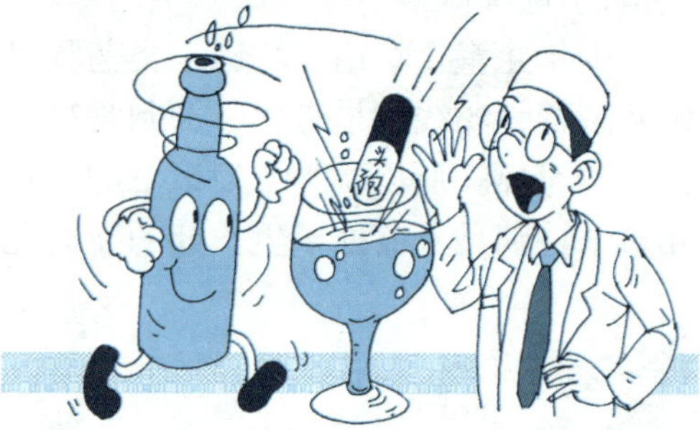


上周，我从急诊收住了一位症状很像心肌梗死的患者。这名中年男性就诊前半小时喝过酒，随后就出现胸闷、心悸、视物不清、恶心、呕吐等症状。到医院时精神有些萎靡，面部和前胸皮肤发红，心电图检查考虑心肌梗死。我们就为他做了冠状动脉造影，却没有看到血管有异常狭窄，而且，心肌梗死会出现心肌酶升高，这位患者也没有。

在为患者治疗的同时，我们追问了病史。发现他 5 天前因受凉发热，在社区医院输了几天液，使用的药物有头孢类抗生素及甲硝唑。结合他发病前喝过白酒的重要信息，病情分析就清晰了——他是因为使用头孢类抗生素期间饮酒而导致的双硫仑样反应。

双硫仑是一种戒酒药物，服用该药后即使饮少量的酒，身体也会产生严重不适，以此达到戒酒的目的。而在用某些药物（头孢类抗生素）治疗期间，饮酒或应用含乙醇药物也会引起相似反应，主要表现为面部潮红、头痛、腹痛、出汗、心悸、呼吸困难、血压下降，甚至过敏性休克，极易被误诊为急性冠脉综合征或心力衰竭。

使用头孢类抗生素等药物，不论喝白酒还是啤酒、黄酒，都可能引起双硫仑样反应，有的患者甚至用酒精消毒皮肤也会发病。可以说，酒精会让治病的药物变成“毒药”。用药者饮酒后 5~10 分钟即可发病，反应持续时间从 30 分钟到几小时。其严重程度与药量和饮酒多少成正比。

为了避免双硫仑样反应的发生，在使用头孢类抗生素期间以及停药 1 周内应忌酒。除了不能饮酒外，还应避免服用含乙醇的药物（如藿香正气水）及食品（如酒心巧克力）。此外，甲硝唑、痢特灵以及双胍类和磺脲类降糖药等，使用后均不宜喝酒。

（常连芳/文）

## 帕金森病药物治疗因人而异

任何治疗帕金森病的药物都有明显的不良反应，药物治疗最有效的时间一般只有4~6年，随着吃药时间延长，疗效越来越低，所需要的剂量越来越大，到一定程度会失去疗效，所以服用应讲究方法。

用药治疗的时间　早期帕金森病症状不重，不影响工作和生活，可以暂时观察不吃药，应尽量推迟吃药时间，采取加强功能锻炼的方法。如早期就给予大剂量抗帕金森病药物，虽然可以取得满意的治疗效果，但很可能致帕金森病进展，使帕金森病药物的不良反应提早出现。但如果症状明显，就应该及时吃药，以控制症状。

治疗因年龄而异　首先，尽管年轻患者的症状可能会较严重，但年轻患者通常比年老患者的疾病过程良性度高，智力状况好。另外，年轻患者常常预期要治疗20余年，所以，为了长期的治疗目的，应避免长期应用左旋多巴的不良反应，加强为避免疾病恶化而进行的神经保护治疗，这是在选择药物治疗时首先要考虑的问题。相反，由于老年患者的年纪都比较大，因而较少考虑进行神经保护以及长期使用左旋多巴的并发症问题。对60岁前起病的患者先用受体激动剂，尽量不用多巴胺制剂；60岁后起病的患者，适当应用多巴胺制剂。

剂量需因人而异　患者在服药时须遵循下列原则：①长期服药，不要突然自行停药。②左旋多巴低剂量和剂量滴定原则。由于左旋多巴并不是针对病因治疗的药物，并且可能带来不良反应，所以主张在以最小的不良反应、最大限度改善患者生活能力的前提下，维持量越低越好。其实在该原则中这个“低剂量”并不是绝对的，而是相对的。如对美多巴而言，在早期可能每天1片半就能很好地控制症状，用3片就没必要。可是到了中晚期，即使是3片美多巴可能都不管用，要用4片方可，这时每天的最小剂量就是4片，而用5片就没必要。这就是所谓的“滴定”方法，一点一点地增加，增加到症状有明显改善，却又没有明显不良反应的剂量时为止。对多巴胺受体激动剂的应用也是遵照这样的原则选择合理药物。有的患者一开始吃药就选择效果最明显的多巴胺制剂，如美多巴和卡左双多巴，该类药物效果明显，但可能使不良反应提早出现。因此，对年龄较轻的早期患者，应选择多巴胺激动剂，如泰舒达等，该类药物虽然效果欠佳，不良反应明显，但可推迟药物不良反应的出现；对年龄较大的早期患者，可应用多巴类药物。随着病情发展，需要的药物剂量越来越大，因此吃药需要做到“细水长流，不求全效”，即剂量尽可能小，长期规律地服用，能收到80%左右效果即可。

（胡小吾/文）

## 用滴鼻液最长7天

对感冒、慢性鼻炎所引起的鼻塞，因难以忍受，很多患者往往自行购买滴鼻液来治疗。滴鼻液用于应急是可以的，但不能长时间持续使用。如果长期使用滴鼻液，会引起药物性鼻炎。成人使用的时间最长1周，而儿童的使用时间最长5天，每次1~2滴，高血压、冠心病、萎缩性鼻炎患者应禁用。

滴鼻液能迅速缓解鼻塞的原因在于它是血管收缩剂，能消除鼻黏膜的充血肿胀，改善通气，作用迅速。血管收缩剂最大的不良反应是，如果反复收缩鼻腔血管，会令鼻腔内黏膜或纤毛的弹性下降，同时，它还会让患者对药物产生依赖性。

（陈春芳/文）

## 鼻炎康片饭后再服

中成药鼻炎康片以清热解毒、宣肺通窍的中药以及西药扑尔敏为主要成分，能缓解急慢性鼻炎和过敏性鼻炎引起的各种不适。但服用这种药要特别注意两个问题。一是有些患者服药后胃部会偶有不适，这是因为该药偏凉，饭后服药能避免药物直接伤胃。需要提醒的是，体质虚寒、高血压和心脏病患者，以及孕妇、哺乳期妇女需要慎用鼻炎康片。

二是该药含有扑尔敏，服药后容易出现困倦、嗜睡、口渴等症状，因此用药期间不能开车或进行高空作业。最后要提醒的是，急性鼻炎患者若服药3天症状无明显改善，或出现其他症状，应及时就诊。

（罗宗名/文）

## 白内停，用前“摇一摇”

白内停能有效防止晶体内不溶性蛋白质的形成，防止晶状体变性，阻止白内障病情的发展。它不仅能用于老年性白内障的预防和治疗，对于糖尿病引起的白内障、外伤及先天性白内障以及色素性视网膜炎亦有一定的疗效。

但买过白内停眼药的患者肯定知道，买到的眼药往往配有片剂或散剂，这里大家要注意了,白内停片剂、散剂不是用于口服的,制成它们的目的是提高药物的稳定性,增加疗效。在使用时则须将片剂、散剂加入溶剂中充分溶解后再滴眼,否则滴的只是缓冲溶剂(无治疗成分)。

具体步骤：用白内停滴眼液滴眼前应将药片(每片含药 0.75~1 毫克)溶于所附溶剂(15~20 毫升)内,振摇滴瓶使药物完全溶解后,方可使用。滴眼时,每次 1~5 滴,1 日 5 次。此外,片剂溶入溶剂后,应连续使用,在 20 天内用完。

(邵毅/文)

## 绝经期妇女补充雌激素有益于保护晶状体

老年性白内障是后天性白内障中最常见的一种,多发生在 40 岁以上,女性多于男性。近年来,关于雌激素与晶状体关系的流行病学和实验研究的报道陆续出现,大多数研究结果表明雌激素对晶状体有保护作用,可预防晶状体的混浊,抑制白内障的发生。

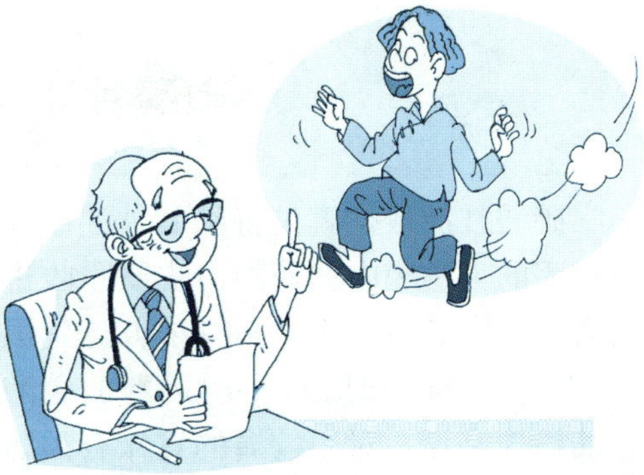

雌激素在体内主要通过与雌激素受体(ERs)结合而发挥生理功能,晶状体上存在雌激素受体从侧面支持这一观点。雌激素保护晶状体的作用机制主要体现在以下几个方面：

抗凋亡：人晶状体上皮细胞(HLECs)之间的细胞链接组成了一道严密的阻断水和各种成分(如各种离子、糖类等)进入的天然屏障,共同维持晶状体的透明特性。当各种原因引起 HLECs 的凋亡,晶状体屏障的严密性就会受到破坏,大量的水和各种成分进入晶状体导致晶状体纤维水肿分解,晶状体随之出现空泡甚至混浊。目前,越来越多的证据表明晶状体上皮细胞凋亡是各种类型白内障发生的共同细胞学基础。雌激素能够稳定晶状体上皮细胞的线粒体膜,对抗各种损伤应激,保护 HLECs 免受凋亡。

抗氧化损伤：白内障形成与 HLECs 的氧化损伤有关。研究人员发现雌激素可以降低血液中硫巴比妥酸反应物的含量,使谷胱甘肽和谷胱甘肽过氧化酶活性升高,具有抗氧化损伤的作用。雌激素抗氧化损伤可以引起 HLECs 线粒体的跨膜电位除极化程度的降低和 $H_2O_2$ 介导的细胞内 ATP 的缺失,雌激素通过稳定线粒体膜而发挥抗氧化作用。

维持细胞膜正常功能：除 HLECs 细胞膜上存在雌激素受体（ERs）外，研究人员还发现 HLECs 细胞膜上存在各种离子通道，如 $Na^+$-$K^+$-ATP 酶、氯离子通道和钙离子通道等，这些离子通道可直接影响 HLECs 屏障的通透性，进一步影响晶状体的透明形状。

目前越来越多的肿瘤内科医生选择抗雌激素药物来治疗乳腺癌和卵巢癌，这些雌激素拮抗剂类药物如他莫昔芬、ICI-182780 等，除了竞争性拮抗雌激素受体外，也会阻断细胞膜上的各种离子通道，破坏细胞膜的稳定性，同时也验证了 HLECs 细胞膜上各种离子通道对维持细胞膜稳定性的作用。

对于绝经期的妇女，适当地补充雌激素，不仅可以预防骨质疏松等疾病，对于防治白内障也具有同样的疗效。

（小巍/文）

## 硝酸甘油敷贴膜如何用

硝酸甘油敷贴膜是将硝酸甘油储存在封闭的半透膜内，药物由皮肤吸收进入血液，敷贴后 2 小时药物浓度达到恒定，并持续 24 小时，24 小时内释放硝酸甘油约 5 毫克，对心绞痛的发作有预防作用。使用时要注意以下几点。

（1）一般贴于左胸部，首先将此部位的皮肤清洗干净，并稍稍晾干。

（2）取出贴片，揭去附着的薄膜，注意不要触及含药部位。

（3）贴于皮肤上，轻轻按压，使之贴紧，并按摩 3~5 分钟。

（4）局部皮肤有破损、溃烂、渗出、红肿时不要敷贴。

（5）少数人会发生皮肤过敏，出现皮肤发红、瘙痒、灼热，这时要揭去贴膜，不久症状就会消失。

（6）初次使用时有可能出现头痛、皮肤潮红、心跳快等症状，一般应用几天后就会消失。

（7）急性心绞痛发作和心肌梗死时不要使用。

（程怀孟/文）

## 高血压病患者便秘时慎用硝苯地平

硝苯地平引起便秘的原因，可能与其钙离子拮抗作用抑制了肠道运动有关。有报道称，因为老年患者本身胃肠道功能减退，服用硝苯地平后发生便秘的可能性比普通人群大。所以，老年高血压病患者便秘时应慎用硝苯地平，用药后应注意观察排便习惯是否有所改变，一旦发生便秘，应在医生指导下考虑采用通便治疗或换用其他降压药物。

值得提醒的是，便秘并非是硝苯地平独有的不良反应，其他钙通道阻滞剂如氨氯地平、非洛地平等也有引起便秘的报道。因此，有便秘的高血压病患者也需谨慎使用。

（夏蕾/文）

## 感冒药会致降压药“失灵”，高血压病患者选用感冒药须谨慎

在医院的用药咨询处，遇到一位高血压患者，他一直遵照医嘱服用降压药，血压控制得比较理想。但近期突然发现降压药“失灵”了，血压控制得不理想。经过仔细询问才知道，患者正患感冒，同时服用了感冒药。这下就明白了，导致他血压居高不下的“元凶”原来是感冒药。

感冒药多种多样，有着不同的药物成分，分别有对乙酰氨基酚（解热镇痛成分）、盐酸伪麻黄碱（减轻鼻腔充血成分）、氢溴酸右美沙芬（镇咳成分）、金刚烷胺（抗病毒成分）、马来酸氯苯那敏（抗组胺成分）。其中盐酸伪麻黄碱具有收缩上呼吸道毛细血管、消除鼻咽部的黏膜充血、减轻鼻塞症状的作用，但同时也有使血压升高、心跳加快等不良反应，且作用持久。

那么，高血压患者如何选择感冒药呢?高血压患者在购买感冒药时，应注意看其成分，避免使用含盐酸伪麻黄碱的感冒药。目前市场上常见的含盐酸伪麻黄碱的感冒药有泰诺、新康泰克、白加黑、日夜百服宁、惠菲宁、感叹号等。

所以，如果没有鼻塞症状，可以选择不含盐酸伪麻黄碱的感冒药。常见的西药有感康、快克、康必得、泰诺林、美林等。另外，中成药及中药类感冒药大多不含伪麻黄碱，如双黄连口服液、板蓝根颗粒、清开灵口服液、小柴胡颗粒、藿香正气丸及抗病毒口服液等，也是高血压病患者比较安全的选择。如果鼻塞症状严重，可用适量的麻黄碱滴鼻液。局部使用麻黄碱对血压的影响相对较小。

（杨继章/文）

## 为何服了尼莫地平后脸发红

问：我的父亲患有高血压多年，最近又并发偏头痛。医生开了尼莫地平，叮嘱每次1片(40毫克)，每日3次，口服。我父亲在服用了该药后不久感到有些头晕，口唇麻木和脸发红，持续十余分钟后好转。我父亲担心，会不会总是这样？下一步该怎么办？

答：尼莫地平是一种钙通道阻滞剂，可通过阻止钙离子进入细胞内、抑制平滑肌收缩而达到解除血管痉挛、扩张血管和降低血压的目的，是临床常用的降压药之一。由于尼莫地平能够选择性地作用于脑血管平滑肌，解除脑血管痉挛并促使脑血管扩张，增加脑血流量，从而缓解血管性、紧张性、丛集性和混合型头痛等多种类型偏头痛，可以减轻其疼痛程度，减少其发作频率和持续时间，防止先兆症状的出现，所以，当高血压合并偏头痛时，医生常给予尼莫地平治疗，获得双重疗效。

与其他药物一样，尼莫地平也有许多不良反应。资料表明，约有11%的患者服用尼莫地平后可能出现头晕，头痛，踝部、手或脚肿胀，以及恶心、胃部不适、疲劳和面红、皮肤瘙痒、口唇麻木、皮疹等不良反应。这些不良反应的产生与药物造成局部血管扩张、毛细血管通透性增大和血压波动有关，但其持续时间较短，可随着血药浓度下降而自行恢复正常状态。因此，大多数患者的症状轻微，无须停药，并可随着对药物的耐受性增强，其症状减少和消失，故不必担心总是这样。

需要注意的是：在服药时要多喝些水，服药后适当休息。若出现头晕、头痛，最好平卧休息；若有明显肿胀，则用冷毛巾局部湿敷；凡有皮肤瘙痒、皮疹者可用肤轻松外涂，以减轻症状、缓解不适。如果上述不良反应症状重、持续时间长，可考虑在医生指导下更换药物。

（魏开敏　俞平/文）

## 降压药服半片不科学

一些高血压病患者在服用一阶段降压药后，血压得到了控制，以为高血压已被治愈或被控制。为了减少服药量、降低不良反应，自行把每日口服的降压药从一片减为半片。但是，没过多久，发现血压又上升了，只得又恢复原来的药量。这种做法是错误的。

维持一定水平的血压（如将血压控制在140/90毫米汞柱以下）需要血浆中有足够浓度的降压药物才能达到目的。患者在降压治疗过程中，如果需要减少降压药物的用量，可采取隔日服用一片降压药物的办法。而将每日服用一片的剂量改为半片是不科学的。从总量上看似乎没有什么改变，但前者能够达到血浆药物治疗的要求浓度，后者则不能达到同样的效果。专家建议，患者如需对降压药及剂量加以改动，最好在医生指导下进行。

（符玉琴/文）

## 老年高血压病患者降压时慎用某些抗生素

最近发表在《加拿大医学学会杂志》上的一项研究显示，大环内酯类抗生素红霉素或者克拉霉素与抗高血压药钙通道阻滞剂联用，可使老年患者血压急剧下降，发生低血压甚至昏厥而住院的风险增加。不过研究者指出，阿奇霉素与钙通道阻滞剂联用无此效应，可优先考虑使用此药。

研究者指出，红霉素是细胞色素P450 3A4的强抑制剂，可使低血压的发生风险增加6倍，克拉霉素可使低血压的发生风险增加4倍。相反，阿奇霉素并不会抑制细胞色素P450 3A4，也不会增加低血压发生风险。因此对于服用钙通道阻滞剂的高血压病患者，如果需要同时使用大环内酯类抗生素，可以考虑使用阿奇霉素。

（李勇/译）

## 非甾体抗炎药对降压药疗效有影响

目前的研究已证实，非甾体抗炎药可明显削弱肾上腺受体拮抗剂（如盐酸普萘洛尔，也叫“心得安”）和利尿剂（如氢氯噻嗪）的降压效应，也可不同程度阻断血管紧张素转换酶抑制剂（如卡托普利）的降压效应。非甾体抗炎药与这些抗高血压药物联用，降压效果下降，有时需增加抗高血压药剂量或品种方可达到降压目的。对于既有高血压又有风湿性疾病的患者，为避免非甾体抗炎药对抗高血压药的影响，可以选择钙通道阻滞剂如硝苯吡啶，或者将钙通道阻滞剂、血管紧张素转换酶抑制剂和β肾上腺素受体阻滞剂盐酸普萘洛尔联合使用。因为钙通道阻滞剂不受非甾体抗炎药的影响，还有利于消除非甾体抗炎药对降压的不利影响。

老年人抗高血压药合用非甾体抗炎药的可能性相当大，因此应谨慎使用，关注血压变化。

（常怡勇/文）

## 高血压病患者夏季用药有讲究

夏日气温较高，血管扩张，血流阻力减少，于是一些高血压病患者自作主张停药，结果导致血压升高。北京安贞医院心血管病专家张维君教授日前指出，高血压病患者夏季用药虽应注意调整，但不可随意停药，要向医生多咨询。

夏季使用降压药物有哪些须注意的问题？张教授提出，主要有如下几点：

### 药物减量

夏季血压有所下降、病情稳定的患者，服用降压药的剂量可适当减少。但也应区别对待，因为并非所有患者的血压在夏季都会下降，不少患者会因情绪变化而使病情加重，血压反而升高。所有的药物减量，都要在专科医生的指导下进行。有一些血压刚刚超过140/90毫米汞柱的患者，在夏天会发现血压已经回落到正常值，因此就擅自停药，这是非常危险的行为。

### 尽量选用长效、缓释的降压药物

研究证明，有一些人睡眠时血压会有所下降。不过，高血压患者往往因为夏天睡眠质量有所降低，所以其夜间血压会相对升高。选用长效降压药物，能更好地控制夜间血压。长效降压药可使血压在24小时内保持稳定，从而减少心脑血管病的发生。理想的降压药要求降压平稳、有效，其中，平稳更为重要。短效的降压药起效快，药力不持久，血压降得快，升得也快，血压波动较大，不利于保护心、脑、肾等重要器官。

特别需要注意的是：长效降压药起效较慢，可能在服药几小时后才看得到血压降低，1~2周后才能达到稳定的降压效果。因此，服用此类药物的患者千万不要着急，刚开始起效慢一些，并不说明没有效果。

### 少用利尿剂

夏季由于出汗较多，电解质容易丢失，这时使用利尿剂降压，最易造成低血钾。因此，对含有利尿剂成分的复合制剂要慎用，利尿剂也要少用。当然，已发生高血压心力衰竭的患者，仍可适当服用利尿剂，但最好用缓释型、长效的利尿剂，并经常监测血钾水平。

### 血压正常也要继续服药

在炎热的夏季，由于温度较高，血流阻力减少，血管扩张，致使部分患者的血压甚至可接近正常，但患者切不可因此而停止服用降压药。

须知，夏天也是高血压出现并发症

较多或病情加重的季节，有些血压恢复正常的患者在自行停药或减药不长时间后，出现血压反弹升高，又要继续使用药物降压。这样一来，不仅达不到治疗效果，而且血压会出现较大幅度的波动，极易引起心、脑、肾严重的并发症，甚至危及生命。

## 用药须因人而异

一般来说，高血压病患者在夏天可适当减少服药剂量，血压下降后，可采用维持量继续服药，选用缓释、长效的降压药物。因为没有一种药能适用于所有人，而且，每个人对血压升高的耐受性也不同。因此，用药一定要因人而异，有条件的患者最好能在医生的指导下，对药物进行调整。

## 老年人不可过度降压

高血压的治疗是一个长期缓慢的过程，随着血压的控制，高血压引起的头痛、头晕、头重、失眠等症状会逐渐有明显的改善。但高血压的治疗不能以简单的降压数值为标准，因为 60 岁以上的老年人均有不同程度的动脉硬化。为此，偏高些的血压有利于心、脑、肾等脏器的血液供应。如果一味要求降到“正常”水平而不顾年龄及患者的具体情况，势必影响上述脏器的功能，反而得不偿失。

正确的做法是根据患者的年龄和脏器的功能情况，将血压降到适当的水平，特别是老年人，不可过度降低血压。

## 平时定期检测血压

建议患者平时定期检测血压，以指导用药，避免发生心、脑、肾等严重并发症。据报道，因高血压导致脑出血的患者占 70%，其中没有定期检测血压者占八成。由此可见，高血压病患者平时定期检测血压十分重要。

## 生活方式应合理

夏天更要注意生活方式，合理的生活方式和良好的生活习惯，是治疗和预防高血压病的重要措施。夏季调整不良生活方式，对高血压病患者显得尤为重要。比如，天气炎热，人们多使用空调，而高血压病患者要注意，使用空调时，室内与室外的温差不要超过 8 ℃，还要避免对着空调机直接吹冷风，否则容易引起感冒和肺部感染，造成人体血管调节功能紊乱，导致心脑血管意外发生。

张教授提示说，高血压病患者在夏季要更多关注自己的病情，特别是一些症状不很明显的患者，在这个时候要注意定期检测，多和医生沟通，观察血压是否出现了波动，必要时应在医生的指导下及时调整用药，以便安然平稳度夏。

（曹玉祥/文）

## 护嗓润喉，对症选药

平时出现嗓子不适等小毛病，我们通常会选些润喉剂服用。甚至有人长期服用，以此作为咽喉保健的方法。其实，润喉剂种类繁多，成分不一，功效各不相同，选择不当不仅起不到润喉、祛病的作用，还会适得其反。润喉剂可分为西药类和中成药类两种，我们应该明确病因，对症下药。

西药类润喉剂

主要由一些抗菌消炎、消毒防腐药组成。

（1）华素片（西地碘片）。主治由细菌、真菌、芽孢、病毒感染引起的慢性咽喉炎、口腔溃疡、慢性牙周炎等。

（2）得益含片（复方克菌定）。主治由细菌感染引起的慢性咽喉炎、喉痛、咽炎、扁桃体炎、口腔炎等。

（3）泰乐奇含片（地喹氯铵）。主治由溶血性金黄色葡萄球菌、化脓性链球菌、变形杆菌、抗酸菌及白色念珠菌引起的急、慢性咽炎，喉炎，扁桃体炎，口腔炎，牙龈炎。

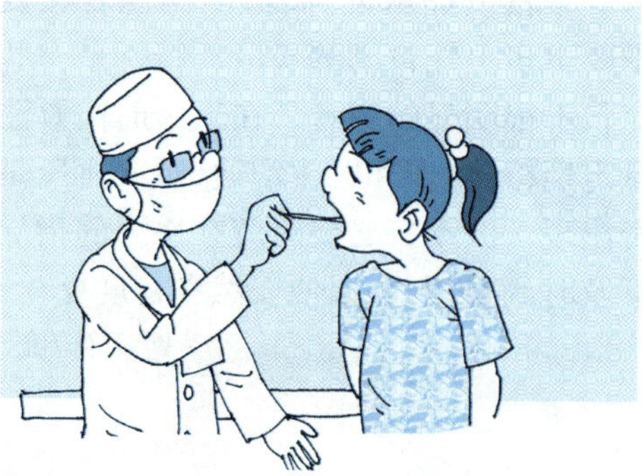

（4）利巴韦林含片。主治由病毒感染引起的急、慢性咽喉炎。

以上药物不仅对口腔黏膜刺激较大，而且长期含服可能会造成菌群失调，引发其他口腔疾病。同时，很多西药类润喉剂都含有碘成分，碘过敏者、甲状腺疾病患者不宜服用，孕妇及哺乳期妇女则应禁用。

中成药类润喉剂

按其功效分为治疗和保健两大类。

治疗类润喉剂

（1）西瓜霜润喉片。主药为西瓜霜，有清音利咽、消肿止痛、生津润喉的功效。可用于防治咽喉肿痛、声音嘶哑、喉痛、急慢性咽喉炎、扁桃体炎、口腔炎症等。

（2）复方草珊瑚含片。主药为草珊瑚浸膏，有清热、消肿、清咽利喉的功效。可用于急性咽喉炎、外感风热所致的咽喉肿痛、声哑失音等症。

（3）金嗓子喉片。由金银花、西青果、桉油、石斛、罗汉果、橘红、八角茴香油等组成。有清热、解毒、利咽的作用。多用于急性咽炎所致的咽喉肿痛、干燥灼热、声音嘶哑等症状。

（4）金银花含片。主药为金银花提取物。有清热、解毒、消炎的作用。适用于急性扁桃体炎、急性咽炎所致咽喉肿痛。

保健类润喉剂

京都念慈庵润喉糖（主要成分为甘

草、枇杷叶、桔梗、藏青果等)、亮嗓胖大海清咽糖(主要成分为胖大海、薄荷油、天然薄荷脑、八角茴香油等)、甘草良咽片(主要成分为甘草、金银花、罗汉果、青果、薄荷脑等),这类药物都具有清咽润喉的保健作用。

了解以上润喉制剂，可以帮助我们合理选药,安全用药。但对于教师、歌唱演员等过度用嗓人群,应科学发声、合理用嗓、规律作息、远离烟酒、多喝温水、少食辛辣,而不应过度依赖润喉片。

（刘鸣　迟沫涵/文）

## 高热伴咳嗽慎用激素

高热伴咳嗽是临床上十分常见的症状，在这种情况下不少医生把激素药物当作"万能药",见者必用。虽然高热伴咳嗽的患者中有不少与细菌感染有关,在给予有效抗生素的基础上使用糖皮质激素(简称"激素")可以收到抗炎、抗毒素之疗效,从而使患者体温下降,临床症状改善。但在高热伴咳嗽的患者中也有不少属于病毒感染性疾病，如流感合并肺炎、病毒性肺炎、婴幼儿毛细支气管炎、急性呼吸窘迫综合征以及麻疹合并肺炎、流行性腮腺炎合并肺炎……对这些病毒性疾病患者使用激素，由于激素可抑制机体免疫功能,且无抗菌作用,故在使用时间长或剂量大的情况下容易诱发或加重感染，或使体内的潜在感染病灶扩散,或造成静止的感染灶复燃。由于儿童及老年人抵抗力差，在受到大剂量激素影响时,引起严重继发感染(细菌或真菌感染)的概率增大。同时,由于患者在应用激素初期可能会自我感觉良好,使得继发感染症状易被掩盖，呈潜在发展状态,这时的危害更大,甚至会发展成败血症、休克等。

因此，在面对高热伴咳嗽时务必要慎用激素,只有在明确诊断后,并经评价利大于弊时方才考虑激素治疗，不可一见高热、咳嗽就上激素。一般来说,细菌感染患者可在足量使用抗生素的基础上短期使用激素治疗。但若为病毒感染,则最好不用激素治疗，除非患者已出现大量脓痰，或痰细菌培养证实继发细菌感染时,方可考虑加用激素强化治疗,但用药时间以不超过 3 天为宜。总之,面对高热伴咳嗽的患者，医生要把治疗重点放在病因治疗方面，激素则以谨慎使用为好。对此,患者及其家属更要清楚一点，即症状相同而疾病不同时，治疗方法和用药也会千差万别,不可"看样"而"点名"上激素,否则,结果可能适得其反,甚至会"花钱买难受"。

（魏开敏/文）

## 急性炎症期别打流感疫苗

冬季,流感疫苗是保护老年人、小孩不得呼吸道疾病的“先头部队”,效力能达五六成。但流感疫苗并不是什么时候都能注射的。处于急性炎症期,尤其是有发热症状的人,不宜接种。

哈尔滨医科大学附属第四医院呼吸内科专家梁蕊副教授介绍,人处于急性炎症期,包括患湿疹、疥疮、感冒、发热等病时,不能接种流感疫苗。部分3岁以下的儿童需要分两次注射,如果第二次预约注射的时候正处于炎症感染期,就要推迟注射,如果病程较长就不要注射第二针,先治基础病。另外,慢性病急性发作、患有急性传染病等也是如此,否则容易加重病情,要等到恢复健康后才能接种。

此外,专家还建议患者要避免空腹接种流感疫苗;接种完需观察20分钟;注射局部如出现疼痛、红肿,属于正常情况。少数人会出现高热、心跳过速等,此时应立即就医。

(邓欣/文)

## “老慢支”患者用药须知

抗生素及时用。“老慢支”患者常因呼吸道感染致病情加重,必须及时给予抗生素治疗,单用或联用药物,静脉注射或口服,一般7~10天为1个疗程。感染严重者,可选用青霉素(或氨苄青霉素或头孢菌素等)注射给药,病情改善后可选用红霉素等口服药巩固治疗。但抗生素不能长期使用,以防产生耐药性,口服抗生素的疗程为5~7天。

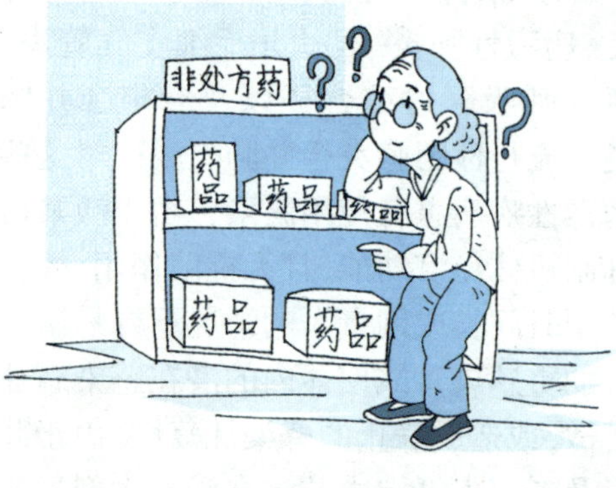


祛痰镇咳有重点。常用药物有氯化铵合剂、溴已新等,或对症用复方鲜竹沥液、蛇胆川贝液等中成药。对年老体弱无力咯痰者或痰量较多者,应以祛痰为主,慎用或禁用可待因等强镇咳药,以免引起呼吸中枢抑制,加重呼吸道阻塞或引起并发症而导致病情恶化。

解痉平喘酌情用。如喘息较剧烈,可酌情应用解痉平喘药如氨茶碱、硫酸特布他林等;有可逆性阻塞者应常规应用支气管舒张剂，如溴化异丙托品等气雾剂吸入治疗，有利于痰液的清除，改善症状。若使用气道舒张剂后气道仍有持续阻塞，可应用泼尼松、地塞米松等。

应用激素遵医嘱。激素类药物可解除支气管痉挛，具有平喘和消炎的作用，但是患者不要擅自使用，一定要在医生指导下使用。

尽量少用安眠药。因为安眠药可抑制呼吸，服用后造成睡眠呼吸节奏变缓，再加上老年人咳痰无力，容易导致痰液阻塞气道，诱发或加重呼吸衰竭。因此，病情稳定期最好选择药效快且持续时间短、对呼吸抑制作用小的安眠药。急性发作期或病情严重的老慢支患者，应慎用或禁用安眠药。

（陈东凌/文）

## 益生菌疗法可治尿路感染

美国《临床传染病》杂志近期刊登了美国迈阿密大学米勒医学院完成的最新实验研究。结果显示，“益生菌疗法”可有效防止和缓解女性尿路感染。研究发现，接受“卷曲乳杆菌栓剂益生菌”治疗的妇女，其尿路感染次数明显减少。专家表示，在如今抗生素滥用的情况下，耐药问题日益凸显，因此，非抗生素疗法研究及推广迫在眉睫。

（金也/文）

## 慢性腹泻用药的黄金搭档

正常人一般每天排便 1 次，少数人每天排便 2~3 次或 2~3 天 1 次，大便成形，而腹泻是指排便次数明显超过平日习惯的频率，粪便稀薄，水分增加，可伴有黏液、脓血或含有未消化的食物，患者常伴有排便急迫感、肛门不适，甚至大便失禁等症状。腹泻时间持续超过 2 个月或反复发作即可诊断为慢性腹泻，其症状随着病变部位的不同而不同：病发于直肠、乙状结肠，主要表现为便意次数增多和有排便不尽感，大便量少而颜色较深，有时呈胶冻状或混有血液，便前下腹部疼痛，便后缓解。小肠病变所致的慢性腹泻则是粪便稀薄而颜色较淡，脐周或右下腹有痉挛性疼痛，便后疼痛不缓解，进食后易诱发疼痛。

慢性腹泻一般做对症治疗，伴有腹痛的加上解痉止痛药，治疗慢性腹泻药物搭配使用效果肯定。

易蒙停+丽珠肠乐+654-2　易蒙停通过抑制肠蠕动来延长肠内容物的停留时间，增加水和电解质的吸收，增加肛门括约肌的张力而发挥止泻作用，但不宜用于肝功能障碍者及1岁以下的儿童，孕妇和哺乳期妇女也尽量避免使用，急性溃疡性结肠炎及广谱抗生素引起的假膜性肠炎患者禁用。丽珠肠乐为双歧杆菌活菌制剂，能够调节肠道菌群，增强肠道的防御能力。654-2为抗胆碱能神经药，作用类似于阿托品，能解除胃肠道平滑肌痉挛性疼痛，可以有效控制症状，但应注意病因治疗是慢性腹泻治疗的关键，如感染引起者应同时应用诺氟沙星、黄连素等抗生素，有焦虑等精神症状者可服用地西泮。

藿香正气胶囊+黄连素　黄连素是较广谱的抗生素，主要用于肠道细菌感染引起的腹泻、腹痛，疗效明显，不易产生耐药性，不良反应相对较轻。藿香正气胶囊是根据我国医学经典方剂制成，用于慢性腹泻，能显著抑制结肠排空运动，还有显著的抗炎、镇痛作用。上述两种药是中西药结合的理想搭配，能增强疗效，适用于慢性腹泻者。

蒙脱石散(思密达)+贝飞达+穿心莲胶囊　蒙脱石散对肠道内的病毒、病菌及其产生的毒素有抑制作用，其覆盖在消化道黏膜上，可从质和量两方面修复、提高黏膜的防御功能，止泻效果肯定。贝飞达是双歧杆菌的制剂，能抑制肠道致病菌繁殖，恢复肠道正常的环境，从而起到调节肠功能和止泻的作用。穿心莲胶囊可以在以上药物作用的基础上进一步抗炎止泻。上述3种药物搭配合理，适用人群广，无明显不良反应。

应用以上药物治疗腹泻时，可按照说明书服用，或咨询有经验的医师，以选择符合自身情况的药物对症治疗而取得肯定疗效，不可擅自服用。

（周昆/文）

## 腹泻用药学问多

盛夏是腹泻的高发季节，如何用药大有讲究。

分清病因对症用药　腹泻有的是因吃了被致泻性大肠杆菌、痢疾杆菌、沙门菌、霍乱弧菌、轮状病毒等污染的食物引起的感染性腹泻，有的是饮食不节、贪吃冷饮、食物过敏、生活无规律、气候突变等原因引起的非感染性腹泻。

因此，用药时一定要分清是何种腹泻。如是感染性腹泻，应针对引起腹泻的病菌种类，选准对细菌敏感的抗生素进行治疗；同时服用蒙脱石散(思密达)，它可广泛地覆盖于肠黏膜表面，形成一层保护膜，固定吸附有害病菌和毒素，并能防止病原微生物侵袭肠壁，促进肠黏膜再生修复。对轮状病毒引起的腹泻及非感染性腹泻，不要随意乱用抗生素类药物，以免破坏肠道内微生态平衡，引起菌群失调而导致腹泻加重。

见泻勿贸然止泻 有的人一见自己拉肚子，马上就吃止泻药。这种见泻就止的做法，易留后患。比如对细菌引起的感染性腹泻，才开始腹泻时，可将肠道的致病菌与它产生的毒素以及有害物质尽快排出体外，减少对人体的毒害作用。如果滥吃止泻药，势必将病菌、毒素和有害物质留在体内，导致病情加重。

因此，对感染性腹泻，不能立即止泻，应在医生指导下正确服用抗菌药物才能治愈。如是非感染性腹泻，又腹泻频繁，可适量服用止泻药。

腹痛慎用止痛药 在腹泻患者中，大多出现腹痛症状，有些人会自行服用山莨菪碱(654-2)、阿托品或颠茄合剂等药来止腹痛，以解燃眉之急。殊不知，滥吃止痛药可影响胃肠蠕动，加重病情；如果是得了急腹症或其他疾病，服用止痛药可能会掩盖病情，给医生确诊带来困难。对患有青光眼的老年人来说，服用止痛药还可诱发或加重青光眼。因此，对腹泻患者应及时诊断，积极治疗。若是腹痛较轻者，宜用热水袋热敷腹部来缓解腹痛，或采用针刺足三里、合谷等穴止痛；腹痛剧烈者可在医生指导下，适量使用解痉止痛药物。

不要随意换药停药 有些腹泻患者吃了一两天药不见好转，就急于更换其他药，或买最新、最贵的抗生素服用；有的吃药后腹泻好转就不再服用。这些做法均有害无益。

任何一种药物在体内发挥作用都需要一个过程，如随意换药，就达不到治疗效果。尤其是频繁更换抗生素，易造成细菌产生耐药性，给治疗带来困难。不按医嘱服药或停药，会因治疗不彻底而使腹泻死灰复燃，或转为慢性腹泻而带来痛苦。因此，患了腹泻后，忌随意频繁换药或停药，一定要按规定的疗程坚持服药。

（杨锋/文）

## 乙肝疫苗无应答，有措施补救

对乙肝疫苗无应答或低应答者的处理并不是一件简单的事情。处理前，需排除是否存在低水平的乙肝病毒感染。现已发现，部分无应答者经聚合酶链反应(PCR)技术证明其体内存在HBV-DNA。

下列措施对提高无应答或低应答者的抗-HBsAg水平有一定的帮助。

更换疫苗 对接种血源性乙肝疫苗后无应答者，可改用基因工程重组乙肝疫苗接种，使之成为低应答者。对接种无前S的乙肝疫苗后无应答者，可改用有前S的乙肝疫苗。

增加接种次数　有人曾对无应答或低应答者增加接种1~3次，可使38%~75%的接种者抗-HBs阳转或提高其水平。

改变接种途径　对肌肉注射疫苗后无应答者可改用皮内接种，每2周1次，直至迟发性变态反应呈阳性为止。有报道称，接种8周后抗-HBsAg即可由阴转阳，20周后血清抗-HBsAg水平可达到10单位/升。

与小剂量白细胞介素-2联合接种

并用佐剂　有人试用牛磺酸，接种疫苗前一日与接种当日各口服1次，每次12克，可提高抗-HBs应答率。也曾有人试用合成五肽（TP-5），每周3次，每次50毫克皮下注射，连用3周，用此佐剂3次后再用乙肝疫苗40微克，可取得提高抗-HBs水平的效果。

（李桐/文）

## 药物引起肝损害怎么办

药物性肝损害大多发生在大剂量、长时间或不合理联用药物的情况下，患者出现不明原因的食欲减退、腹胀不适等症状，甚至有恶心、呕吐及黄疸现象的发生。肝功能化验检查的异常改变，一般以转氨酶升高最为常见，几乎所有的患者都有转氨酶升高。其次是胆汁酸和胆红素升高，部分患者还可出现凝血酶原时间延长。所以，患者在用药之前应当看清药品说明书，避免将两种及两种以上对肝脏有损害作用的药物联用。服用有肝脏损害作用的药物时，一定要严格掌握剂量，加强对肝功能的监测，以防发生药物性肝损害。

医生提醒，假如不慎由于药物引起了肝损害，也不必有太大顾虑，因为药物性肝损害不同于病毒性肝炎。这种肝损害通常比较轻微，且大多是一过性的，停药后可自行逆转，预后良好，不会转为慢性。

药物性肝损害的处理原则是：在确诊药物性肝损害后立即停用一切可能导致肝损害的药物，并注意休息。症状轻微者无须特殊用药。症状较重者可使用甘草酸二胺或还原型谷胱甘肽等保肝药静脉滴注，每日1次，疗程两周。出现黄疸时可给予熊去氧胆酸、腺苷蛋氨酸等退黄药物，必要时加用糖皮质激素。这些措施可促进黄疸消退，并使肝功能恢复正常。

（韩咏霞/文）

## 长期服胃药，谨防铋中毒

丽珠得乐、胃得乐、胃必治等铋剂类药物能在胃部形成保护膜，还能杀灭幽门螺杆菌，是很常用的胃药。然而，慢性胃病经常反复发作，需要长期用药。医生在给患者开铋剂类药物时，医嘱疗程一般最长两个月。可有些老胃病患者，自以为久病成医，他们就自己到药店买药，一连服用几个月甚至1年。

正常情况下，铋剂类药物形成的不溶性胶沉淀很难被消化道吸收，微量的铋被吸收后主要分布在肝、肾及其他组织中，以肾脏中居多，主要通过肾脏排泄。但是，长期服用这类药物，可能造成铋在体内累积，引起铋中毒。

铋属重金属物质，如果大量沉积于肾脏和脑部，会引起尿毒症、记忆力变差等病症。因此，长期服用铋剂类药物的患者，如果出现排尿异常、记忆力和判断力减退，应尽早到医院检查。

（孙恩泽/文）

## 保障胃动力不能仅靠药物

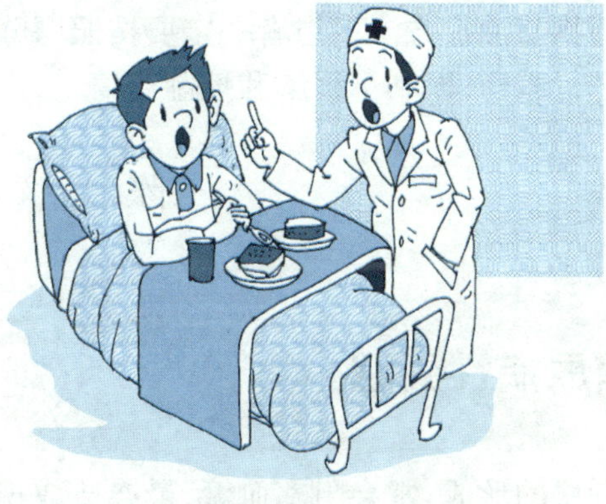

从生理学角度来说，胃可分为近端胃和远端胃。近端胃主要负责容纳和贮存吃下去的食物，调节胃内压并加快液体排空；远端胃负责对食物进行混合与研磨，并促使固体食物排空。在这种有规律收缩的推动下，胃内食物逐渐向十二指肠排空，这个过程称为胃排空。正常的胃排空时间大约是4小时，在吃完饭后4小时左右这些食物已经排空到十二指肠。日常生活中我们不能时时依靠药物来消化食物，必须建立良好的习惯，才能保障胃动力长盛不衰。

为保障胃动力正常工作，必须采取必要措施，一是不能应付，应有规律地进食、定时三餐，尤其不能忽略早餐。一旦吃的食物量少于正常进食量就产生“饱”的感觉，就表示胃动力出问题了。二是不能暴饮暴食，应该每餐少吃一些，七分是最佳食量。三是不能吃得过于刺激。要尽量避免吃一些过烫、过辣、过酸等刺激性强的食物，并少吃脂肪含量高的食物。建立起以上的生活及饮食习惯，才可使胃动力长盛不衰，尽量少吃或不吃吗丁啉。

（王霞/文）

## 降糖药不宜睡前服

不少糖尿病患者总是在睡前服用降糖药，其实这种做法很不科学。

当糖尿病患者经过饮食和运动治疗以及糖尿病保健教育后，血糖仍不能达到正常范围时，就需采用必要的药物治疗。但降糖药给药时间与进餐关系密切，预防餐后高血糖，吃药必须按时进食，否则会引起低血糖等不良反应。如在睡前服用降糖药，患者在入睡后没有进食，那么很容易在漫长的睡眠过程发生低血糖：早期症状以自主神经尤其是交感神经兴奋为主，表现为心悸、乏力、出汗、饥饿感、面色苍白、震颤、恶心呕吐等，较严重的低血糖还可以刺激心血管系统，促发心律失常、心肌梗死、脑卒中以及昏睡、昏迷等。专家指出：对老年患者来说，低血糖的危害更甚于高血糖。要是低血糖昏迷过久未被发现，则可造成死亡的悲剧。因此，降糖药一般不适宜睡前服用。

温馨提醒：降糖药的降糖效果，除了药物本身的作用外，还与服药剂量和服药时间有一定关系。也就是说，在不同的时间内选择合适的降糖药物，对于获得降糖药物的最佳效果有着重要的意义。因此，医生会根据不同患者的病情、生活、工作和身体等具体情况，选配不同的药物与治疗方法，患者一定要按照医嘱进行服药，以利于缓解和控制病情。

（陈日益/文）

## 阿司匹林预防糖尿病性失明

阿司匹林是一种常用的解热镇痛药，更多时候被用于心血管病的防治，但很少有人知道，阿司匹林可以预防失明。糖尿病患者的病程如果超过10年，视网膜病变的发生率会达到50%，容易引起失明，原因是视网膜的微血管因微小血凝块的形成，常会阻塞血管，最终造成视网膜缺血，以致逐渐失明。服用小剂量阿司匹林可以防止眼底血管内的微血栓形成，避免出血。但在服用阿司匹林的同时，必须控制糖尿病以及可能合并存在的高血压。专家建议，一旦患者确诊患有糖尿病，并且没有禁忌证，就应立即使用小剂量阿司匹林，并长期服用，服用时多建议从小剂量(40 毫克)开始，每日 1 次。

（姜峰/文）

## 老年女性服用罗格列酮，须防骨质疏松

罗格列酮是抗糖尿病药，在长期服用罗格列酮的过程中，不仅要注意防范其常见不良反应如水肿、贫血、低血糖反应和血脂增高等，还要注意防范骨质疏松及骨折的发生。

长期使用罗格列酮主要是引起绝经后女性的骨量丢失加速，而对男性的影响并不是很大。临床研究表明，罗格列酮可抑制成骨细胞分化，诱导骨细胞凋亡，从而增加骨流失，同时，还对骨形成有抑制作用。由于骨流失增加及骨形成抑制，使骨量减少，进而造成骨质疏松，易引发自发性骨折。国外一项有关罗格列酮与骨质疏松症的专项研究显示，绝经后女性特别是 65 岁以上糖尿病女性久用罗格列酮，其骨折风险明显增加，一般是在 1 年以上。发生率为未用罗格列酮患者的 2 倍之多。

因此，绝经后女性应用罗格列酮尤须警惕骨质疏松及骨折。预防措施包括几个方面，一是患糖尿病的绝经期女性需要谨慎使用罗格列酮，在权衡利弊后再决定是否应用该药。二是在罗格列酮使用时必须想到其对骨骼的不利影响，连续用药最好不超过 1.5 年。用药期间应增加含钙食物的摄入，并增加户外活动，促进内源性维生素 D 的合成，以促进钙的吸收与利用，减少骨量丢失和促进骨形成。三是用药期间应定期监测骨量，一年中至少测 1 次，以便早发现、早处理。四是要注意安全，避免碰撞、摔跤和跌倒，以防发生骨折。

（韩咏霞/文）

## 老年人过度补充甲状腺素会增加骨折风险

近年来，加拿大研究人员调查了 20 多万名老年人的健康数据。这些老年人年龄在 70 岁以上，自身甲状腺功能随年龄增大而出现衰退，他们都在服用或曾经服用过左旋甲状腺素——一种常用来替代天然甲状腺素的人工合成药物。

在平均约 4 年的跟踪调查期间，有两万多名老年人出现了骨折情况。分析

显示，正在服用左旋甲状腺素的老年人群体与已停药的群体相比，骨折比例明显要高；而服药量大的老年人群体与服药量较小的群体相比，骨折比例也更高。

研究人员洛兰·利普斯科姆表示，这次的研究结果说明需要补充甲状腺素者应该经常就医检查，以避免服药过量带来骨折风险上升等不良反应。

甲状腺素是位于颈部的甲状腺所分泌的激素，它能调节身体多方面的功能。随着年龄增长，老年人常会出现甲状腺功能衰退的情况，其症状表现为嗜睡、抑郁和畏寒等。

（黄堃/文）

## 腰椎间盘突出症药物治疗有新法

腰椎间盘突出症是中老年人常见病，通常会引发腰腿痛。治疗该病的传统方法是手术。

近年，有研究报告显示，临床采用注射用胶原酶为1 600例腰椎间盘突出症患者实施治疗，取得了满意效果。该研究纳入临床或影像检查诊断为腰3~4突出者211例、腰4~5突出者1024例、腰5~骶1突出者365例。治疗中，医生针对患者的不同患病部位实施腰椎间盘外注射。首先在局部麻醉的基础上进行膜外腔造影，然后将1 200单位注射用胶原酶溶于生理盐水5毫升，一次缓慢注入患部，术后3~4天每日20克/升甘露醇250毫升静滴，以减轻在溶解过程中出现的神经根充血水肿反应。该法总有效率可达96.67%，随访4年以上，好转率达82.9%。

专家认为，椎间盘组织主要由蛋白多糖、胶原纤维、非胶原蛋白和糖蛋白等成分组成，正常成人髓核中胶原纤维占髓核干重的20%~25%，但注入的胶原酶可溶解突出髓核中的骨架成分——胶原纤维，使突出髓核变软，减轻或解除对神经的压迫。

（卫虹/文）

## 抗骨质疏松药物，输液比口服更安全

近日，国家食品药品监督管理局发布新一期《药品不良反应信息通报》，重点关注了抗骨质疏松药——双膦酸盐的严重不良反应。第三军医大学西南医院内分泌科副主任医师、副教授王富华认为，任何药物都有不良反应，正确服用是减少不良反应的关键。

## 服用后别平卧

对于患骨质疏松症的人来说，服用双膦酸盐可以抑制破骨细胞生成，促使钙、磷沉积在骨骼中,增加骨骼的矿物质含量,从而帮助增加骨密度。王富华副教授介绍，它最主要的不良反应就是对胃肠的刺激,所以吃药后,半小时内不要躺下或平卧,否则药物会倒流,刺激食管。

而对于口服药物来说,通常服用 1~2 个月就要停药一段时间,因为连续服用时间越长,发生不良反应的概率就越大。

## 肠胃不好可选择输液

除了口服用药，双膦酸盐还有其他的剂型,有的 3 个月才用一次,有的则是 1 年用一次,如静脉输液的方式。

一般来说,这种方式比口服更安全，“由于口服时必须空腹吃吸收才好,所以胃肠功能不好的人就不太适合；而用输液的方式补充,不经过胃肠、食管,也就不会对其产生刺激”。王富华副教授建议，肝肾不好的人也最好用静脉输液的方式。

由于这类药属于处方药物，滥用很容易出现问题，在医生指导下服用是避免产生不良反应的最好办法。

许多老年人因自身甲状腺功能衰退而服用甲状腺素，以维持机体正常的代谢。但一项最新研究显示,补充甲状腺素过量会增加骨折风险。

（周茂/文）

# 妇科炎症用药三大误区

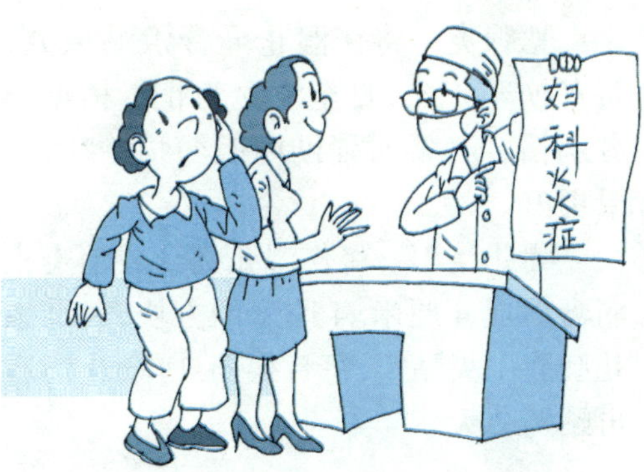


误区一：大量使用抗生素　大多数妇科药品含有甲硝唑、克霉唑类抗生素，过多使用这类药品的直接后果就是使病菌产生耐药性，破坏阴道菌群间的制约关系,导致真菌生长旺盛,治疗周期不断延长,不断增加药品剂量,疾病得不到有效治疗。

误区二：长期用碱性肥皂或药物清洗下身　40%以上患者的阴道炎是清洁方法不当造成的。女性阴道为酸性环境，有自净作用，长期用碱性肥皂或药物清洗下身,会杀死对身体有益的阴道杆菌,使局部抵抗能力下降，加上阴道为黏膜组织，很容易受刺激引起水肿，造成排尿困难，增加感染机会。

误区三：长期使用高锰酸钾类溶液清洗下身　高锰酸钾有杀菌消毒作用，有些妇女没病也经常使用高锰酸钾溶液清洗，就会适得其反。正常妇女的前庭大腺分泌的一种黄白色液体，可润滑阴道口。经常用高锰酸钾液体，不仅会刺激和腐蚀外阴皮肤和阴道黏膜，还会吸收该处水分，造成阴部皮肤干燥。另外，健康女性阴道内生存着大量有益的阴道杆菌。它们能将阴道表皮细胞里储存的“糖原”分解成乳酸，杀死侵入阴道的病菌。如果长期使用高锰酸钾溶液，就会杀死大量阴道杆菌，使阴道失去酸性环境。

（韩玲/文）

## 伤湿止痛膏巧治常见病

伤湿止痛膏是家庭常用的外用药，具有活血止痛、祛风除湿等功效，常用于治疗风湿性关节炎、肌肉痛、扭挫伤等。近年临床发现，该药可用于治疗多种常见病。

急性咽炎　以喉结为中心，将伤湿止痛膏贴于局部，并自行揉按喉结两旁，无明显效果者6小时更换伤湿止痛膏1次。据临床观察，近80%患者用药1次即明显见效，用药2次均可取得显著效果。

神经性皮炎　以温水洗净患处，拭干，贴上伤湿止痛膏并用手掌把膏药抹平，使其贴好。3~4天换药1次，10~20天即可治愈。

鸡眼　用热水洗脚后，刮去鸡眼硬皮，将伤湿止痛膏敷贴患处，2日换药1次（洗脚时不必揭掉）。

晕车　在出发前30分钟，取生姜片适量，分别贴于肚脐和双前臂内关穴上，然后将伤湿止痛膏剪成10平方厘米左右的小块固定住生姜片，可防头晕呕吐。

小儿咳嗽　取伤湿止痛膏1张，贴敷于胸前区剑突上，每天换药一次，连贴3~5天，有化痰止咳的作用。

偏头痛　将伤湿止痛膏敷贴于患侧太阳穴，一般15~20分钟疼痛停止。

胃痛　可将伤湿止痛膏贴于剑突下方上腹部偏左处阿是穴，对消除胃痛有良好的效果。

腮腺炎　将伤湿止痛膏敷贴患处，每日换药1次，直至痊愈为止。根据患者病情，必要时辅助内服药物治疗，效果更好。

婴儿腹泻　将伤湿止痛膏或消炎止痛膏剪成4厘米×4厘米的方块，对准患儿肚脐中央贴牢，每日换药2次，止泻后再贴药2天。

（张建华/文）

## 两种脱敏疗法

### 过敏原注射脱敏治疗

如果过敏原得到确认，但无法避免接触，而正规的治疗方法又无法取得理想的效果，或者因为种种原因无法坚持，就有必要进行标准化的对因脱敏治疗，也称“特异性免疫治疗”。这是一种针对病因的治疗，是唯一可能改变过敏性疾病自然进程的治疗措施。

过敏原注射脱敏治疗是指用过敏原提取物进行皮内注射。脱敏注射从小剂量开始，逐渐增加剂量，以增加对过敏原的耐受性。脱敏治疗一般至少需要 2 年，长期的注射会带来一定痛苦。

### 舌下含服脱敏治疗

目前，国际上舌下含服脱敏治疗已被越来越多的过敏症患者所接受。舌下含服脱敏治疗是将诱发过敏的物质制成不同浓度的脱敏液，用患者能适应的小剂量进行每日给药（将脱敏滴剂滴于舌下，使其慢慢吸收，1~3 分钟后咽下），逐渐增大剂量，达到维持水平后持续足够时间，以提高患者的耐受力。当患者再次接触该物质时，不会诱发机体的变态反应，那么过敏引起的鼻炎、哮喘等症状也会随之消失或者显著减轻。

舌下含服脱敏治疗已确定有效，并获世界卫生组织认可。舌下含服脱敏治疗的突出优点是使用方便，并且更为安全。我国也已采用了这种疗法，国内已有标准化的舌下脱敏药物粉尘螨滴剂，效果良好，极大改善了过敏患者的生活质量。

脱敏治疗一般需要 3~6 个月起效。脱敏治疗要维持长期疗效，应该在症状消失后继续用药一段时间，一般建议 2~3 年，疗效可持续多年，甚至终身。

（迟春花/文）

## 牙龈出血需当心三种疾病

发现牙龈出血，不必过度紧张，应及时去医院检查，如果是局部因素引起，经口腔科治疗即可。当出血量多不易止血时，应到内科诊治，及时做血液系统检查。

一般来讲，单一局限性牙龈出血，即使出血比较厉害也并不可怕。因为这种出血通常是高血压所致，只要降低血压，牙龈出血就会自行停止，也不会留下什么后遗症。反之，慢性而广泛的牙龈渗血，尤其是无原因的自发性出血，通常是严重疾病的表现。老年人无明显牙病而发生牙龈出血一定要及时检查治疗，重点检查血液、血压和肝脏功能。

牙龈出血需当心三种疾病：一是血液方面的疾病，如血小板减低、再生障碍性贫血、急性粒细胞型白血病等。血液病引起的牙龈出血有一定的特点，那就是多处牙龈渗血，不是单一牙龈出血，而且没有明显的出血点，出血范围比较广，常伴有无力和皮肤出血斑。二是肝脏疾病，如肝炎、肝硬化、肝癌等均可引起牙龈出血。其临床特点是一二处牙龈出血，而且不易止住，口腔内有明显臭味，常伴有消化不良、食欲不振、身体消瘦等全身症状。三是高血压病，该病引起的牙龈出血来势汹汹，通常局限于某一处牙龈，出血量多，而且常常有明显的出血点，患者常伴有头痛、眩晕、恶心，测量血压一般超过 180 毫米汞柱。

当然，牙龈出血也有局部的原因，比如牙周病，由于牙龈水肿、毛细血管扩张充血，一旦咀嚼较硬的食物或刷牙不当时，也会引起牙龈出血。食物残渣、牙菌斑残留，常会在牙周围形成坚硬的结石，引起牙龈发炎、充血。牙颈部龋洞发展到牙龈缘下，由于其边缘锐利，常会刺激牙龈，引起出血。此外，残冠、不合适的牙套等刺激也会造成牙龈糜烂和出血。

（郭倩/文）

## 激素软膏先用药效最弱的

空气干燥时，皮肤过敏的患者也多了起来，皮肤瘙痒时可以涂点药膏清凉止痒，但如果使用不当，就会留下安全隐患。

专家表示，很多治疗皮肤病的药膏，比如曲安奈德益康唑乳膏（派瑞松）、醋酸氟轻松软膏（肤轻松）等，都是激素类药物，长期用可能出现不良反应。使用激素类外用药时，除了要对症，还应掌握一个原则，就是从药效最弱的用起，既保证疗效，又不会产生皮肤激素依赖症。

专家介绍，激素类外用药有强弱之分，不同药效的激素药适应证不同。

一般来说，弱效到中效的可用于蚊叮虫咬、烫伤、过敏性皮炎、湿疹、瘙痒、面部和外阴部皮肤损伤以及日光性皮炎。常用的弱效外用激素药有醋酸氢化可的松和醋酸地塞米松，中效的有丁酸氢化可的松、戊酸倍他米松、醋酸曲安奈德等。而汗疱症、急性放射性皮炎、红皮病、结节病、水疱病等则可用中效至超强效的激素。强效的包括氟轻松、哈西奈德(0.025%)、丙酸倍他米松(0.025%)等，超强效的包括卤米松、丙酸氟倍他索、双醋氟美松、哈西奈德(0.1%)等。

初期皮肤炎症，比如红、痒时，尽量

不要先用激素药膏，因为长时间用激素，止痒效果反而会变差。要知道，激素对许多皮肤病仅能起到缓解症状的作用，不能根治。初期用药，痒是止住了，但病灶却可能不断扩大，皮损增厚，直至发生苔藓样变，甚至可能诱发或加重溃疡。

不良反应的发生不仅仅与患者的生理与病理状况有关，更重要的是取决于用药的量和时间。因此，如果皮肤瘙痒不太严重，激素类药膏应从低效的用起，这样不仅可以避免不良反应，还能避免产生依赖。如果使用两天症状没有明显改善，应及时到专科医师处就诊。

（刘旭东/文）

## 达克宁霜的四种错误用法

达克宁霜是人工合成的外用抗真菌药。此药具有治疗脚癣、手癣等真菌感染性疾病的作用，是许多家庭的常备药物。不过，达克宁霜作为一种常用的外用药，有固定的适应证和使用方法，如果使用不当，不但起不到治疗的作用，还会导致病情加重。为此，在使用时要避免以下四种错误的用法：

**不分病因地滥用达克宁霜**　达克宁霜的主要成分是硝酸咪康唑，具有抗真菌的作用。因此，达克宁霜的主要适应证为手癣、足癣、股癣、体癣、花斑癣等真菌感染性疾病。但此药不含有皮质类固醇激素和抗病毒成分，故对皮炎、湿疹等皮肤病及水痘、疱疹等病毒性皮肤病无治疗作用。

**患了真菌感染就用达克宁霜**　达克宁霜虽然具有抗真菌的作用，但只对轻度的真菌感染有效。如果真菌感染较重，患处出现糜烂、渗出等症状时，则不能使用达克宁霜进行治疗，否则会使这些症状加重。此类患者应先对患处进行消炎或湿敷治疗，待病情好转后再使用达克宁霜进行治疗。

**不分部位地使用达克宁霜**　达克宁霜的不良反应虽然较少，但也有一定的刺激性。面部及外阴部的皮肤较薄嫩，对外界的刺激很敏感。因此不宜在这些部位涂抹达克宁霜。面部或外阴部皮肤发生真菌感染的患者，可首选刺激性较小的抗真菌乳膏进行治疗。如必须使用达克宁霜时，可先小面积地使用，待确定对患处无刺激后再扩大使用的范围。

**症状消失或略有好转时即停药**　真菌感染性疾病有反复发作的特点，因此使用达克宁霜进行治疗的此病患者在症状消失或略有好转后若立即停药，很容易导致病情复发，而且会使病菌产生耐药性。因此，真菌感染性皮肤病患者使用达克宁霜治疗症状消失后，应继续使用该药治疗 1 周，以巩固疗效。

（蒋志平/文）

## 三四月份是湿疹高发期，防湿疹复发抹点甘油

春天，万物萌发。复旦大学附属华山医院皮肤科主任医师郑志忠提醒说，湿疹春天容易复发，患者一定要提前做好预防准备。

郑志忠主任说，每年三四月份都是湿疹的高发期，尤其是有湿疹病史者，这时候最易复发。主要是因为春天影响因素比较多，比如海鲜、牛羊肉、鸡、竹笋等。过去得过湿疹的患者吃了这些东西就容易发湿疹。还有，春天花开得比较多，一些花粉相对就比较多见，花粉吸入以后有这种过敏原也可以引起过敏。

湿疹治疗比较困难，因为易复发。如果治疗得当，能有效控制。如果较轻可用保湿法治疗，如果严重就要用药物治疗。洗完澡后可使用滋润皮肤的润肤乳液或者润肤霜，这样可以使皮肤保持湿润，减少瘙痒的感觉。最好是选择医院的护肤品。另外，还有一个最简单也是最经济的方法，用甘油配到10%的浓度，洗完澡以后抹一下就可以起到非常好的保湿滋润作用。

湿疹患者春季对饮食起居的调理更重要。郑志忠主任说，首先，要寻找该病发生的原因；其次，避免各种外界刺激，如热水烫洗，使劲搔抓等，应穿纯棉、白色、柔软的内衣裤，对花粉过敏者出门最好戴口罩；第三，饮食忌厚味辛辣，如鱼虾、浓茶、咖啡、酒类等；第四，做好皮肤保湿工作。

（杜文明/文）

## 选择痔疮药，注意“内”“外”有别

痔疮一般分为内痔、外痔和混合痔三种，用药也各有不同。

内痔和混合痔多选用栓剂，如化痔栓等。使用栓剂时要确保塞得足够深，以免脱落而失去疗效。栓剂的药效多能保持12小时，在痔疮急性发作期，最好每天早、晚各使用一次。

外痔多选用软膏剂，如马应龙痔疮膏等，可以直接涂抹于患处，起到缓解外痔疼痛、消炎消肿的治疗作用。

近年流行使用的脐贴剂，如荣昌肛泰等，使用方便，备受患者青睐。但由于药物成分不是直接作用于患处，而是经吸收进入血液循环，可能会导致一部分药物失效，且起效相对较慢，因此不适用于痔疮急性发作的患者。

（胡丽平/文）

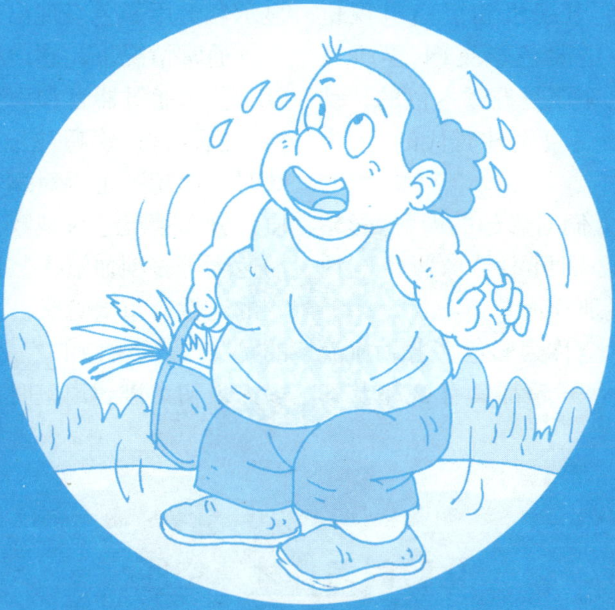

# 第六篇

## 检查体检要合宜

## 彩超与B超的区别

“大夫,我做的不是彩超吗?怎么都是黑白的呢?这钱不是白交了吗?”走进超声检查室,有许多人会有这样的疑问和抱怨。在人们的心目中,彩超和B超的区别就像彩色电视机和黑白电视机一样,彩超就一定要色彩斑斓,至少显示器上出现的也应该是五颜六色的“动画片”,而不应该是卓别林时代的“无声电影”。

其实,这是人们对彩超的误解。彩超和B超的主要区别可不是像彩色电视机和黑白电视机那样简单。

所谓彩超,全称为彩色多普勒血流成像系统,每一台彩超都具有B超及其他的一些功能,其中最重要的就是对心脏及血管内血液的流动情况进行观察,由于血管内的液体是流动的,超声可捕捉到这些流动的信号。经过处理,最后在显示器上用彩色表现出来。

通常情况下,超声检查者都会先用“B超”功能对器官和病变的结构进行观察,之后再行“彩超”检查,尤其是发现病灶时,“彩超”可以对病灶内部及周边的血管分布情况进行观察,并可对血液流动速度等多项血流参数进行分析,对病变的定性有重要意义。习惯上,医生先做的是“B超”,后做的才是“彩超”,所以很多人最初走进超声室时才会有疑问。

（云萍/文）

## 化验时怎样才算空腹

在需要化验肝功能、血糖和血脂等时,医生总会嘱咐人们在第二天清晨要空腹来抽血。有些患者怕吃饭会影响化验结果,甚至在抽血的前一天晚上就开始不吃任何东西。其实,这样化验出来的结果反而不准确。

医生嘱咐患者空腹验血,并不是要让患者饿肚子。因为身体若处在饥饿状态,体内各项功能指标数均有变化,这样就会导致采集的血样与平时不同。

饥饿对糖尿病患者的影响尤其明显,因为饿的时间一长,就会出现低血糖休克,浑身冷汗,甚至昏厥过去。即便没有出现休克,也会因空腹时间太长而使血糖化验结果变低,容易被误认为血糖控制得好。所以,糖尿病患者在化验空腹血糖前一天的晚上一定要吃晚饭。

空腹的具体要求是:抽血的前一天晚上,患者保持平时的生活习惯,正常饮食。饭菜宜清淡,不要喝酒;饭后不喝咖啡、浓茶;休息好;早晨起来后,不吃早餐、少喝或不喝水、不晨练,平静地到医院等候采血，这样的血标本才是反映真实情况的好标本。

（张勤/文）

## 体检细节不容忽视

在体检中，有很多人忽视一些细节问题，致使体检结果不准确。究竟哪些细节需要注意呢?

穿不带金属扣的内衣　由于现在的常规体检只是拍正位胸片（正面面对拍片机），一点小阴影都可能会让体检医生提高警惕。

晨起不要排尿　膀胱、前列腺B超是男性朋友最重要的体检项目之一，妇科B超体检是女性朋友最重视的项目之一。进行膀胱、妇科B超检查，必须憋足了尿检查。

尿液检查需取中段尿　中段尿就是在一次排尿的中途时间里取的尿。

体检前三天别吃油腻　体检前三天吃得太油腻可能导致血脂指数不正常，会给判断心脑血管疾病和肝脏疾病带来麻烦。尤其不能喝酒，如果有宿醉的情况，那么体检出来的肝脏指标很可能不正常，甚至可能检测的结果是脂肪肝。

勿食猪肝、猪血、鸭血等食物　食用这些食物可能会使大便隐血假阳性。

采血时间　体检化验要求早上空腹静脉采血。

不要随意舍弃检查项目　如肛门指诊检查，对40岁以上受检者，直肠肿块的发现尤为重要。

别忘陈述病史　病史是体检医生判定受检者健康状况的重要参考依据。病史陈述要力求做到客观、准确，重要疾病不可遗漏。

不要轻视体检结论　体检结论是对受检者健康状况的概括和总结，是医生根据各科体检结果，经过综合分析对受检者开出的健康处方，对纠正不良生活习惯、预防和治疗疾病有重要意义。

有些受检者对体检的内容和结果较为重视，却忽视了体检结论，没有仔细阅读和认真实施，使健康体检失去了意义。

（刘军华/文）

## 基础体检可发现多种老年病

（1）测体重可判断出过胖或过瘦，过胖会增加心脏负担，易诱发心脑血管疾病，过瘦会使抵抗力变弱和免疫功能下降。

（2）测血压可预测有无冠心病和脑血管意外发生的可能。

（3）尿常规可及时发现糖尿病，以及老年妇女的慢性肾盂肾炎。

（4）心电图检查可发现心肌缺血改变和心律失常等。

（5）肝功能检查可及时发现肝炎、脂肪肝、肝硬化甚至肝癌等。

（6）查眼底可及早发现老年性白内障、原发性青光眼和高血压、冠心病、糖尿病患者的动脉硬化情况。

（7）胸部X线透视可早期发现肺结核、肺癌。

（8）大便常规可早期发现胃癌、结肠癌及消化道疾病。

（9）肛门指检可以发现直肠癌、前列腺癌、前列腺增生等疾病。

（马毅/文）

## 体检为啥不给做 PET-CT

问：听说 PET-CT 能发现早期肿瘤，既然有这样好的医疗器械，为什么在常规检查中没有 PET-CT?

答：在临床上高度怀疑肿瘤时，PET-CT 可准确提供活检部位，以便及时确诊；PET-CT 还可为确诊的癌症患者检查出有无转移病灶，对恶性肿瘤进行分期、分级，以协助医生制订最佳的治疗方案等。判断是否是恶性肿瘤只有一个金标准——病理检查，PET-CT 并不能查出所有的肿瘤，一般不给健康人作为体检项目推荐。PET 显像需要往患者身体内注射具有放射性元素的药物，如果多次使用会对身体造成一定伤害，因此不推荐在体检中常规使用。

（欧阳雪农/文）

## 最实用的自检法

都说健康无小事，即使坚持一年一次的体检，也不敢保证身体就能万事大吉。掌握几个最实用的自检法，每隔一段时间仔细检查一遍，熟悉自己身体的每一个变化，就能将健康掌握在自己手中。

美国皮肤癌基金会珍宁·唐尼博士在美国“今日”网撰文建议，人们可以每月进行一次皮肤自查。

首先，保证光线充足，找一面与身高相仿的镜子，便于仔细查看全身；再找一面小镜子，方便检查大镜子难以看清的部位。检查时，要彻底细致，从头到脚一个不漏，包括手指、脚趾、头皮、腋下等隐蔽部位。

其次，要熟知全身胎记、斑点都位于何处，以便有新变化时能很快发现。

第三，格外注意新生斑点、两三个月不能痊愈的疼痛点，以及增大或颜色发生改变的斑点。皮肤癌早期斑点呈扁平或凸起状，有时轻微刺激就会出血。

当细菌、异物或癌细胞通过淋巴结时，淋巴细胞就会“奋起反抗”。此时，淋巴结会出现肿大、疼痛、质地变硬或变软、破溃等表现，应引起重视。

中华医学会血液学分会淋巴瘤组副组长克晓燕指出，多数部位的浅表淋巴结可以通过触摸进行自检，如颈部、腋窝、腹股沟部。

检查方法：将食指、中指、无名指并拢，用指腹在被检查部位滑动，滑动时可旋转触摸。正常的淋巴结像米粒一样大，质地较软，光滑且可移动，很难触摸到。如果突然发现淋巴结明显肿大或迅速变大，一定要及时就诊。

中国医学科学院肿瘤医院内科教授袁芃建议，女性每个月都要进行乳房自查。检查时，先站立镜前，观察乳房外形，正常的弧形轮廓是否变得不规整，有没有橘皮样的凹点，挤压时有无液体从乳头溢出。

平躺床上，以乳头为中心，用指腹按顺时针方向紧贴皮肤做循环按摩。检查时用力要均匀，以手指能触压到肋骨为宜。要记得检查腋窝和锁骨位置，因为有些增生组织也可能会在乳房周围生长。如果自查中摸到结节或包块，要去医院做进一步检查。自查的最佳时间是月经来潮后的第9~11天。

南方医科大学第三附属医院泌尿外科副主任医师杨建昆建议，男性要经常留意自己的排尿情况。首先，确认是否尿频，这是前列腺增生的最早表现，先为夜间尿频，随后白天也出现尿频，到了后期症状会更加严重。一般认为，日间平均排尿超过6次，夜间超过2次，可算作尿频。

其次，是否有排尿困难。梗阻性排尿困难为排尿间断、尿线细而无力、排尿不尽等；刺激性排尿困难为尿频、夜尿多、尿急、尿痛。

最后，是否出现血尿。

将手握紧30秒，打开后观察手掌变白的现象多久会消失。北京宣武医院门诊部副主任、心血管内科主任医师刘力松表示，如果手掌能很快恢复原来的颜色，说明血管健康、弹性好，血管内皮功能好；如果需要20秒以上肤色才能恢复，表示血管内皮功能可能不完整、血管弹性差、血液流动不顺畅，应当心动脉粥样硬化。

南京大学医学院附属鼓楼医院骨科主任医师林华认为，骨密度检测虽是确诊骨质疏松最精确的标准，但平时生活中观察身体是否出现以下变化，也有利于发现骨质问题：

看牙齿是否松动，如果没有牙病还出现松动现象，应警惕是否为骨质疏松所致。看后背脊柱，骨质疏松时，脊柱更容易出现变形，身高也会随之减少。看走路，走路时东倒西歪，站立不稳，要当心可能是骨质疏松的原因。看指甲是否变软,骨质疏松症患者的骨质流失,表现在指甲上就是变软。

哈尔滨医科大学附属第四医院肿瘤外科副主任医师孙凌宇指出，除了声音突然嘶哑、饮水时呛咳、出现吞咽及呼吸困难,耳及肩部有放射性疼痛外,95%以上的甲状腺疾病患者会出现颈前肿块，一般无痛。

孙凌宇建议,经常摸摸自己的颈部,如果出现下面4种情况,要引起重视,及时就医:①颈部出现圆形肿块;②肿块直径超过2厘米；③单个结节肿大且表面不光滑;④肿块增长速度快,可在十几天或一两个月内明显增大。

中日友好医院心内科主任医师曹启富建议，每3~6个月可以对心脏进行一次自测。

青壮年人可采用以下方法：平卧休息片刻，摸脉搏或戴脉搏表记录1分钟的心跳次数;然后从卧位快速站起,记录15秒的心跳数,乘以4得出心率;最后比较两次心率。两次心率之差越大,说明心功能越好;如果差值小于10,说明心脏功能不良,应进行检查。

老年人可使用6分钟步行法测试：在30米距离间,往返步行6分钟,速度快慢可由自己体能决定，最后计算出步行距离。一级为少于300米，二级为300~374.9米，三级为375~449.5米,四级为超过450米，级别越低表明心脏功能越差。要注意的是,心功能欠佳者,特别是老年患者，初次测试时最好在医护人员的指导下进行。如出现胸痛、气促等不适,不宜勉强坚持。

（李沛珅/文）

## 脑电图让癫痫“无处藏身”

癫痫患者到医院就诊时，医生大多会让患者进行脑电图检查，检查的次数多了,患者就会心存疑惑:做这么多的脑电图检查,有必要吗?

其实，患者经常复查脑电图很有必要。脑电图对癫痫的诊断率接近90%,检查结果可以帮助医生确定患者发作是否为癫痫,尤其是那些不典型发作或类似发作的疾病,能够帮助医生鉴别诊断。临床上许多疾病,如呼吸暂停、运动障碍、晕厥、心律失常、睡眠障碍、偏头痛以及各种神经症，有时很像癫痫发作,凭借脑电图检查,往往可以做出准确的诊断。

### “异常波”让癫痫“尾巴”露出来

癫痫发作的实质就是大脑神经元的异常放电,在脑电图上表现为“异常波”。“异常波”的出现可以在癫痫发作时,也可出现在发作间期。对于发作比较典型的癫痫患者，做脑电图诊断较容易。但有时患者在做脑电图检查时并不发作，这就需要反复多次做脑电图检查才能诊断。还有一些发作性疾病，如突发性晕厥等，发病过程为一过性，类似癫痫一样来去匆匆，但发病时脑电图不表现为“异常波”，我们据此可排除癫痫。

### 脑电图是治疗癫痫的“金指标”

过去对于典型的癫痫发作，医生仅通过问病史即可诊断为癫痫，但现在要求癫痫专科医生必须对癫痫患者做出明确的癫痫发作类型的诊断。近年来研究与开发出的动态脑电图磁带记录系统、视频脑电图长程记录系统及多导视频监测系统，可直接记录和观察癫痫发作及昼夜的脑生物电变化，为癫痫诊断、鉴别诊断和癫痫脑电图研究等提供了更科学、方便的手段。

脑电图是指导医生治疗癫痫的“金指标”。脑电图检查可以作为医生治疗癫痫的用药指导。如果癫痫患者按常规剂量用药后仍有发作，且脑电图显示仍有散在“异常波”存在，则可稍加大剂量，部分癫痫患者可得到控制。而对于一些良性癫痫的患者，即使多次脑电图上有较多的“异常波”，也不需要再加量，小剂量的药物就可控制发作。

脑电图检查还可以帮助判断何时停药。癫痫患者规律服药2~5年后，如果无临床发作，可考虑减药，但减药前必须确保多次复查脑电图未见“异常波”。

对于一些难治性癫痫，可考虑外科手术治疗，而手术治疗的关键是癫痫病灶的定位及评估。目前，术中电极技术的应用，对观察和了解单细胞癫痫放电现象和揭示癫痫放电的机制提供了理论依据。特别是皮质和深部电极的应用，能准确地定位癫痫病灶，为外科手术治疗提供了更有利的依据。

（王慧/文）

## 学画血压波动图

不少高血压患者在复查时，无法清楚地向医生描述自己的日常血压波动情况，而就诊时测量的血压也无法全面地反映患者的真实病情。因此，专家建议高血压患者，平日里可在家自测血压并制成图表，用图表来记录自己的血压变化情况，复查时提供给医生，这对病情的正确诊断是有帮助的。

一份好的血压图表应该包含日期、时间、血压及所服药物等项目。把每天血压的最高值在坐标上标出并连成曲线，每周或每个月汇总一次，能很清楚地反映患者的血压波动情况。另外，当发生头晕、头痛、心悸等症状时，需要及时测量血压并重点标注。

图表通常以周为单位画出。人在一天中有两个血压峰值期，分别是早晨6—9点和下午4—6点。患者可以在横坐标上标出这两次测血压的时间，纵坐标上用不同颜色的笔标出收缩压和舒张压的数值，然后重点记录下脉搏和发生头晕等现象的时间。

（孙惠/文）

## 首次测血压应量双侧上臂

张大爷因头晕来看病，医生给他量了血压，告诉他血压高，并让他做一下血管超声检查。张大爷很不解，自己在家隔一段时间就测一次血压，血压很正常，都是120/80毫米汞柱。医生问张大爷平时是不是总测右侧上臂的血压，从来没有测过左侧上臂。张大爷点头称是。医生让张大爷先去做血管超声检查，超声报告显示右侧锁骨下动脉狭窄。医生告诉他，就是因为这个原因使他未能及时发现自己血压高。

一般情况下，测血压时多测右上臂血压，因为正常右上臂血压比左上臂高5~10毫米汞柱。但是如果一侧血管存在病变，如锁骨下动脉狭窄、大动脉炎等，会导致测得的血压值偏低。就像张大爷一样，由于右侧锁骨下动脉狭窄，右侧血压是120/80毫米汞柱，但左侧却是160/110毫米汞柱。

提示：为了防止漏诊高血压，首次测量必须测双侧上臂血压。如果两侧相差10~20毫米汞柱，以后则固定测量血压较高一侧的上臂血压；如果两上臂血压测量差值大于20毫米汞柱，应视为不正常，要赶快查明原因，首选血管超声检查，必要时可做血管造影检查。

（程海萌/文）

## 高血压病患者体检必检项目

肝肾功能：因为药物多经肝脏代谢，肝功能检查能评价治疗药物对肝脏的影响。肾脏的病变可引起高血压，肾脏又是受高血压危害的器官。肾功能受损乃至肾衰竭是高血压并发症之一。

血脂：高血压病患者往往合并有血脂升高，它是动脉硬化的发病基础。

血糖：一方面血糖与动脉硬化有关，另一方面血糖控制不好也会引起血压进一步升高。

尿常规：高血压病患者在早期肾脏受到影响时，肾功能可能无变化，而尿中已出现微量蛋白，且尿蛋白也可反映高血压肾病的严重程度。尿糖的出现可提示是否同时伴有糖尿病。

心电图：高血压病患者进行心电图检查可以判断有无并发症的出现。因为心脏是易受高血压累及的器官之一，长期高血压会引起外周循环阻力增加，心脏负担加重，久而久之会造成心肌肥厚、心腔扩大，结构发生改变的心脏还可以引起各种心律失常等。

心脏彩超：绝大多数高血压病患者存在心肌肥厚、心肌重量增加。心脏彩超能了解心脏的形态，估计高血压对心脏损害的程度，并能排除其他一些疾病引起的心肌肥厚。

（颖颖/文）

## 查动脉硬化只需5分钟

随着我国老龄化进程的加快，患有高血压、糖尿病、高脂血症的患者逐渐增加，还有许多人因不良生活习惯，如吸烟、过度饮酒、缺乏运动等导致动脉系统疾病。要想知道这些疾病是否会导致动脉硬化，就应该做相关检测。

空军总医院特诊科主任王新宴介绍说，动脉硬化检测只需对患者的双臂、双脚踝同时进行血压测量，并对检测数据进行分析，就可以明确患者是否出现动脉硬化等疾病。

患有高血压、糖尿病、高脂血症等疾病的患者通过进行包括血管阻塞和血管硬化状况等方面的检测，能及时发现，及时治疗。做到有效预防动脉系统疾病，该检测仪与我们通常使用的血压测量仪类似，不同的是它通过对患者双臂、双脚踝的血压测量比值与正常比值相对比，就能进行动脉系统疾病诊断，如果比值超出正常值范围，说明患者可能有下肢动脉硬化症和血管硬化病变。王新宴建议，老年朋友可以将动脉硬化检测作为体检选择项目。

（王秋月　林淑洋/文）

## 仅靠心电图能否诊断冠心病

冠心病在临床上分为三型，即心绞痛、心肌梗死、猝死。

心绞痛　心绞痛的诊断主要靠临床症状，普通的心电图价值不大，因为即使是心绞痛发作时，也有 2/3 患者的心电图正常，只有 1/3 异常，因此，绝不能根据心电图正常做出排除心绞痛的诊断。也绝不能根据一份异常的心电图对症状不典型者做出肯定诊断。

心肌梗死 心肌梗死的诊断比心绞痛简单，绝大多数的急性心肌梗死患者心电图都会在短时间内出现特征性异常。症状结合心电图的特征性异常可以做出早期诊断。

猝死 患者未来得及就诊就因心律失常而死亡，这是遗憾的结局。

（张建军/文）

## 冠心病患者每年检测1次血尿酸和C反应蛋白

冠心病患者监测血脂和心电图，其意义不言而喻。但在临床上，许多医生还建议冠心病患者定期检测血尿酸和C反应蛋白。那么，这是为什么呢?

有一部分冠心病患者的血尿酸水平呈现升高状态。众所周知，高尿酸血症需要进行干预性治疗，这是因为高尿酸血症不仅可引起痛风、尿结石等疾病，还是造成血清C反应蛋白水平升高的主要原因之一。

C反应蛋白是一种炎症因子，其血清水平的高低是反映机体慢性炎症的灵敏指标之一。从本质上讲，动脉粥样硬化斑块的形成与活动，其实就是动脉血管的一种慢性炎症变化，表现为血管内皮细胞表面稳态被破坏和血管内皮细胞功能障碍。由于血尿酸水平的升高可使C反应蛋白水平增高，两者呈正比关系，这样就会使动脉血管壁的慢性炎症加重，促进动脉粥样硬化和高血压的发生与发展。另外，C反应蛋白水平的增高还会引起粥样斑块稳定性减退，导致斑块破裂而使血栓形成，从而造成血管闭塞，引起心血管事件风险增大。

所以，对冠心病患者来说，至少要每年检测1次血尿酸和C反应蛋白。如果血尿酸和C反应蛋白水平增高，就要积极开展降尿酸和降C反应蛋白治疗。

（韩咏霞/文）

## 经常腿抽筋，可查查血脂

王老伯年近七旬，身体一直保养得不错。近几个月来，王老伯小腿经常抽筋，晚上睡觉时尤其明显。他以为是自己年纪大缺钙，于是每天补充钙片。可症状一点不见好转，反而连走路都吃力了。家人赶紧带王老伯到医院就诊，经检查发现，他的甘油三酯和胆固醇两项血脂指标高出正常值2倍。进一步检查发现，王老伯已经出现下肢动脉硬化，并伴有不同程度的狭窄。原来，他的腿抽筋是高血脂引起的，需要降脂治疗。

有的老人时常出现腿脚抽筋，小腿发凉、发麻等不适，多数人以为是缺钙所致。可事实上，这种情况有时并不是因为钙少了，而是血脂高了。

当体内过高的胆固醇无法正常代谢时，会积聚在周围肌肉中，刺激肌肉收缩导致抽筋。而且，过高的血脂容易引起动脉粥样硬化，使血管变窄，导致局部供血不足，使得肢体末端因缺血出现抽筋、疼痛等不适。如不及时发现治疗，可能引起外周器官营养缺乏，严重时发生坏疽等不良后果。

除腿脚抽筋外，高血脂引起的症状还有：①头晕、头痛、失眠、胸闷气短、记忆力下降、注意力不集中、健忘、四肢沉重或麻木等。②睑黄疣是中老年血脂增高的信号。③视力下降或失明。当出现严重高脂血症时，富含甘油三酯的脂蛋白可从毛细血管中漏出，如果侵犯到黄斑，则会严重影响视力。④胆固醇过高时，皮肤上会鼓起小肿疮，其表面光滑，呈黄色，多长在眼皮、胳膊肘、大腿、脚后跟等部位。⑤高血脂还会引起脂肪肝，出现食欲不振。

确诊为高脂血症后，需要在医生指导下服药治疗。要避免摄入过多动物性脂肪或内脏等高胆固醇食物，多吃豆制品和新鲜蔬果；根据身体情况适当参加体育锻炼。

（《益寿文摘》/荐）

## 为何联用调脂药须查肌酸激酶

问：我的母亲患有糖尿病和冠心病多年。由于肥胖，她血脂特别高，去年以来联用辛伐他汀和非洛贝特。前段时间我的母亲经常感到困倦、乏力，行走时腿发软，步履蹒跚。去医院检查，医生让查肌酸激酶和肌红蛋白，这是为什么？

答：辛伐他汀和非洛贝特都是调脂药物。两者作用机制有所不同，辛伐他汀主要降低血清总胆固醇和低密度脂蛋白的浓度，非洛贝特主要降低血清甘油三酯浓度和升高高密度脂蛋白浓度。在冠心病或糖尿病伴有高血脂等治疗中，通常以辛伐他汀最为常用，很少将辛伐他汀与非洛贝特联用。只有当血清总胆固醇和甘油三酯都特别高（混合型高血脂），且使用辛伐他汀疗效差时才考虑联合应用，一般为小剂量联合用药。患者在联合用药过程中应注意用药安全性，特别需要警惕肌病（横纹肌溶解症）的发生，这是因为辛伐他汀和非洛贝特都有引起肌病的危险。各自单独应用时只发生在大剂量用药情况下，联用时由于两者的叠加负效应,即便是在常规剂量下也有可能引起肌病的发生。因此,联合应用的前提是严格掌握适应证和小剂量用药。

肌酸激酶(CK)是反映肌细胞损伤最敏感的指标，当发生肌病或肌肉损伤时,人体中的肌酸激酶就会明显升高,不仅可用于肌病的诊断，还可以反映其预后。所以，当临床上怀疑药物引起肌病时,应及时检查血清肌酸激酶。血清肌酸激酶超过正常峰值5倍时就具有可靠的诊断价值,结合长期、大剂量或联合使用调脂药物的情况，出现的肌病表现如乏力、腿软、肌肉酸痛、肌无力等,若再伴有血、尿肌红蛋白的增高,即可明确药物相关性肌病的诊断。

总之，辛伐他汀与非洛贝特的联用是一把双刃剑，两者合用无疑可增强疗效,但同时也增加了发生肌病的危险。因而在用药上一方面要小剂量用药，避免剂量过大；另一方面要定期监测血清肌酸激酶,至少每半年查一次。一旦血清肌酸激酶浓度明显升高或出现肌病的相关症状,就要及时调整用药或剂量,必要时先停用非洛贝特。一旦血清肌酸激酶超过正常峰值10倍，辛伐他汀也要停掉，并给予能量支持疗法及弥可保等药物治疗,以缓解症状,促进肌力恢复。

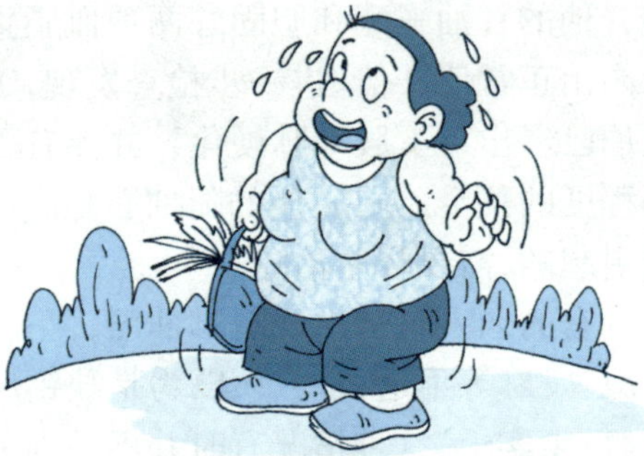

（韩咏霞/文）

## 老年贫血有哪些特点

当老年人红细胞计数低于 $3.5\times10^{12}$/升,血红蛋白低于105克/升时,就可视为老年贫血。老年贫血是一种常见疾病，发病率可为17%~26%。老年贫血具有不同于儿童及青壮年贫血的特点，可从以下几个方面加以了解，以提高对老年贫血的认识。

年龄增长使贫血增加　研究表明，随着年龄的增长，老年人贫血的发病率上升。这是因为随着年龄增长,老年人造血组织逐渐被脂肪和结缔组织所替代而减少。同时老年人睾丸激素分泌不足，红细胞生成素分泌减少。还有老年人消化系统衰老,使得进食减少,容易造成铁及维生素 $B_{12}$ 的摄入不足，导致缺铁性贫血和巨幼细胞贫血的高发。另外，由于老年人免疫功能趋向衰退，自身免疫活性细胞对机体正常组织失去自我识别能力，故而自身免疫性溶血性贫血发生率亦偏高。

继发性贫血多见　老年人慢性疾病多，其中有许多疾病可造成铁和维生素$B_{12}$或叶酸的吸收障碍、破坏增加或丢失过多，因而不少老年贫血属于继发性贫血。最常见的继发性贫血与慢性胃炎、胃十二指肠溃疡、慢性胆囊炎、慢性肝病、溃疡性肠炎、慢性支气管炎、泌尿系统感染、肺结核等有关。

临床表现复杂　老年贫血的一个临床特点是：发病缓慢、隐匿，常被其他系统疾病的症状所掩盖。另一个临床特点是除贫血外貌、乏力、心慌、气短和下肢水肿等一般贫血症状之外，神经症状往往较为突出，如头晕、易激动、淡漠、健忘、失眠、平衡失调、感觉异常、反应迟钝甚至精神错乱，易被误诊为精神系统疾病。其次常有食欲减退，消化不良，便秘或腹泻等消化系统症状，易被单纯视为消化系统疾病。所以，当老年患者出现上述改变时，应及时检查血常规，以提高诊断率，降低误诊率。

饮食调理来预防　资料显示，人到老年应特别注意通过膳食补足造血原料，如铁、维生素C、B族维生素和蛋白质等，可使贫血发病率显著降低。首先，要多吃含铁丰富的食物。其次，多吃富含维生素C和叶酸的食物，有利于铁的吸收与利用。动物肝脏和瘦肉中所含的维生素$B_{12}$较多，是红细胞生长发育所必需的物质，蛋白质在牛奶、鱼类、蛋类、黄豆及豆制品中含量最高，是构成血红蛋白的重要原料，老年人要酌情食用，以增加机体的造血能力，预防贫血的发生。

综合防治老年贫血　首要原则是去除缺铁原因，重点是积极治疗上述各种引起继发性贫血的慢性疾病，这类贫血往往可随着原发病情的缓解而有所改善。其次是根据贫血类型，缺什么补什么。补铁宜用小剂量硫酸亚铁或富马酸铁，于饭后立即服用。消化功能差时应加用稀盐酸、食母生和维生素C，以促进铁的吸收。在血红蛋白上升至正常后，不要马上停药，应继续用药3~4个月，以补充贮存铁，可降低缺铁性贫血再发概率。巨幼红细胞贫血者应及时补充维生素$B_{12}$和叶酸。直至临床症状明显好转，红细胞和血红蛋白恢复正常为止。

（魏开敏/文）

## 肾功能检查报告单怎么看

### 尿常规监控

在所有的尿常规检查指标中，尿蛋白和尿红细胞指标与肾脏病关系最为密切。蛋白尿包括生理性蛋白尿和病理性蛋白尿。前者常为一些生理状况，如发热、剧烈运动后出现暂时性蛋白尿；后者则是肾脏出问题时出现的持续性蛋白尿。一般来说，若单次尿液检查中蛋白质含量高于 75 毫克/分升时（或 1 个“+”以上），应进一步测定尿微量蛋白和 24 小时尿蛋白总量，以确定肾脏是否出了问题。

尿红细胞即平时所说的血尿，分为镜下血尿和肉眼血尿。出现血尿的原因包括肾脏因素和非肾实质性因素。前者可能由肾实质病变引起，后者可能同结石、肿瘤等因素有关。值得注意的是，如果检查中仅有 1~2 次尿红细胞超标，并不一定代表肾脏有病，但若多次超过正常标准，则属异常，应及时就诊。因此，对于尿红细胞必须长期检测并分类讨论。

### 肾功能检查

肾功能检查主要是抽血化验，从而了解血尿素氮和肌酐的指标数值。一般来说，两者数值的正常范围分别为 2.5~7.5 毫摩/升和 40~140 微摩/升。其数值越高，表明肾功能越差。但是，由于肾脏储备功能很强，通常直到肾功能下降一半左右时，尿素与肌酐值才会明显上升。因此，早期的肾功能不全者很容易被漏诊，需要患者尽早提高警惕。

此外，血尿素氮和肌酐的指标高与低是在多种因素的交织作用下形成的。比如，溶血、高蛋白质饮食、胃肠道出血、败血症、药物（类固醇、四环霉素）等因素可使血尿素氮升高，而肝病、饥饿则会使血尿素氮降低；年龄、性别、身材、营养状况及心功能衰竭、肝病、败血症等因素易影响肌酐值。因此，不能简单地把目光停留在数值上，必须综合多种因素，谨慎对待。当然，若在体检中发现上述指标异常，建议及早前往医院请专科医生解答，以确保尽早制订治疗方案。

（王新宇/文）

## 消化系统有哪些常规检查

胃镜　准确地说应该将胃镜称为上消化道内镜，它能确诊食管、胃、十二指肠上部的各种病变，如胃炎、溃疡、肿瘤等，特别是早期肿瘤，可取样做病理鉴定。但对胃肠道外病变、上消化道运动情况的了解受限制。

肠镜　可以对大肠各部（包括盲肠、升结肠、横结肠、降结肠、乙状结肠及直肠）的各种病变确诊，特别是对早期肿瘤最为有用。和胃镜一样，可重复检查，但对肠道运动状况的了解受限制。

钡餐透视及气钡双重造影　口服钡剂进行检查，可查上消化道（范围同胃镜），亦可查全消化道（下延至小肠、大肠），对较为明显的病变诊断率高，对胃肠道外病变、运动情况的了解优于内镜，但对表浅、细小、早期病变的诊断较受限制。检查不适感较轻,但X线对人体有害,不宜短期内重复检查。

钡剂灌肠或气钡双重造影　从肛门插管灌钡检查，主要检查大肠各部分，对了解肠内较明显病变、大肠运动情况很有帮助,但对早期病变、表浅病变的诊断有一定限制,不能取样。检查不适感较肠镜轻些。

B超　可了解肝、胆的形态改变(如脓肿、肿瘤、寄生虫囊肿、结石等),对腹腔转移性肿瘤或肿大淋巴结的情况,能提供很有价值的信息,且可重复检查,无损害,无痛苦。对胰腺疾病的诊断较受限制,对胃肠道检查的技术尚不成熟。

肝功能检查　抽血检查肝脏有无损害,项目较多,可视病情挑选。肝功能与B超、CT、肝炎免疫学检查,是从不同侧面来了解肝脏状况，互补而不能互相代替。因为检查项目的限制和肝脏代偿能力极强，所以肝功能正常不等于肝脏没病。

肝炎免疫学检查　可了解是否感染过肝炎、哪一种肝炎,现有无病毒复制、传染性如何等情况，但不能说明肝脏功能、形态变化的情况。免疫学检查方法也有粗细之分。

腹部CT　大致与B超相同,但对肝脏、胰腺及腹腔内胃肠道外病变的了解更确切。CT检查有一定的X线辐射损害,但无痛苦。对胃肠道内病变的诊断无帮助。

腹部透视或腹部X线平片　对胃肠道有无梗阻、穿孔、胀气等的了解有特殊价值，但不能诊断胃肠道内病变的性质。

(李增烈/文)

## 读懂肝功能检查单

丙氨酸氨基转移酶　参考值为小于40单位,是诊断肝细胞实质损害的主要项目,其高低往往与病情轻重相平行。如急性肝炎及慢性肝炎与肝硬化，丙氨酸氨基转移酶均可升高。但丙氨酸氨基转移酶缺乏特异性，许多肝脏疾患和肝外疾患均可使其升高。

天门冬氨酸氨基转移酶　如果天门冬氨酸氨基转移酶值高于丙氨酸氨基转移酶,说明肝细胞损伤、坏死的程度比较严重。

碱性磷酸酶　正常参考值为30~90单位/升。肝脏疾患出现排泄功能障碍、胆管疾患、骨骼疾患均可使碱性磷酸酶上升。

总蛋白、白蛋白、球蛋白　正常值总蛋白为60~80克/升，白蛋白为35~55克/升，球蛋白为20~30克/升。慢性肝炎、肝硬化时常出现白蛋白减少而球蛋白增加,使白蛋白/球蛋白比例倒置。

血清总胆红素和直接胆红素　肝病时出现黄疸，两者均可不同程度升高，如直接胆红素明显升高，提示为梗阻性黄疸。

总胆固醇及胆固醇酯　可了解肝病时脂质代谢障碍情况。阻塞性黄疸时总胆固醇可增加，脂肪肝时也可能增加；如严重肝脏损害，总胆固醇和胆固醇酯均可下降。

（王宝恩/文）

## 长期咳嗽咯痰，应做支气管镜检查

拍胸片是我们非常熟悉的呼吸系统检查。但是，如出现长期咳嗽、大量咯痰、痰中带血等症状，仅做常规的胸片检查就不行了，还应该进行纤维支气管镜检查。

### 哪些人该做支气管镜检查

纤维支气管镜检查是一种内镜技术，操作时对人体损伤不大，却可使许多隐藏在气管、支气管及肺内深处难以发现的疾病得以诊断及治疗，使许多病人免除手术之苦。一般说来，遇到下述情况时就应该做纤维支气管镜检查。

（1）出现不明原因的咳嗽，且痰中带血，特别是40岁以上的中老年人或长期吸烟者，应该尽早做纤维支气管镜检查，以排除肺部肿瘤的可能。

（2）胸部X线片发现阴影怀疑肺癌者。

（3）怀疑支气管腔内有阻塞性病变，如X线胸片显示有肺不张、阻塞性肺炎等。

（4）吃东西时突然发生呛咳而需要排除气道异物者。

### 检查前后有禁忌

在无痛支气管镜检查前后，患者应该注意以下事项：

（1）术前禁食、禁饮水4小时，有活动性假牙要预先取出放好。

（2）拔镜后卧床或静坐休息30分钟，禁食2~3小时，待麻醉作用消失后方可进食，以免误吸。

（3）少讲话，多休息，不可用力咳嗽、咯痰，如果出现鼻腔和咽喉不适、疼痛、鼻出血、声嘶、头晕、胸闷、吞咽不畅等症状，一般休息后可逐渐缓解。

（4）如做钳检或针刺活检，可能1~2天会出现痰中带血或少量咯血，一般能自行停止；如出血不止或大量出血，应该及时就医复查。

但是，如果有慢性支气管炎、支气管哮喘等小气道病变，则不宜做纤维支气管镜检查，尤其在支气管哮喘急性发作时做纤维支气管镜检查还可能加重病情。呼出气一氧化氮是国际公认的气道炎症分子标志物，其浓度与气道嗜酸性粒细胞数量呈良好正相关，可以反映气道炎症及严重程度。FeNO 测定联合肺功能检查可以用于慢性咳嗽（尤其是咳嗽变异性哮喘、嗜酸性粒细胞性支气管炎）、支气管哮喘的鉴别诊断。

该检查只需吹口气，不刺激气道，较肺功能检查省力、安全，测定结果可即时显示。肺功能差的哮喘患者如不能耐受肺功能监测，可定期行 FeNO 监测，评估病情并指导用药。

（吕寒静　梁四维/文）

## 老年人肺炎反复发生的原因

对于 70 岁的张大伯而言，今年可谓多灾多难。中风刚刚有所恢复，就出现了肺炎反复发生。在浙江省中山医院，康复科主任解光尧询问病史后，安排张大伯做了吞咽造影检查，结果发现他有隐性误吸。

解光尧主任表示，误吸很容易被大众忽视，在临床上，脑血管意外后第 1 个月吞咽障碍的发生率高达 41.7%。除此之外，因脑血管意外导致的误吸发生率大约是 33.3%，其中一半的患者存在没有咳嗽症状的隐性误吸。所以作为家属，要格外小心中风等疾病的患者的进食情况，如经常呛咳要尽早就医。

“吞咽障碍治疗时间越早越好，有效、客观的检查是基础。”解主任说，现今主要是采用反复唾液吞咽试验和洼田饮水试验，但缺点为不是直观的评价方法，不能判断隐匿性误吸。所以随着越来越多的功能性检查（主要是影像学检查）被应用于吞咽障碍的评价，吞咽造影检查被认为是诊断吞咽障碍的首选和理想的方法，是评价吞咽障碍的“金标准”。

解主任表示，“它不仅可以发现吞咽障碍的结构性或功能性异常的病因及其部位、程度和代偿情况，有无误吸等，而且是选择有效治疗措施和观察治疗效果的依据。”

链接：

自检可使用洼田饮水试验

“除了中风患者，重症肌无力、运动神经元疾病、多发性硬化症、老年性痴呆症、帕金森病等患者都是隐性误吸的高发人群。”所以有这些疾病的人群，如经常发生肺炎或有吞咽障碍者、经常呛咳者都建议做吞咽造影检查。“以前就有过误吸病史在出现突发呕吐、呼吸困难、低氧血症、发热等症状时更要多加关注，并第一时间去医院检查治疗。”

“建议高危人群可以在家进行初步自检，即洼田饮水试验。”解主任谈道，患者端坐，喝下 30 毫升温开水，观察所需时间及呛咳情况。1级通常指5秒之内顺利将水一口咽下无呛咳；2级指分2次以上不呛咳地咽下；3级能1次咽下，但有呛咳；4级分2次以上咽下，但有呛咳；5级频繁呛咳，不能全部咽下。“出现3级的情况时，就要到医院进一步检查治疗了。”

有吞咽困难的患者如何护理

对于家里有吞咽困难的老人，解主任强调，家人或护工的护理工作很重要，首先，掌握适合患者的每次的进食量，太少不会引起吞咽反射，太多易造成误吸；其次患者吃饭时应保持半卧位、床头抬高30°~45°；最后平时应注意清洁牙齿，同时鼓励并协助翻身拍背，协助排痰，对无力咳痰而痰多的患者应及时吸痰。

（《益寿文摘》/荐）

## 糖尿病患者9项定期检查

糖尿病患者需要定期检查，以随时了解病情，合理安排治疗。常见的项目有9项。

血糖　血糖控制得比较理想的患者1~2周复查1次，包括空腹血糖及三餐后2小时血糖。正在接受胰岛素治疗或血糖不稳定的患者，应增加检查次数。

糖化血红蛋白　反映最近两三个月血糖控制的平均水平，每3个月查1次。

血脂　合并血脂异常的患者在治疗期间应1~3个月复查1次，血脂降为正常后，可3个月至半年查1次。

尿微量白蛋白　对于肾脏受损的糖尿病患者，如果尿检正常，3个月查1次尿微量白蛋白；如曾有过间歇性尿微量白蛋白，经治疗后消失，可半年查1次。

尿常规　对于女性患者尤为重要，应1~3个月查1次，如果尿蛋白及尿常规检查有问题，应进一步检查血肌酐和尿素氮以及肾脏B超。

血压　合并高血压的患者应坚持天天测，可测定不同时间段的血压，以摸清血压波动规律，血压高且不稳定的人还要做动态血压监测。

心电图　心脏受损是糖尿病常见的并发症，定期检查心电图尤为重要，以1~3个月查1次为宜。若病情稳定，宜半年查1次。

体重　肥胖者应天天测量体重。早、晚餐前和餐后的体重会有些差别，因此应在相对固定的状态下测定，如在晨起空腹且排便后测定比较准确。

脚　每天洗完脚后要养成检查足部的习惯，主要看看足背动脉搏动情况、足部是否有畸形、皮肤有破溃或老茧等。

（林萍/文）

# 血糖监测方略

有些患者觉得，糖尿病不就是血糖比正常人高嘛，吃药打针就行了，经常测血糖太麻烦，于是几个月甚至1年才查一次血糖。对此，中华医学会内分泌学分会副主任委员李光伟教授表示，我国糖尿病患者血糖达标率低，做不到定期监测血糖是主要原因之一。

血糖变化受很多因素影响，包括饮食、运动、情绪、睡眠、并发症等，而医生给患者开药不单单根据病情轻重，更要参考患者一天中血糖的变化。药物能否有效降糖、多长时间起效，药物搭配是否合理，剂量是否足够，都要根据患者一天到晚不断变化的血糖来调整，直到找到一个既能尽快将高血糖降服又不至于矫枉过正造成低血糖的治疗方案。

很多住院后回家的患者觉得奇怪，为啥药都一样，在医院血糖能下来，回家就高了呢?李光伟说，患者回家吃的饭跟医院不同，情绪也改变了，血糖波动是必然的，因此必须注意监测血糖变化，对治疗进行相应的调整。

不过，每次血糖监测都需要患者挨一针，也意味着花一次钱，到底该掌握一个什么样的频率，才能做到既经济实惠又能真实反映病情呢?李光伟教授介绍，在医院里的由于都是病情较重或新诊断的患者，医生为了全面掌握病情，往往一天查5~6次血糖，分别选择空腹时、三餐后、睡觉前，有时还需要查凌晨1点的血糖。

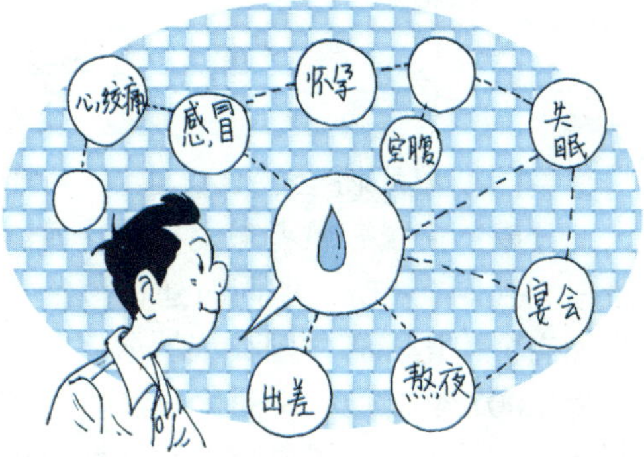


“患者回家后，没必要查得这么勤。”

李光伟说，若病情不稳定，一周要选两天测全套血糖，即测空腹、三餐后及睡前血糖，其中空腹、早餐后2小时、睡前三个点的血糖必须测。如果病情稳定下来，一周测一天就可以了。

对于刚刚用上胰岛素或磺脲类药的患者，血糖一定要勤测。

李光伟说，这两类药降糖幅度大、速度快，因此测血糖绝不能偷懒。“因为不注意监测血糖，用药后发生严重低血糖甚至昏迷的沉痛教训是很多的。”

出差、熬夜、参加宴会等，测血糖的次数一定要增加。

李伟光说：在身体出现状况时，如失眠、感冒、心绞痛、怀孕等，也要增加自测频率。

最后，李光伟教授指出，若条件实在有限，应至少保证每周测一次空腹血糖和餐后血糖,“一个月甚至更长时间才测一次血糖,基本上等于没查”。

（张彤/文）

## 糖化血红蛋白到底控制在多少合适

美国糖尿病协会(ADA)建议,对于大部分成年糖尿病患者来说，糖化血红蛋白应控制在<7%，但同时建议该治疗目标应个体化。而《中国2型糖尿病防治指南(2007年版)》建议糖化血红蛋白控制在<6.5%,也强调了血糖控制目标应该个体化。那么,具体应该如何来个体化呢?

### 越接近正常并非一定越好

有大量证据显示良好的血糖控制有助于预防或延缓糖尿病并发症的发生。然而,一旦并发症已经非常严重,如已经因视网膜病变而失明，已经因肾功能不全而需要透析，则此时再进行严格血糖控制效果有限，相反还会增加医疗费用和低血糖等问题的发生风险。另外,若一个人预期寿命只有几年（如已经70多岁,已经进入癌症晚期等),也很难再从严格血糖控制中明显受益，此时血糖控制目标就应该放松一些,减轻控糖压力。

另外一个影响血糖控制目标设定的因素是低血糖的发生。糖化血红蛋白的控制目标定得越低，势必意味着低血糖的发生风险越高，因此我们需要在两者之间寻找一个理想的平衡点。

### 个体化目标具体该如何制订

临床上，在制订个体化的糖化血红蛋白控制目标时,应综合考虑低血糖风险、并发症和合并症情况、年龄、经济状况、文化水平等诸多因素。《中国成人2型糖尿病糖化血红蛋白控制目标的专家共识》给出了如下建议,供广大糖尿病患者参考，但具体控制目标的制订应征求医生意见。

### 糖化血红蛋白与适用人群

(1)<6.0%:新诊断、年轻、无并发症及伴发疾病,降糖治疗无低血糖和体重增加等不良反应；无须降糖药物干预者;糖尿病合并妊娠;妊娠期新发现的糖尿病。

(2)<6.5%:小于65岁,无糖尿病并发症和严重伴发疾病；计划妊娠的糖尿病患者。

(3)<7.0%:小于65岁,口服降糖药物不能达标而合用或改用胰岛素治疗;≥65岁,无低血糖风险,脏器功能良好,预期生存期>15年；接受胰岛素治疗的计划妊娠的糖尿病患者。

（4）≤7.5%：已有心血管疾病或心血管疾病极高危者。

（5）<8.0%：≥65 岁，预期生存期 5~15 年。

（6）<9.0%：≥65 岁或恶性肿瘤预期生存期<5 年；低血糖高危人群；执行治疗方案困难者，如精神、智力或视力障碍患者等；医疗等条件过差。

（乔献丽/文）

## 避免五件事，血糖测得准

试纸破损、过期　破损的、过期的血糖试纸都应该扔掉；最好将试纸存放在密闭的容器中，隔绝高温、潮湿环境。而且要确保使用的试纸与血糖仪是配套的。

皮肤不干净　在刺破皮肤之前，双手和采集血液的地方要用肥皂水洗干净。

操作不规范　测血糖时，试纸要全部插入血糖仪。另外，血糖仪的电量不足会影响度数，要记得及时更换血糖仪的电池。

采血量太小　一次采集足够的血液滴到试纸上，不要滴一滴血后发现不够，再加一滴。

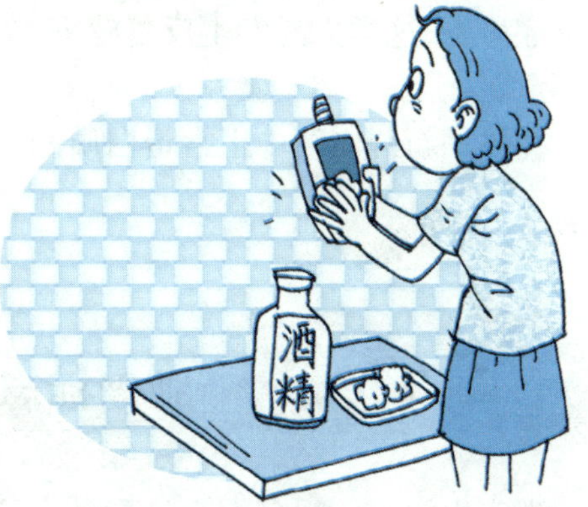


没用手指的血　当血糖波动明显时，在身体其他部位采血检测血糖，结果准确性不如手指。如果没用手指的血液，并且认为读数有问题，那就采集手指的血液再测一次。

（冯国川/文）

## 化验单上的C3

如果你的化验单上有 C3 一项，可能是医生用来鉴别你是否出现某种急性炎症，或者是用来观察肿瘤治疗的疗效的。

因为 C3 作为急性炎症时期的反应物质，其增高常见于各种急性炎症，某些肿瘤患者也可见增高，特别是肝癌。因此检测血清C3，有辅助诊断和鉴别疾病、观察疗效、判断预后的价值。

C3是补体的9种成分（C1、C2、C3……C9）之一，在补体中C3的含量最高，易于检测，正常值1.0~1.2克/升。C3降低与下列疾病有关：①急性肾小球肾炎；②系统性红斑狼疮、狼疮性肾炎活动期；③器官移植排斥反应；④慢性活动性肝炎、重症肝炎、肝硬化；⑤先天性C3缺乏症患者，这类人易发生反复感染，久治不愈。

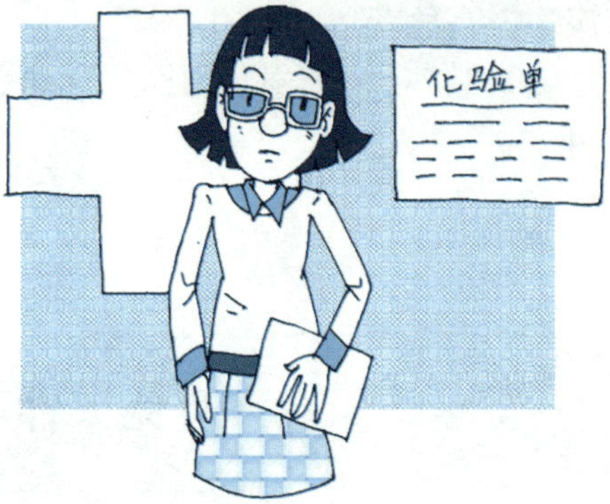


补体是新鲜血清中正常蛋白质的一部分，它的增多或减少都可致病。医生正是根据它的含量变化来判断病情的。

（金慰鄂/文）

## 肿瘤标志物超标别怕

现实生活中，很多人一旦看到自己的体检结果“肿瘤标志物”指标超过正常范围值就吓得不轻。肿瘤标志物其实就是一类应用科学方法检测到的，存在于血液、细胞、组织或体液中的物质，这种物质与肿瘤有关。肿瘤标志物确实可以从一定程度上反映肿瘤的存在，但到目前为止还没有一项肿瘤标志物能100%查出肿瘤患者。

既然是查肿瘤的指标，一旦指标超常，总是会让人感觉特别紧张，有些人甚至一看到指标不正常就直接把自己和癌症挂上钩。其实，肿瘤标志物确实有预警作用，但不能作为肿瘤的主要诊断依据。

体检时，受检者肿瘤标志物高不一定有肿瘤，其筛查意义在于提示作用。肿瘤标志物升高也可见于非肿瘤疾病，比如，慢性肝炎、前列腺增生、子宫内膜异位以及服用某些药物等都有可能干扰检查结果。

换个角度来说，即使患有肿瘤，肿瘤标志物也不一定高。现在，特异性最高的用于检查肝癌的甲胎蛋白（AFP）特异性也只有70%~80%。

肿瘤的诊断不能单独依靠肿瘤标志物的检查，只有肿瘤标志物的动态变化才能作为判断依据。

如果一次检查发现某项指标轻度升高，不必过于紧张，应找专科医生加以分析，先排除一些影响检测结果的因素，并在1~2个月后再复查。如果动态检测结果继续升高（一般认为检测值升高25%以上才有意义）则提示可能存在肿瘤，应及时进行影像学检查。一般情况下，轻度升高（超过正常参考值不是太多）发生肿瘤的可能性比较低，可考虑进一步检查，或者动态观察，不要过于紧张，但也不能掉以轻心。中重度升高或多项指标持续升高，提示肿瘤发生的可能性很高，应尽快就医。

（郭铁勇/文）

## 风湿类疾病要检查的项目

风湿类疾病多为系统性损伤，即表现的症状不同，很少仅根据某一个指标就可诊断某种疾病。要想确诊某个疾病，需要检查很多项目。

常规项目　肝肾功能、血常规、电解质、血脂。

炎性指标　C反应蛋白、血沉。

类风湿指标　类风湿因子、抗瓜氨酸多肽（CCP）抗体、抗角蛋白抗体、抗RA33等。

结缔组织病　抗核抗体（ANA）、自身抗体全套、自身抗体定量。

体液免疫　考虑系统性红斑狼疮时必查。

24小时尿蛋白定量　有肾脏损伤时需要查，怀疑干燥综合征时，还应查肾小管功能。

甲状腺功能　因多种自身免疫性疾病可同时合并甲状腺功能异常。

（高飞/文）

## HPV检测的意义

HPV是人乳头状瘤病毒的英文缩写，是一类在自然界广泛存在的DNA病毒。人类感染HPV十分普遍，感染率也很高。在性活跃人群中，20%~80%的人有HPV感染史。HPV在温暖潮湿的环境中特别容易生存增殖，并且病毒可自身接种，故男女两性的外生殖器是最易感染的部位。

HPV感染生殖道是一个长期的过程，可潜伏在细胞内若干年，一旦机体免疫力降低，潜伏的病毒可恢复活动。HPV与部分癌的发生有关，特别是宫颈癌。

1995年WHO已将HPV确定为宫颈癌的病因。可以这么说：没有HPV感染，就不会发生宫颈癌。但是，这并不是说感染了HPV就一定会得宫颈癌。

事实上,70%~80%的女性在其一生中都曾感染过 HPV,绝大多数通过自身的免疫力,在感染后的 1~2 年内自行清除。借用某位教授的话说:“女性感染 HPV 就像得了感冒一样普遍。”所以,即使查出有 HPV 感染,也大可不必紧张。

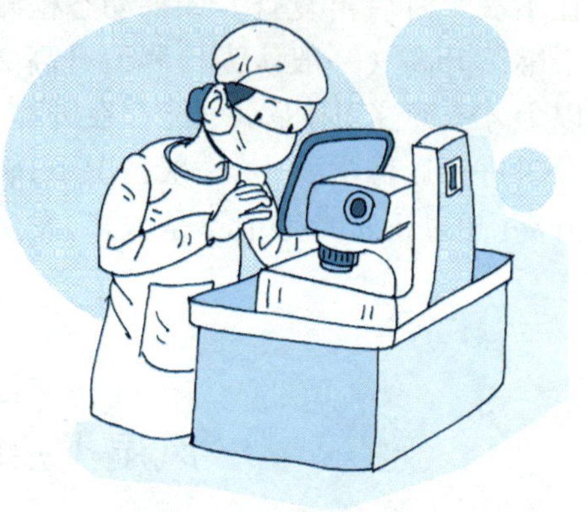

HPV 有高危型和低危型之分,一般认为,高危型 HPV 与宫颈癌发病有关,低危型 HPV 与生殖道良性病变有关。只有持续地感染高危型 HPV 才会有发生宫颈癌的风险。即使是高危型 HPV,它的毒性(致癌性)也有强弱之分。

因此,对于性病患者来讲,无论男性或女性患者,定期检测 HPV 尤其是检测 HPV 的型别非常重要,可以通过早期检测,早期治疗,来预防或减少相关癌症尤其是宫颈癌的患病风险。

(陈学超/文)

## 学看宫颈刮片化验单

Ⅰ级:为正常的阴道细胞。

Ⅱ级:细胞核普遍增大、染色质稍增多;但这些细胞均为良性,其改变多为炎症所致。根据其程度不同又可分为两类:

ⅡA:有轻度核异质细胞或变性细胞,但多为炎症的表现,常见于老年性阴道炎。

ⅡB:有重度核异质细胞,细胞的形态异常,但仍属于良性病变,需要定期观察其变化。

Ⅲ级:细胞核增大、核形可以不规则或有双核、染色加深,成为典型的核异质细胞,在这种情况下难以肯定是良性或恶性,有必要通过进一步检查明确诊断。

Ⅳ级:可见到具有恶性特征的细胞,但在这种刮片中出现得少。

Ⅴ级:可见到具有癌细胞典型特征的细胞,而且数量较多。

根据以上分级,可以初步筛查出早期宫颈癌患者,但仍需要通过阴道镜及取活体组织送病理检查才能定性。特别是对有ⅡB 及Ⅲ级刮片结果者,应该采取进一步检查的手段,以免贻误病情。ⅡA 的结果虽然可以认为是炎症,但刮片取材毕竟有明显的局限性,也需在治疗炎症 1~2 个月后,再复查宫颈刮片,直到明确为正常所见或仅有轻度炎症才让人放心。

(张勤/文)

## 接受妇科检查前你需要知道的 10 件事

不做无准备之检查，不选贵的只选对的。每人的年龄、遗传、病史、生活方式各不同，检查项目自然不能一刀切。针对具体情况，要选择最适合自己的妇检方案。

### 穿对衣服

选择分身的上下装，衣服要宽松，方便穿脱。

### 选对日子

妇检的最佳时间——一年之中选春秋；一天之中选早上，此时人体各项功能趋于最佳状态，最能反映身体的真实情况，更容易进行疾病的筛查；一月之中选月经结束后的 3~7 天，此时是做宫颈刮片的最佳时间。

### 做好身体记录

过去有无病史，最近月经情况如何，性生活遭遇了什么问题……对自己的情况做个全面的总结，把想要咨询的问题，以及医生可能询问的问题一一记下来。

### 洗澡有讲究

检查前一晚可以洗澡，但不能冲洗阴道，以免把不正常分泌物洗掉，特别是当阴道分泌物增多、有难闻气味时。

### 避免性生活

为了避免精液和安全套上的杀精剂出现在第二天的化验样本中，干扰医生的判断力，检查前一天应避免性生活。

### 休息好

前一天避免剧烈运动和情绪激动，保证充足睡眠，以免影响体检结果。

### 停止用药

不要使用阴道药物，以免药物影响切片样本，覆盖不正常的细胞。

### 不同检查不同准备

做腹部 B 超需要憋尿，在盆腔检查前则首先应该排空小便。做盆腔检查时如果有尿意，不要不好意思，一定要先去卫生间，否则膀胱充盈会直接影响检查的效果。

### 勿紧张

做阴道窥器检查时，医生会将涂了

润滑剂的阴道窥器伸入你的阴道内，以观察阴道和宫颈有无可见病变。一定尽可能放松，越紧张越容易引起疼痛，并影响效果。

### 准备必需物品

带上洁净内裤、卫生纸、卫生巾等物品，因为检查后会有消毒液留在外阴或有白带等分泌物流出，此时应该及时用卫生纸擦拭并垫上卫生巾。

（《益寿文摘》/荐）

## 检查前列腺液须知

中年男性前列腺出了毛病，需要到医院做前列腺液检查。此时需要注意的是，前列腺液检查前需要禁欲，一般检查前 3~5 天不要过性生活。

前列腺液是精液的重要组成成分。因此，射精的同时也会把前列腺液排出，如果检查前过性生活，可能会导致前列腺液减少，影响结果的准确性。

另外，因为不孕症就诊的男性要做精液检查，需提前禁欲 5~7 天，但不宜禁欲时间过长，否则精子活力会受到影响。

（鲍身涛/文）

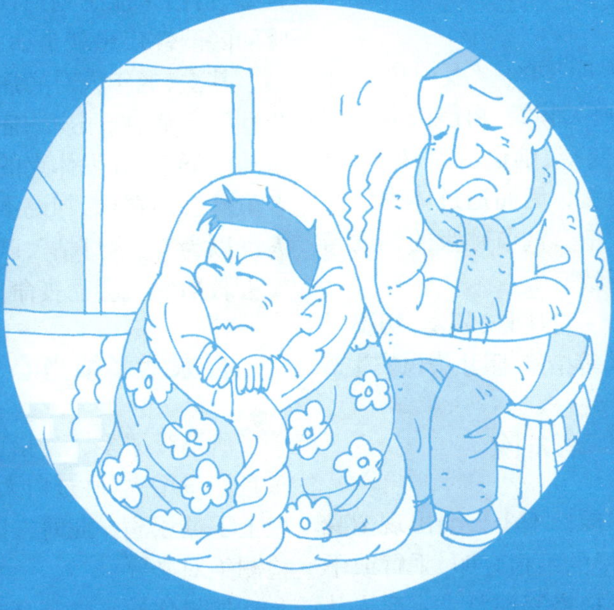

# 第七篇

## 疾病预警莫忽视

# 你需要随时注意的疾病隐患

清晨头晕要当心，肩痛当心肺长肿瘤，请关注生活中的身体变化细节，它们可能预示你要注意的疾病隐患——

## 呵欠频频防中风

临床资料表明，70%以上中风者在发病前5~10天呵欠频繁。可能因老年人血管硬化、管腔变窄、脑血流量减少，以致脑细胞缺血缺氧，因而通过体内反馈机制刺激呼吸中枢，调节呼吸的幅度与深度予以补偿所致。

因此，老年人一旦呵欠频发，切不可疏忽，应采取服药等措施，阻止中风发生。

## “老态龙钟”有危险

进入老年期后，不少人会出现全身或局部颤抖、缓慢的手指轻叩、手臂或下肢强直以及脚步拖沓等现象，一般人认为是一种老化表现，不足为虑。

最近，美国医学专家提出新观点，认为这种“老态”很可能与帕金森病有关。

他们在对大量65岁以上老年人进行的研究中发现，具有上述“老态”者在9年期间的死亡人数是正常者的两倍多，单就脚步拖沓者而言，其死亡人数也是同龄步态正常者的2.4倍。

## “无疾而终”是误传

首先，从医学角度看，任何年龄的死亡都是有病理基础的，如果没有疾病这个“导演”，世间就不会有死亡的“悲剧”上演。那么，为什么又有“无疾而终”的说法呢？其原因是这些老年人所患疾病不典型，自己未能感觉到，诸如种种心、脑、肾的隐匿性疾患就是如此。

其次，老年人对病痛反应迟钝。例如肾性尿毒症、糖尿病酮症昏迷、肾上腺皮质功能低下，并发休克的重症感染等，患者虽然卧病在床，却说不清病痛所在，家人误以为“油尽灯枯”，已到“天年”，以致失去救治的机会而丧命。

## 夜尿增多须当心

所谓夜尿多，是指夜间排尿次数增多且尿量增大，胜过白天，显示你很可能患上了糖尿病。此时去医院做一次血糖检测绝对必要。

如果你原来患有高血压，夜尿增多常揭示肾脏功能受损害。

另外，患急性尿路感染、前列腺炎、膀胱癌、直肠癌等也可能出现夜尿增多的症状。

## 运动头痛查心脏

运动时感到头痛，休息后恢复正常，很可能说明患有心脏病。据英国学者报告，少数心脏病患者在心脏病发作时感觉不到胸部有任何异常，头部却会出现种种不适，如头痛等。

## 肩痛当心肺长肿瘤

说到肩痛，人们首先想到的是肩周炎，但近年来的研究资料提示，切莫疏忽肺癌之害。

为什么肺癌可引起肩痛呢?主要是那些生长在肺尖周边部位的癌肿，由于其邻近部位有许多神经组织，当癌肿向周边发展时，就可压迫或侵入附近的神经，从而引起肩部疼痛。其特点是，疼痛从肩沿着手臂的内侧放射至肘部、小指，或出现上肢感觉异常，按肩周炎治疗没有效果。

## 皮肤变黑防胃癌

癌症专家最近告诫人们，假如你身上某些部位不明原因地变黑，就有必要去看消化科医生，因为很可能你已受到胃癌的侵袭。

日本研究人员对一组60岁以上的患黑色素表皮症的患者进行了体检，结果90%的人患有胃癌，其中1/3患者尚无任何不适感。

胃癌何以引起皮肤变黑？原因尚未弄清。但大量临床资料提示，患胃癌后人体的左右腋窝、大腿内侧及腹部，尤其是肚脐周围最易变黑，其他如掌心、颜面也有类似改变。

## 出现晨僵细寻因

所谓晨僵，指的是清晨醒后感觉全身关节、肌肉僵硬，活动受到限制，在逐渐活动的过程中，关节和肌肉才慢慢伸展开来，恢复灵活。这种情况表明你可能患上了类风湿、风湿或骨质增生等疾病。

（新华/文）

# 饭前饭后感觉不适，当心身体潜藏疾病

美餐之后，有人心满意足，有人却会出现局部的痛胀或反酸、烧心、嗳气等症状。医学专家指出，千万别忽视这些饭前饭后出现的感觉，通过这些蛛丝马迹，你也许能更早地辨别出一些潜藏的疾病，从而及早就医。

胃部疾病　如果在进食后或饥饿时出现胃痛，或是经常在食后出现饱胀、嗳气等，可能是患了胃炎。

进餐后胃部疼痛发作或加重，则要注意是否得了胃溃疡。一般来说，胃溃疡患者在进食碱性食物，如吃馒头后，疼痛可能减轻；如果进食后出现反酸、烧心、嗳气、胸骨后痛，则是胃食管反流的症状。这类人平时应避免吃得太饱，并且要多吃流食。

进餐后如果出现胃部不适或嗳气加重，特别是饭后活动或站立时症状更为明显，且平卧后能减轻，就要注意是否患有胃下垂，尤其是体态偏瘦的人，更容易患胃下垂。这类人不适宜“饭后百步走”，平时应注意少食多餐，餐后最好能平卧休息半小时，不要做剧烈运动。

一些曾有过胃病史，近来症状突然改变，或出现易饥、易饱，且脸色、体力越来越差的人，则应提高警惕，这些症状可能是胃癌的信号。

在饥饿时或在夜间经常觉得腹部疼痛，进食后就能缓解，往往是得了十二指肠溃疡的表现。

肠道疾病　如果稍吃辛辣、油腻、生冷的食物，稍微喝点酒，肚子就不舒服；或者一进餐就容易腹泻，且腹泻时或腹泻前伴有腹痛、肠鸣，腹泻后腹痛感会减轻，这些都是肠道功能紊乱的症状。患者应当及时去医院做大便检查或肠镜检查，以判断是否有肠道感染或肠道器质性病变。

胆管疾病　吃了油腻食物后，右上腹胀痛并放射到右侧肩部，是患了胆囊炎或胆石症的表现。尤其是爱吃油腻食物、肥胖、不吃早餐的人，更要注意预防这类疾病。

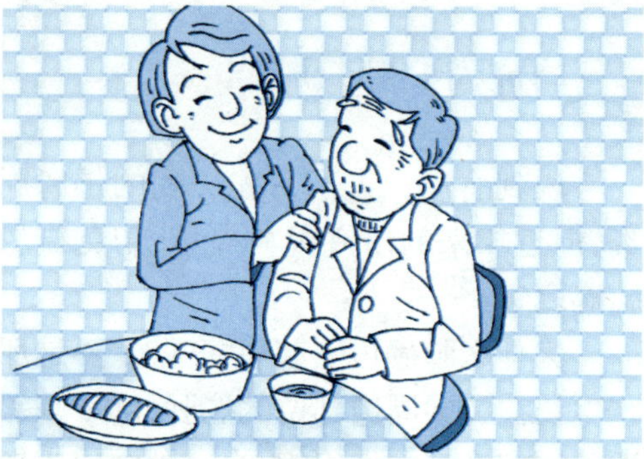

糖尿病　出现“三多一少”，即多食、多饮、多尿，体重减少，且感到全身乏力、口干，是糖尿病的典型症状。这类患者往往不断想喝水，而且喜欢吃甜食。

在此建议，糖尿病早期患者应在医生指导下服用降糖药物，注意降血脂、控制饮食、严禁甜食，随时关注病情的进展情况，把血糖控制在正常值或稳定状态。坚持服降糖药，不能随意停服或降低剂量。

甲亢　甲亢患者的食欲一般都很好，吃得多，但人却不断变瘦，脾气也越来越大，同时会伴有眼球突出、脖子增粗或心慌、怕热、多汗、失眠等症状。

另外，有家族病史的人更要特别注意调节情绪，积极预防甲亢病。

（林祖鑫/文）

## 抵抗力下降的4个信号

经常疲劳　工作经常提不起劲，时常感到劳累，去医院检查后却没有发现器质性病变，休息一段时间后精力得到恢复，可几天后又出现疲劳感。

感冒不断　天气稍微变凉，来不及加衣服就会打喷嚏，一旦感冒就需要较长时间才能痊愈，身边只要有人感冒就很容易被传染。

容易感染　身体有些部位不小心被划伤后，几天之内伤口就会红肿，甚至流脓，恢复很慢。

肠胃娇气　经常腹泻或便秘，甚至两者交替出现，消化不良或胃口不佳。

（魏明/文）

## 慢性炎症是癌的导火索

东京大学研究人员开发出一种能高效检测碱基排列个体差异的技术，并利用这项技术对约 300 名恶性淋巴瘤患者进行分析。研究人员认为，炎症是诱发某些恶性淋巴瘤的导火索。

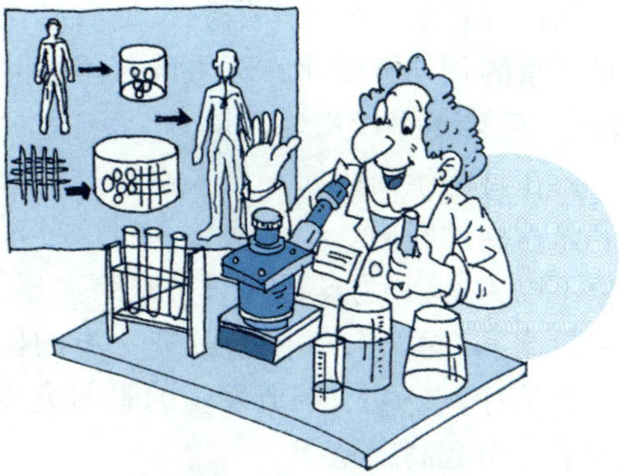

炎症由病原微生物造成，有急性、慢性之分，使用杀菌消炎药可以治疗。机体反应性炎症机制复杂。炎症慢性发展致机体免疫受损，细胞变异可发展为癌。

慢性炎症诸如食管炎、萎缩性胃炎、乳腺炎伴增生、慢性肠炎、肠息肉、慢性前列腺炎伴前列腺增生、皮肤慢性溃疡久不愈合等，都有发生癌症的危险，医学上称它“癌前变”，因为它更易转化为癌症。

美国国家卫生研究院（NIH）最新研究认为，长期不消的慢性炎症是现代多种疾病的共同诱因之一，包括癌症、脑卒中、冠心病、糖尿病以及老年性痴呆症等让人恐惧的重大疾病。

专家根据临床实践发现，年龄越大患癌症越多，60~80 岁是高峰期。慢性炎症包括增生，癌变不超过 2%，对此没有必要害怕担心。乐观地生活，主要依靠食疗而不是药治，适当多吃抗癌食物，坚持体育锻炼，纠正不良生活习惯，炎症癌变的机会可降低。

（姜会仁/文）

## 眼前突然发黑是疾病前兆

最近几天，老张多次出现眼前突然发黑的情况，一时间看不清任何东西。但通常仅持续几秒钟时间，过后一切正常，也没有其他不舒服的感觉，因而他也就没放在心上。不料，这天早上起床时，老张又一次眼前发黑，撞在床头柜上。虽然当时就清醒了过来，但老张不敢怠慢，赶紧到医院看病。做了多项检查，最后结论是严重的颈动脉硬化，医生说若不及时治疗，后果不堪设想。

在日常生活中，不少人都有过类似老张这样的经历。绝大多数人对这种现象不以为意，认为这可能只是眼睛太累，突然之间“短路”，往往未做进一步的检查和治疗。事实上，频繁发生的眼前突然发黑应引起高度重视。

人的眼前突然发黑的现象，很多情况下是由动脉硬化造成的，而且说明动脉硬化已经较为严重。临床上，这种现象被称为一过性视力障碍。其具体的病理原因是动脉硬化造成了颈动脉供血不足，进一步造成眼部供血不足所导致的。

突然出现眼前发黑是人体出现严重疾病的前兆，是身体发出的预警信号，如果不加以重视，动脉硬化进一步加重，则会造成严重的后果。临床医学调查显示，有将近一半的一过性视力障碍患者会在5年内发生中风偏瘫等病症，这就是供血严重不足造成的，更为严重者甚至会丧失生命。此外，尽管一过性视力障碍一般不会对人的视力造成明显的伤害，但是当人的动脉硬化疾病加剧，就可能会因为动脉壁硬化物脱落，阻塞眼部动脉而造成永久性的失明。

因此，一旦出现眼前突然发黑的现象，切不可等闲视之，应该及早到正规医院进行排查，根据病因及早对症治疗，以免延误病情，造成严重后果。

（彭永强/文）

## 中风警报五个“一”

一过性的黑蒙　眼底动脉是对脑动脉硬化病理改变最敏感的血管。当脑动脉发生硬化时，眼底视网膜就会因供血不足而发生短暂性缺血，这会引起眼前突然发黑，看不见东西，患者有时还伴有恶心、呕吐、头晕及意识障碍等症状，但数秒钟或数分钟即可恢复正常。

一过性的手臂无力　颈动脉硬化者转动头颈时，往往会加重颈动脉狭窄，导致脑急性供血不足而突然发生手臂无力，持物落地，并伴说话含糊不清，常在1~2分钟后恢复。

一连串的哈欠　大脑重量只有体重的 1/50，但耗氧量却占人体总耗氧量的 1/5。当脑供氧缺少时，便会引起哈欠反射。资料显示，缺血性中风发作前 5~10 天，80%的人会频频打哈欠。

一反常态的嗜睡　脑部供血不足会抑制中枢神经，致使患者昏昏欲睡。临床医学研究表明，75%的嗜睡者在 6 个月内发生了中风。

一次短暂性脑缺血发作　短暂性脑缺血是指局限性神经功能缺失，如一过性偏瘫、感觉障碍、复视、失明、吞咽困难。严格说来，这些症状是轻微中风的表现。因这些症状持续时间短，多在 24 小时内完全恢复，故将其视为中风先兆。临床资料统计显示，短暂性脑缺血患者中有 10%~35%可能发生脑栓塞。

凡年龄在 40 岁以上者，一旦出现上述征兆之一，应及早到医院检查，明确诊断后，给予及时治疗，千万不要粗心大意不在乎，以免延误治疗酿成大祸。

（林祖鑫/文）

## 11种症状预示脑肿瘤

醒后头痛　一般的头痛多在休息后得到缓解，脑肿瘤则不然，一夜睡醒时往往头痛最重，起床后才会逐渐减轻。

喷射性呕吐　通常发生在头痛剧烈时，呕吐后头痛可有所减轻。

视力减退　早期可为一过性黑蒙，并有短暂的视力丧失，随病情的加重逐渐变成持续性的视力减退，最后可能完全失明。

复视　即两眼成像不能重叠在一起，看任何物体都呈双影。复视起初只有当眼球向一定方位注视时才能出现，以后可发展到任何方向都能出现，最后当两侧眼球的位置已显著不对称时，复视反而可能减轻甚至消失。

视野缺损　通常表现为双颞侧偏盲，严重时可妨碍患者的行为。

单眼突出　即一侧眼球向前突出，严重时可致眼裂闭合不全。

单侧耳聋　中年人若无中耳炎和外伤的病史，仅有一侧听力进行性减退，伴有或不伴有同侧耳鸣，多半为肿瘤压迫听神经所致。

迟发癫痫　成年以后开始发病者，如无外伤及其他诱因，则应首先考虑颅内肿瘤。如果抽搐发作局限于一侧或由某个肢体开始，不论成人或小儿都应考虑脑肿瘤。

半身不遂　包括两种不同情况：一种是半身无力或偏瘫，表现为病侧肢体少动或不动；另一种是一侧肢体共济失调，表现为动作笨拙或不稳。

肢端肥大　为嗜酸性垂体瘤特有的临床征象，见于成人发病者，主要表现为手指肥厚粗大，眉弓和下颌突出，面貌丑陋，儿童发病者可发育成巨人。

闭经泌乳　育龄妇女非妊娠的闭经、泌乳常为垂体肿瘤的首发症状。男性主要表现阳痿和阴毛、腋毛、胡须脱落，皮下脂肪增厚等。

（贺晓生/文）

## 头晕、头痛、耳鸣、健忘的中老年人应防脑供血不足

很多人，特别是中老年人经常出现头晕、头昏重、头痛等症状，且有心烦、耳鸣、急躁易怒、失眠多梦、记忆力减退、注意力不集中、健忘。研究表明，这些都是慢性脑供血不足的结果。慢性脑供血不足是脑卒中、痴呆等疾病发生、发展过程中的重要环节，被称为危害中老年人健康的“隐形杀手”。

### 2/3中老年人有脑供血不足

慢性脑供血不足是大脑的慢性、持续、广泛的供血减少，引发脑部缺血缺氧而出现一系列脑部功能障碍临床表现的疾病。慢性脑供血不足的发病率很高，据统计，中老年人中有2/3的人有不同程度的慢性脑供血不足。因此，脑供血不足是中老年人的多发病。

### 早期治疗可逆，能防脑梗死发生

慢性脑供血不足病程较长，很多患者做完头颅CT检查或磁共振检查无异常时就认为没事了。其实慢性脑供血不足是动脉粥样硬化过程的一个阶段，在这一阶段如积极有效地治疗，有可能阻止脑梗死的发生。因此，患者应该在神经内科专业医师指导下监测各种危险因素，如血脂、血流动力学、血栓前状态指标，通过经颅多普勒（TCD）检测颅内动脉血流速度、方向、频谱及音频，能较准确地反映脑动脉狭窄、痉挛及梗死等情况。通过颈动脉彩色超声检查颈动脉粥样斑块、狭窄率等判断中风危险程度。综合分析所有危险因素后制订个体化治疗方案，及时、有效地对相关危险因子早期干预，防止脑梗死的发生。

慢性脑供血不足在早期是可逆的，正确治疗往往可获得很好的效果。治疗方面应针对不同的病因，如血管方面的（包括动脉硬化、动脉炎、动脉狭窄等）、血流动力学方面的（包括高血压及低血压）、血液方面的（包括高血脂、糖尿病、贫血等），以及其他因素（如肥胖、吸烟等），选择不同的防治方案。药物治疗主要以改善脑循环、去除危险因子为目标。早期口服小剂量阿司匹林对心、脑血管疾病的预防作用已被实验和临床研究证实对部分患者有效，中医药的整体观念

以及多靶点作用使其在治疗上具有独特之处。如今，随着介入手术的普及，对于引起慢性脑供血不足的颅内动脉狭窄，可采用经皮血管内支架成形术（PTAS）。对颈动脉狭窄引起的慢性脑供血不足，可用颈动脉内膜切除术。患者还可采用高压氧治疗和高频、超声波等理疗，以及推拿疗法、运动疗法等。

### 保护脑血管，饮食、运动要跟上

良好的生活习惯对于保护脑血管不可或缺。患者可能因为得了病就害怕或减少运动。其实，合理的运动方式，如老年人常练的五禽戏、八段锦、颈椎保健操等，都能改善脑供血不足。

从饮食上说，脑供血不足者的饮食应尽量清淡。假如有饮酒的爱好，最好节制一些。另外，少吃糖分高或者油、糖成分都高的食物。多吃海带、黑木耳、芹菜等一些有“血管清道夫”作用的蔬菜。

（林念童/文）

## 警惕抗生素致血小板减少

抗生素是临床应用最广的一类药物，涉及多种疾病的治疗。由于抗生素的广泛应用，相关的不良反应也经常发生，其中，抗生素所引起血小板减少的病例并不少见。据报道，瑞士 20 所医院统计的 359 例血小板减少病例中，约有 5%是药物所致。国内相关资料表明，在医院收治的血小板减少病例中，因药物引起的血小板减少病例占 7.8%。

药物引起血小板减少的发生机制尚未完全阐明，一般认为有三种因素可致血小板减少，即药物直接作用于血小板，药物抑制骨髓产生血小板，药物免疫性。前两种因素与用药剂量大、用药时间长密切相关，比较多见；后一种因素与用药剂量和时间无关，而与患者本人的过敏体质相关，相对少见。说明避免长期大剂量用药是预防药物性血小板减少的关键。

目前已知约有 70 种药物可致药物性血小板减少，其中 60%~70%是由于抗生素所致。根据统计，40 余种抗生素可能引起血小板减少。其中以青霉素类、头孢菌素类、磺胺类药物等抗生素最为多

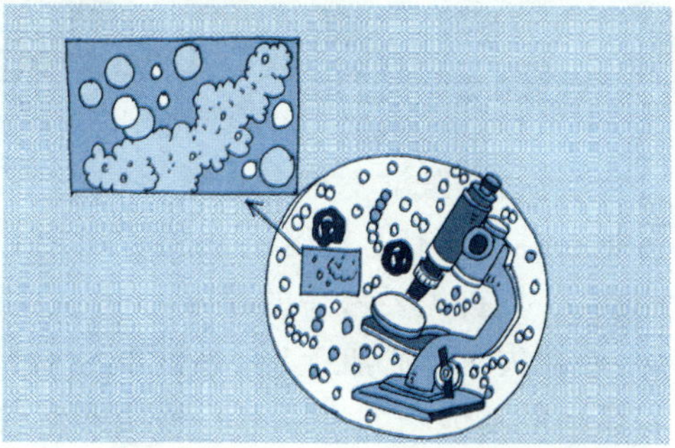

见，这几类抗生素中均有数种药物可致血小板减少的发生。另外，氯霉素、灰黄霉素、万古霉素、新生霉素、克拉霉素、阿奇霉素、庆大霉素、环丙沙星、萘啶酸、多黏菌素、利福平、两性霉素B及抗肿瘤抗生素（丝裂霉素C、放线菌素D、柔红霉素等）等，也有致血小板减少的相关报道。

因此，使用这些抗生素，尤其是长时间或大剂量用药时，必须警惕药物致血小板减少的不良反应。

众所周知，血小板的功能主要是促进止血、加速凝血，同时还有维护毛细血管壁完整性的功能。所以，当血小板减少时，就会导致出血和凝血机制障碍，引起出血及紫癜的发生。抗生素所致血小板减少大多发生在用药后2周内，以5~10天最常见，也有个别发生在数月之后。抗生素所致血小板减少以轻至中度居多，血小板计数一般在（50~70）×10⁹/升。极少数可能表现为重度血小板减少，血小板计数低于30×10⁹/升。临床表现是以鼻出血、牙龈出血、皮肤紫斑等出血症状为主，部分患者可能呈现血尿或大便隐血试验阳性，反映有泌尿道及肠道出血。与此同时，患者可能伴有畏寒、发热、头痛、恶心、呕吐、皮肤瘙痒等相关症状。

抗生素所致血小板减少的干预措施包括：①严格掌握适应证，防止误用、滥用抗生素；②严格掌握药物剂量和疗程，避免一切不必要的大剂量用药，尽量缩短用药时间；③用药过程中应定期检查血常规，每周至少检查1次血常规。假如在使用抗生素期间出现异常，例如皮肤黏膜有出血现象，或发现血小板低于80×10⁹/升，就应及时停用可疑药物。一般情况下，轻至中度的药物性血小板减少预后较好，多在停药后2周内自行恢复。为了预防和减少出血，患者可以配合服用一些升血小板的药物，如茜草双酯、利血生、维生素C等。一旦血小板计数<20×10⁹/升，必须急诊处理，立即停用所有可疑药物，同时给予糖皮质激素和升血小板药物治疗，出血较多者应输以少量新鲜血液或直接输注浓缩血小板，以降低致命性大出血的危险。

（魏开敏/文）

## 心慌首先考虑心脏病

心慌，在医学上称为心悸，就是患者自觉心跳或伴有心前区不适感。出现心慌症状时，首先要考虑的是冠心病、心肌病、心律失常等心脏疾患。心脏本身承担着泵血的功能，如果原本心脏功能就较差，再碰上情绪激动、过度饮食、酗酒、抽烟以及身体疲劳、发热等情况，必然会加重心脏负担，出现心悸，有时还会伴有心前区憋闷或压榨性疼痛。

除了心脏病外，以下几种情况也会

出现心慌症状，必须引起注意：

自主神经功能紊乱　这种情况通常只是患者自己感觉不适，经检查心脏并无器质性病变。结合患者的其他症状表现，可归为焦虑或抑郁，应用抗焦虑药物或调节神经的药物来治疗。

贫血　贫血时机体有效循环血量减少，携带氧气的红细胞亦减少，身体为了满足正常生命需要，会代偿性地使心率加快，从而引起心慌。

低血压　血压过低亦可使心脏本身的供血受到影响，导致心悸出现。

低血糖　低血糖早期症状以自主神经尤其是交感神经兴奋为主，表现为心悸以及乏力、出汗、面色苍白等一系列症状。

### 心慌做什么检查

因为出现心慌症状首先应考虑的是心脏疾患，所以心电图是出现心慌时必须要做的检查。有必要的话，可以做24小时动态心电图检查，对患者心脏活动进行全天监测，记录心脏24小时的动态变化，以帮助全面掌握病情。如果是经常性的胸闷、心悸，则还需要做心脏彩超，帮助检查心功能状况。

由于贫血、低血压、低血糖等情况亦可产生心慌，故除心电图外，还应根据患者的病情加以检测血常规，测量血压、血糖等，以帮助诊断。

（黎洁/文）

## 手脚没劲可能是血管炎症

不知道怎么回事，最近仇老师每天睡觉时，两腿很累，双手也没有劲，有时腰也不舒服，还伴有易疲劳、眩晕、多汗等现象，以为是感染性炎症。而事实上，大动脉炎就是这种不红不肿、“悄悄”发生的“非典型性”炎症。

临床上，大动脉炎属于血管炎性疾病，是风湿性疾病的一种。由于体内大的动脉发生了炎性病变，使血管出现狭窄或闭塞，导致血流不畅，引发一系列相应部位缺血。炎症发生在颈动脉和椎动脉时，可引起大脑缺血，出现头昏、眩晕、头痛、记忆力减退、视物有黑点等症状；上肢血管病变时，可出现单侧或双侧上肢无力、发凉、酸痛、麻木甚至肌肉萎缩等；腹主动脉病变，可出现下肢无力、酸痛、皮肤发凉和间歇性跛行等。

大动脉炎好发于年轻女性，多为慢性起病，随时间的推移逐渐加重。值得注意的是，由于该病没有炎症部位的红、肿、热、痛等典型表现，容易被人们忽视。平常可以摸摸自己的脉搏，如果脉搏变弱，或者突然摸不到脉了，要高度警惕是否有动脉炎，特别是在有易疲劳、发热、食欲不振、多汗、体重下降等全身症状时。

只要早发现、早治疗，不累及重要脏器供血，通过糖皮质激素、免疫抑制剂等药物扩张血管、改善微循环，多数患者预后较好，少数病变严重时，还可以实施手术治疗。要防止大动脉炎可能的诱因，居室不宜过冷和潮湿，温度要适宜；加强锻炼身体，增强体质，预防感染；加强营养，但不可贪食冷饮和肥甘厚味之品，忌食辛辣食物和忌烟酒。

（仁华/文）

## 慢性咽炎久治不愈可致癌

咽炎是咽部黏膜、黏膜下组织的炎症，常为上呼吸道感染的一部分。依据病程的长短和病理改变性质的不同，分为急性咽炎和慢性咽炎两大类。

急性咽炎　主要是咽黏膜并波及黏膜下及淋巴组织的急性炎症，常继发于急性鼻炎或急性扁桃体发炎之后或为上呼吸道感染的一部分。亦常为全身疾病的局部表现或为急性传染病前驱症状。

慢性咽炎　主要为咽黏膜慢性炎症，弥漫性炎症常为上呼吸道慢性卡他性炎症的一部分，局限性炎症则多伴有咽淋巴样组织的炎症。慢性咽炎在临床上是一种常见病、多发病，在常规的药物治疗中比较顽固，且反复发作，以中年人多见。

常因受凉、过度疲劳、烟酒过度等致全身及局部抵抗力下降，病原微生物乘虚而入引发本病。营养不良，患慢性心、肾、关节疾病，生活及工作环境不佳，经常接触高温、粉尘、有害刺激气体等皆易患本病。

病原微生物主要为溶血性链球菌、肺炎双球菌、流行性感冒杆菌及病毒。

咽喉是呼吸系统的大门，又是免疫器官扁桃体的所在地，咽喉患病有三大危害：

一是病毒、细菌易侵入肺部，二是淋巴组织受损导致免疫力下降，三是易引发心脏病、肺炎、癌症等多种疾病。

临床医学证实：慢性咽喉炎如久治不愈可引发心脏病、胸膜炎、气管炎、支气管炎、肺炎、鼻炎、中耳炎、类风湿关节炎、急性肾炎、肺结核、脓毒血症、喉癌、食管癌等严重病症。所以务必要及早发现并及时治愈，杜绝产生遗恨终生的后果。

预防　①在急性期应及时选用抗病毒、抗菌药物治疗，勿使急性咽喉炎转为慢性，在慢性期抗菌药物一般是不需要的；②及时治疗鼻、口腔、下呼吸道疾病，包括病牙；③勿饮烈性酒和吸烟，饮食时避免辛辣、酸等强刺激性调味品；④改善工作、生活环境，结合设备的改造，减少粉尘、有害气体对身体的刺激；⑤生活起居有常，劳逸结合，及时治疗各种慢性疾病，保持每天排便，清晨用淡盐水漱口或少量饮用淡盐水（高血压、肾病患者勿饮盐开水）；⑥适当控制用声，用声不当、用声过度、长期持续演讲和演唱对咽喉炎治疗不利。

（汤莉/文）

## 小小感冒也会让老年人瘫痪

大家都知道脑卒中可能会导致老年人瘫痪在床，但是你知道吗，一个小小的感冒竟也会引起老年人卧床不起，从此瘫痪在床，其中的原因就是过度卧床养病。

通常情况下，引起卧床不起的原因最多见的是脑卒中，此外还有骨折、腰痛、糖尿病、肝病、心脏病等。但对老年人来说，感冒也会成为卧床不起的原因。这是因为人上了年纪后，身体诸器官功能减退，在床上躺着也许会舒服些，但关节、肌肉以及内脏器官却会因为卧床而引起功能加速减退，再加上体力差等原因，在床上休息一星期后，再起床活动，就会感到更加不舒服。举例来说，完全卧床休息，肌肉力量（肌力）降低速率为平均每天 1%，每周为 10%~15%，3~5 周内肌力下降可为 20%~50%，卧床 10 天造成的骨流失量需要 4 个月的恢复时间。可见，卧床休息时机体衰退速度是非常快的。因此，专家建议老年人患病后，不要躺在床上静养，要采取积极的康复措施，就算是脑卒中后也不一定要卧床不起，应该多活动。

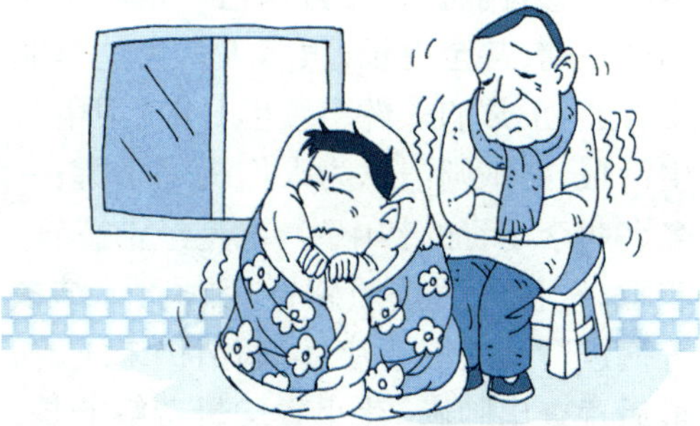

活动关节　老年人不论患什么病，经医生检查，如果认为可以活动身体，应马上开始活动身体各关节。如果错过这一时机，患者关节固定一段时间后就很难再恢复功能。如果患者不能自己活动肢体，家人就要帮助患者进行被动活动。在帮助患者活动某关节中出现痛感时，要轻轻地、慢慢地进行，千万不要勉强，以防引起其他伤害，只要坚持就会有效果。一旦病情好转，就要积极配合医生，采取适当的康复运动。

尽量坐着　对一些重症患者，为了防止瘫痪在床上，最主要的一条就是在病情缓解后，要尽量让患者坐着养病。这是因为坐着比卧床状态会有更多的肌肉、关节参与活动，内脏器官也相对活跃，并能更好地发挥作用，还可促进全身的血液循环，对疾病的康复有利。当然，患者什么时候可以坐着、坐多长时间，都必须得到医生的指导。一旦病情允许就要尽早下床活动。

（文欣/文）

## 年轻人患肺癌者增多，早期症状似感冒

最近，气温变化剧烈，让不少人出现咳嗽等感冒症状，而且病情一拖就是一两个星期，甚至更长，很多人认为这是非常普通、正常的一件事。但日前《卫生与生活报》的一则消息为人们提了个醒：一名名叫李小青的初中生，也是经常感冒、咳嗽，医生先后按照感冒、肺炎、肺结核等病进行诊断性治疗，但病情仍未缓解，最后竟查出肺癌。让小青父母费解的是，以往只听说中老年人得肺癌，为什么这么小的孩子也会患肺癌呢?

### 青少年肺癌发病率增高

“近年来青少年肺癌的发病率有逐年增高的趋势。”重庆医科大学附属第二医院肿瘤科主任张献全说，现代社会由于生活方式、饮食结构、环境污染、社会压力等各种因素的影响，青少年肺癌患者的比例正在逐年增多。据有关文献报道，发病年龄最小的仅为2岁。

青少年肺癌的发病特点就是肿瘤生长迅速、恶性程度较高，特别是因为肿瘤确诊较晚，预后比较差。但由于肺癌的发病在早期并没有什么特殊症状，也表现为一般呼吸系统疾病所共有的咳嗽、咳痰、胸痛、发热等，因而易被人们误认为是感冒。再加上此时正是感冒高发季节，肺癌更易被人们忽视。

### 定期体检复查胸片以早发现

其实，不仅是老百姓对肺癌不了解，很多临床医生在碰到年轻的咳嗽、低热患者，也习惯性当作是肺炎或者肺结核治疗，认为肺癌是老年人的事。有资料显示，有八成肺癌患者在初次治疗时都有被误诊的经历。因此，当经医生治疗一段时间，但症状仍未缓解时，患者最好换家医院再做详细的检查。

张献全表示，要做到早发现、早治疗，最有效的方法还是行肿瘤标记物等检查，每年查一次胸片。有条件者最好定期进行肺部低辐射剂量螺旋CT检查，这可明显提高早期肺癌的检出率。

### 防肺癌警惕这四种症状

像大多数恶性肿瘤一样，肺癌的病因目前尚不清楚，因此张献全提醒，青少

年朋友如有以下四种表现之一，应高度警惕肺癌的可能。

首先是不明原因的刺激性干咳或痰中带血，经多种抗生素治疗无效或暂时有效，特别是排除了肺结核、支气管扩张、慢性阻塞性肺疾病（COPD）等；其次是持续固定的胸痛，但无胸部体征；然后是肺部病灶经系统抗痨和抗生素治疗变化不明显或者病变缩小消失，短时间内又出现；最后是出现原因不明的肺不张。

还需注意的是，肺癌也是一种生活方式性疾病，戒烟，锻炼身体，避免接触化学毒物和放射性物质，1/3 的肺癌可以预防。那些已确诊肺癌的患者，也不要灰心。随着科学的发展，特别是分子靶向药物的应用，肺癌也将成为一种慢性病，长期治疗就可以带癌生存。

（向娇/文）

## 严重低钠血症可能是肺癌

年逾花甲的张大爷因不明原因乏力、恶心呕吐 2 天入院。既往体健，有 30 多年抽烟史。查体：血压 120/70 毫米汞柱，呈嗜睡状态，心肺无阳性体征，肝脾未触及，双下肢无水肿。血电解质：$K^+$4.5 毫摩/升，$Na^+$102.5 毫摩/升，$Cl^-$ 82.1 毫摩/升，血糖 5.6 毫摩/升，血浆渗透压 255 毫摩/升，尿渗透压 556 毫摩/升，24 小时尿钠排出量为 307.5 毫摩/升，血常规、肾功能、肝功能正常；腹部 B 超、头颅 CT 未见异常。胸片示：左下肺占位病变，大小约为 3 厘米×1.5 厘米。

该患者一不咳嗽、咯血，二不胸痛、气促，也未乏力、恶心呕吐，但经皮肺穿刺活检示小细胞肺癌。最后诊断为肺癌合并低钠血症。

少部分肺癌患者早期可出现低钠血症，临床表现为恶心、呕吐、乏力等，多见于小细胞肺癌。1938 年研究发现低钠血症与肺癌有关；1957 年再次发现支气管肺癌病人有低钠血症，同时肾脏大量排钠，认为是抗利尿激素分泌异常增多导致，并命名为抗利尿激素分泌异常增多综合征（SIADH）。

迄今已发现伴有 SIADH 的疾病 60 多种，但多数为恶性肿瘤，以肺癌最为常见，其中小细胞肺癌占 90%。此病例提示，对于老年患者，不明原因的顽固性低钠血症，特别是长期吸烟的患者，应高度警惕肺癌的发生。

SIADH 是由于内源性抗利尿激素（精氨酸加压素，简称 AVP）持续性分泌，使水排泄发生障碍，当水摄入过多时，可引起低钠血症及有关临床表现。轻症患者可无症状。当血清钠浓度低于 120 毫摩/升时，可出现软弱无力、嗜睡，甚而精神错乱、惊厥、昏迷，如不及时处理，可导致死亡。

SIADH 的治疗首先要去除病因。肿瘤合并 SIADH 可随肿瘤的切除、放化疗发挥作用而使血钠恢复正常。有学者报道，小细胞肺癌合并 SIADH 患者于化疗后肿瘤缓解期，不限制水摄取而 SIADH 症状消失。

另外要严格限制水的摄入量。一般每日进水量应限制在 800~1000 毫升，同时进食高钠食品。轻症患者通过限水治疗，低钠即可纠正。对于急性低钠或者慢性低钠患者伴发神经系统症状者，可静脉输注 3%~5%氯化钠溶液 200~300 毫升，同时静脉注射呋塞米 20~40 毫克，排出水分，但必须纠正因呋塞米引起的低钾或其他电解质的丧失。低钠血症改善后，仍应注意限制水分，以免再次发生水中毒。

（罗学宏/文）

## 老年人呼吸变粗要警惕

仔细观察常能发现，不少老年人的呼吸会变粗，呼吸声音也会变大。这是正常衰老，还是疾病征兆？

专家表示，大多数情况下，呼吸系统因衰老产生的变化，并不会导致呼吸声变粗、变大，这些特征更多地出现在患有呼吸系统疾病的人身上。事实上，老年人的呼吸比年轻人还要弱一些，只是有时会在睡觉时出现呼吸不规律的情况。因此，一旦发现老年人呼吸短促，呼吸声变粗、变大，应引起足够的重视，并到医院进行相应的检查，如心功能、肺功能以及心脑血管等情况，再确定病情。

相比较呼吸声变粗，其实更应该注意的是呼吸急促、困难现象。它通常是因为心肺功能衰弱造成的，在活动之后出现最多，睡觉时容易发生呼吸暂停。

因年龄增长引起的生理变化都可以延缓，心肺功能自然也不例外。可以在空气新鲜的环境里锻炼，特别是多做些深呼吸运动。也可以选择做些腹式呼吸锻炼，配合打太极拳、练气功等，不仅可以改善呼吸系统的功能，还能调整和提高全身的功能水平。

（官玲/文）

## 老年人噎食可能有食管憩室

有不少老年人在吃饭时，特别是吃比较干的东西，或吃得比较快时，会有被食物噎住，难以下咽的感觉。他们以为是患了食管癌，可到医院检查却发现是一种被称为食管憩室的疾病。食管憩室是食管壁局限性向外膨出所形成的一个囊袋，其主要症状为吞咽困难和食物反流，是常见的食管良性疾病之一，可以单发或多发于食管的任何部位。最常见的好发部位是在咽与食管的连接部、食管中段平气管分叉附近和食管的膈上部分。在我国多见于中老年人，男性发病率是女性的3倍。

食管憩室症状的轻重，与憩室类型及发展程度有关。初期多无症状，或有咽异物感及短暂的食物停滞感，口涎增多。随着憩室的扩展和不易排空，可表现为缓慢的进行性下咽困难，打嗝反胃，反流出未经消化的食物及黏液，并与体位改变有一定关系。

（1）咽食管憩室发生在咽下缩肌与环咽肌之间的薄弱区，其症状多明显，并会逐渐加重。有些患者进食时颈根部饱满或出现包块，多位于左侧，能通过手法按摩排空憩室。有的患者于饮水时可听到含漱声，多有口臭。巨大憩室可出现明显的压迫症状，如声音嘶哑、呼吸困难、严重吞咽困难甚至不能进食，可发生营养不良，出现水肿或恶液质。

（2）食管膈上憩室常有与体位有关的间歇性呕吐及胸背疼痛，有时类似于心绞痛。

（3）食管中段牵引型憩室多数无症状，多在X线检查时偶然发现。反流亦

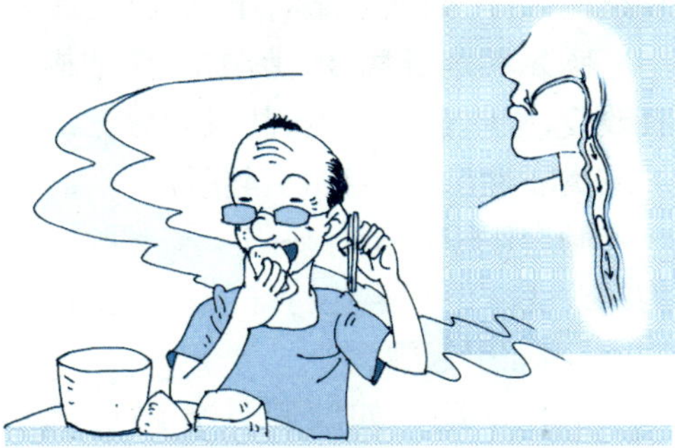

常在夜间，因反流物被误吸会出现呛咳，使患者从睡眠中惊醒，伴有窒息感。常引起呼吸道症状，甚至会发生肺脓肿。

少数咽食管憩室之所以发生癌变，可能是由于食物及分泌物长期刺激所致；患者习惯性地按压颈部以利于憩室排空，这也可能是癌变的一个原因。在服钡剂造影时如发现憩室内壁不光滑，应高度怀疑憩室癌变，需进一步检查。

轻度憩室患者可在餐后慢慢饮一小杯水，以冲刷憩室，利于餐后憩室的排空，以免诱发憩室炎症、癌变。平时的饮食宜软，不可食用刺激性食物，以免引起食管痉挛及呕吐。症状比较严重或较大的憩室，保守治疗通常不能解决问题，需要手术治疗。

（万子楠/文）

## 慢性腹泻莫大意

腹泻日期短而次数频繁为急性腹泻。而慢性腹泻，是指腹泻超过2个月或者反复发作。

慢性腹泻的发病原因要比急性腹泻

复杂而多样,归纳起来有下列几种:

肠黏膜本身病变　肠黏膜在结构上有改变,吸收能力减退,甚或有分泌的增加或炎症性渗液,因而引起腹泻。

肠道运输功能有缺陷　肠黏膜无结构的改变,但有某些特殊的运转功能和缺陷,因而引起腹泻。

消化缺陷　如胰腺外分泌功能不足,可导致肠腔内存在大量未经消化而不能吸收的溶质,引起高渗性腹泻。

胆盐性腹泻　因胆盐缺乏所致的脂肪消化吸收不良,也可引起腹泻。

肠功能紊乱　很多疾病可促进肠道的运动,减少经肠时间,使肠内容物不能很好地与黏膜相接触,因此影响消化吸收而发生腹泻。神经性腹泻(如甲亢、糖尿病)、迷走神经切除术后腹泻属于此类。

某些内分泌腺疾病和肿瘤引起的内分泌紊乱　多种内分泌疾病和肠道外肿瘤可伴有腹泻。内分泌疾病如甲亢、甲减等均可引起腹泻。此外,某些肿瘤也能因某种激素分泌过多引起腹泻。

由胰腺、肝胆系统和小肠各种疾病引起的慢性腹泻,常伴有吸收不良综合征。而结肠疾病伴腹泻者,一般无明显吸收不良症表现。常见的有慢性菌痢、慢性阿米巴结肠炎和血吸虫病性结肠炎。

慢性腹泻在老年人中非常多见。因此提醒老年患者,对慢性腹泻莫大意,一定要到医院检查,找出腹泻原因,以便早治疗。

(叶如美/文)

## 不明原因贫血,警惕消化道肿瘤

半年前,金女士因持续发热39 ℃,全身乏力,怀疑是白血病而到哈尔滨医科大学附属四院血液科就诊。通过血液化验、骨穿、染色体等检查,最终确诊金女士患的是菌血症、缺铁性贫血,而非白血病。当告诉她仍需要进一步检查确认贫血病因时,金女士却以家中无人照顾宠物狗为由,要求回家调养。最近,金女士出现了血便、排便不规律、低热等症状,再次来院就诊,被确诊为肠癌,而且已是中晚期。

据血液科洪珞珈主任介绍,消化道肿瘤、消化道溃疡、胃切除术后、女性月经量增加、痔疮、儿童生长发育期、女性妊娠、寄生虫是导致缺铁性贫血最常见的几大病因。对于40岁以上的人来说,最常见的贫血病因是消化道肿瘤、消化道溃疡。金女士就是因为患有肠肿瘤而导致贫血,可是由于没有及时查找病因,因此耽误了治疗时机。

(刘宇/文)

## 感染大肠杆菌，健康隐患大

加拿大研究人员在新一期《英国医学杂志》上报告说，他们对曾感染大肠杆菌者的长期跟踪调查发现，这些人在数年后出现高血压、心脏病及肾脏疾病的风险要比其他人高。

加拿大沃克顿地区在2000年由于水污染曾爆发大规模的O157型大肠杆菌疫情，数千人感染。研究人员此后的调查显示，那些曾感染O157型大肠杆菌的人日后出现高血压和心脏病的风险约是其他人的2倍，出现肾脏疾病的风险约是其他人的3倍。

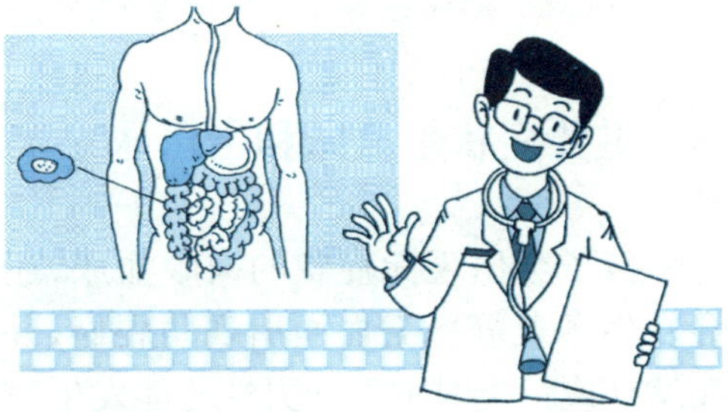

研究人员认为，这可能是因为O157型大肠杆菌释放的毒素引起血管内膜发炎，使血压升高并因此增加了心脏病患病风险。此外，毒素也会对肾脏产生慢性损伤，增加肾脏疾病发病风险。研究人员建议，大肠杆菌感染者在日后的体检中应关注自己的血压，最好能够定期到医院评估肾功能以及患心脏病的风险。

（黄堃/文）

## 不良心态可致胃癌

胃癌是全球第二大常见恶性肿瘤，仅次于肺癌。我国是胃癌的高发区，每年新发现40万胃癌患者，占世界胃癌发病人数的42%。现代医学认为，胃癌的发生不仅同生物体本身及周围环境有关，而且同社会和心理有很大关系。

胃癌在中医属“噎膈”，中国古医书中有“多起于忧郁，忧郁则气结于胸，噫而生痰，久则痰结成块，胶于上焦……”（明代邵达《订补明医指掌》）及“此由忧恚则气结，气结则不宜流，使噎”（隋代巢元方《诸病源候论·噎膈》）的说法。

有研究显示，A型性格、情绪自我调节差、10年内有较严重精神创伤及长时间精神处于压抑状况者胃癌发病率高。究其原因，可能为不良的心理很容易造成不良的行为和习惯，包括饮食起居以及嗜好等，再加之环境致癌因素的作用，从而导致胃癌的发生。

另外，精神创伤尚可抑制免疫系统，也增加了癌症的易感性。有关学者将近10年来胃癌相关心理因素及烟酒茶嗜好的病例做对照研究，结果表明，性格忧郁、精神压抑、精神创伤、饮酒、吸烟为我国居民胃癌发病的危险因素；而饮茶为保护因素，可能与茶叶中的主要成分多酚类的生物活性有关。

因此，降低患胃癌风险的首要措施是，提高人们的心理素质和在各种环境下的适应能力，包括注意心理健康、保持乐观情绪、培养良好的心理素质、增强自我调节能力。

（朱超慧/文）

## 儿童青少年血尿或患胡桃夹综合征

胡桃夹综合征就是左肾静脉压迫综合征，好发于青春期至40岁左右的男性，13~16岁的少年比较多见。

### 孩子发育较快时会出现这种病

从解剖上看，右肾静脉径直注入下腔静脉，行程短而直。而左肾静脉则需穿过腹主动脉和肠系膜上动脉之间的夹角，跨越腹主动脉前方始能注入下腔静脉，因此左肾静脉远较右肾静脉长。正常时，肠系膜上动脉与腹主动脉之间的夹角被肠系膜、脂肪、淋巴结和腹膜等所充塞，使左肾静脉不致受到压挤。在青春期发育较快、身高迅速增长、脊柱过度伸展、体形急剧变化或肾下垂等情况下，左肾静脉在这个夹角中的日子就不好过了，会受到挤压，引起血流变化和相应的临床症状。

### 主要症状是血尿和蛋白尿

孩子会出现无症状的肉眼血尿，还会发生睾丸静脉淤血而出现肋腹痛，并在站立或行走时加重，男性还能发生精索静脉曲张。

### 治疗采取保守和手术两种方法

保守治疗适用于大部分儿童患者，对于反复镜下血尿或间断短时肉眼血尿，但没有贫血腹痛者，临床上可以观察随访。一方面可以等待侧支循环建立，另一方面肠系膜上动脉起始部周围脂肪结缔组织增加，可使左肾静脉受压程度得到缓解。有些孩子观察一段时间后血尿情况明显改善。

对一些严重持续反复血尿、出血疼痛、精索静脉曲张的儿童或成人患者，保守治疗效果差，就需要手术治疗了。

（陈锦屏/文）

## 感冒后水肿、血尿须当心肾炎

春季天气忽冷忽热，早晚低温，细菌、病毒非常活跃，上呼吸道感染极易流行，导致急性肾炎患者也有所增多。在上呼吸道感染后尤其是反复发作扁桃体炎时要小心，提高警惕，抓住肾炎的蛛丝马迹。

在引发肾炎的病因中，上呼吸道感染占 60%~70%，如感冒、扁桃体炎、急性咽炎等，如果不及时有效控制感染，就很有可能诱发肾脏疾病。急性肾炎大多在咽痛或上呼吸道感染后 1~2 周发病。发病时表现为：轻重不一的食欲减退、疲乏无力、恶心呕吐、头痛；部分患者感染没有控制则可出现发热，体温一般在 38 ℃左右；小便量减少，颜色深而混浊，继而出现肉眼血尿，但持续时间不长，数天后多转为镜下血尿；绝大多数患者尿常规检查都有蛋白，肌酐、尿素氮迅速升高，一般病后 2~3 周尿蛋白转为少量或微量，2~3 个月消失，如持续性蛋白尿则是转变为慢性肾炎的表现。

老年人患急性肾炎，其预后在急性肾炎患者中最差。许多人感冒后出现咽喉疼痛，并且疲劳易睡；水肿、乏力、恶心、呕吐、偶有尿急时，不会把它们和肾脏疾病联系起来，再加上肾脏具有较强的代偿能力，早期肾脏损害往往症状不明显，容易被忽视。

因此，老年人要做有心人，感冒后一旦察觉到身体发出的异常信号，如晨起眼睑水肿，感觉眼皮重，眼睛睁不开；下午脚肿，鞋子变紧；腰酸；乏力；胃口差；小便颜色变深、发红，有较多泡沫，夜尿增多、少尿等；轻度贫血；不明原因高血压等，一定要赶紧去医院看病，应尽快去医院查尿常规、尿微量白蛋白、肾功能和肾脏 B 超，以排除肾脏病变。

（毛映月/文）

## 糖尿病患者须警惕“黄昏现象”

糖尿病患者对“黎明现象”可能都有所耳闻，也会小心提防。黎明现象是指糖尿病患者黎明时分出现的高血糖症。这类患者白天时血糖控制还算满意，就是每天早晨血糖很高。仔细测定血糖可以发现，患者前半夜血糖还不太高，大概从清晨 4 时许血糖逐渐升高，到早晨查血糖时，血糖已经相当高了，这就是所谓的“黎明现象”。

“黄昏现象”与“黎明现象”的情况相

同,是黄昏时候出现的高血糖现象。为什么这两个时段较其他时段特殊呢？这与人体内的升糖激素(生长激素、肾上腺皮质激素、儿茶酚胺、胰高糖素)在24小时内的节律性分泌有关。通常情况下,人体内分泌的升糖激素从零点开始增加,至凌晨4:00—6:00达到高峰，然后下降,17:00—19:00是升糖激素分泌的另一个高峰。正常人的基础胰岛素分泌会随着升糖激素的增加而增加，以保证血糖的正常。但是糖尿病患者却因为其体内基础胰岛素分泌不足，不能有效抵制升糖激素带来的升糖作用，而药物使用时未能考虑到这一点，药效不够而导致高血糖。胰岛素分泌与升糖激素的节律性分泌不协调,是产生这两种现象的原因。

也有些患者“黄昏现象”发生得较晚,为睡前高血糖。目前“黄昏现象”没有一个规范的诊断标准,但通常认为餐前或睡前血糖高于饭后2小时血糖1~2毫摩/升的,为“黄昏现象”。“黄昏现象”和“黎明现象”一样可以避免,只要药物监管到位,药效时间把握准确便可。也还可以从以下几个方面入手来应对“黄昏现象”。

(1)可将午餐分两次吃,避免一次血糖过高的情况。

(2)注意运动,在午饭后2小时做30~60分钟的运动。一般每分钟步行100步为一个运动单元，可以消耗热量334.7~418.4焦(80~100卡),有效降低血糖。

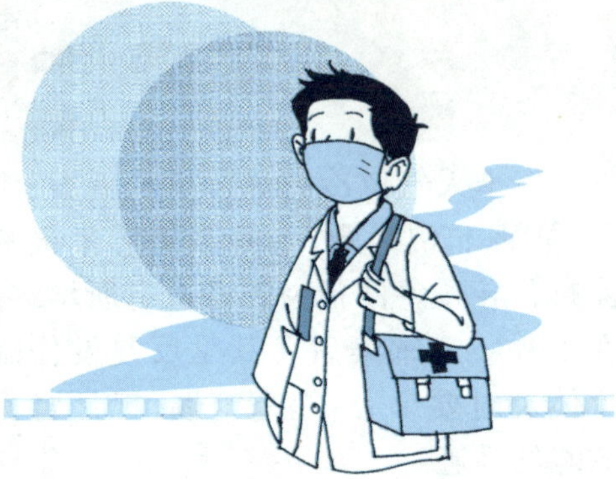

(3)可在午餐前改用超短效胰岛素类似物,如诺和锐或优泌乐。

(4)可在早晚餐前用磺脲类降糖药，在早餐前注射一次中效胰岛素，亦可在午餐前使用餐时胰岛素促泌剂，如瑞格列奈、那格列奈等。

(5)2型糖尿病患者发生糖尿病“黄昏现象”较多的,注射胰岛素时最好使用胰岛素泵。

(6)患者也可以将详细的血糖情况交给医生,让医生帮助调整用药,通过药物避免此现象。

因为糖尿病患者低血糖时有症状发生,而对高血糖极可能毫无察觉,所以要预防这种现象的出现，还是要注重血糖的监测。只有监测到位,自己充分了解自身的情况,才可能避免所有的危险因素，做好自我管理。

(秦筠/文)

## 骨肿瘤早期有信号

骨肿瘤患者一般在感受到明显疼痛之前不会有特异表现，但症状只要一出现就意味着病情的恶化，并且会有扩散和转移的现象发生。因此，患了骨肿瘤一定要尽早治疗，患者需要在早期善于发现警示信号。

为了做到早期发现骨肿瘤，应特别注意以下情况并做进一步检查：

（1）疼痛是恶性骨肿瘤的重要症状，开始时为间歇性，后来则发展为持续性，夜间会较明显，晚期疼痛加重，影响工作和休息。

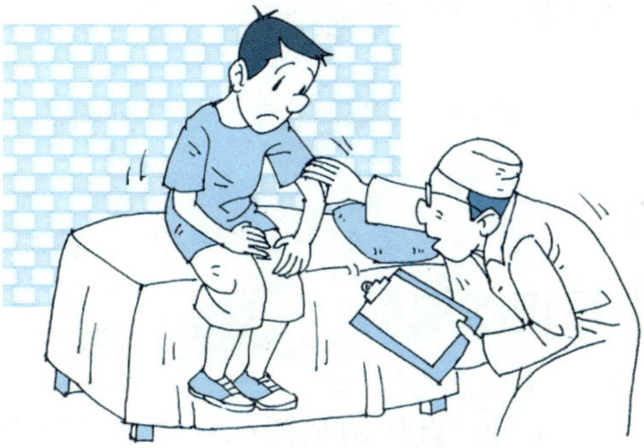

（2）青少年患者自感肢体疼痛与肿胀（或肿块）的部位一致，具有固定性、持续性的特点，夜间痛甚，而且日渐加重。

（3）当感到肢体的疼痛、肿胀不是由于创伤、炎症、风寒等原因所引起时，绝不能掉以轻心，要及时就医。

（4）骨骼上原有良性肿块突然增大且伴有疼痛时，说明可能有恶性病变的趋势。

（5）中老年人出现不明原因的四肢痛、腰背痛，且有进行性加重的趋势时，要警惕有转移性骨肿瘤的可能。

进一步诊断可做血液学检查，高质量、清晰的X线片和磁共振检查也具有重要的诊断价值，疑诊时可做穿刺活检。切记不可切开活检，否则无法进行保肢手术。

（金静/文）

## 腰酸腿痛是骨质疏松的征兆吗

问：我最近觉得腰酸腿痛，哪怕天气很好的时候也会如此，有时全身骨头都会隐隐作痛，请问有骨质疏松的可能吗？

答：中老年人常抱怨腰酸腿痛，有时即便没有着凉、劳累、感冒发热、骨关节疾病等诱因，骨头也会隐隐作痛，这时就要考虑到骨质疏松了。骨痛（特别是腰背痛）是原发性骨质疏松最为常见的症状，疼痛沿脊柱向两侧扩散，仰卧或坐位时疼痛减轻，直立或久立、久坐时疼痛加剧。日间疼痛轻，夜间和清晨醒来时加重，弯腰、肌肉运动、咳嗽、排便用力时加重。

总之,绝经后的女性和55岁以上的男性,一旦出现骨痛,身高、体力下降,骨折等症状,就要高度怀疑是否患有骨质疏松。

（吴国亭/文）

## 排尿不畅须警惕颈椎病

很多老年人有排尿不畅的症状,一般认为是前列腺或膀胱出问题所致,其实颈椎病也会引起这种症状。颈椎部位汇集了人体很多的神经和血管，其中包括支配膀胱括约肌的皮质脊髓束。当出现颈椎松动、椎间盘脱出、骨刺形成及继发性的椎间管狭窄时，神经根和血管就会受到压迫，支配膀胱的神经受压迫后必然引起排尿不畅，甚至出现大小便失禁、瘫痪。当老年人出现排尿不畅,特别是伴有颈肩酸痛、手脚麻木或走路有踩棉花感时，应引起警惕并及时到医院拍片检查,明确诊断。

（姜峰/文）

## 中老年人不可小视楔状缺损

中老年人经常会发现在其牙齿外侧靠近牙龈的地方,有一条楔形的凹槽。有的表浅,没有不适感觉;有些较深,似刀割状,可能引起牙齿对冷、热、酸、甜敏感，严重的还可以引起牙髓的病变、死亡,甚至导致牙齿折断,这在临床上称为“楔状缺损”。

楔状缺损发生的原因很多，一般认为楔状缺损是刷牙时机械摩擦和酸脱钙的共同作用所致。长期不正确的刷牙方法是最常见的诱发因素，另外与牙齿的结构、质地、咬合力、饮食结构等因素也有密切关系。

我们一直强调坚持认真刷牙是维护口腔卫生、预防龋齿和牙周病的最有效手段，但同时我们也必须掌握刷牙的正确方法。有些朋友刷牙的时候牙刷刷毛过硬、用力很大,像拉锯一样在牙面上来回横刷，这样在去除牙面附着污物的同时也磨耗了牙龈组织。牙齿虽然号称人体最硬的组织,但是水滴尚可穿石,更何况我们的牙齿。纯粹由于横向用力刷牙造成的楔状缺损仅仅发生在牙的唇颊面，唇向移位的牙齿和前磨牙区楔状缺损较严重,而且常伴牙龈退缩。有时咬合力不平衡使牙齿承受的力量在牙颈部集中，或者生活工作环境中长期接触酸性物质，也会引起或加重楔状缺损的发生，这类楔状缺损可能发生在牙齿的唇颊面，也可能发生在舌腭面。

如果发现有楔状缺损，应该立即到口腔专科就诊。如果缺损不严重，可用药物进行脱敏治疗，减轻进食时的敏感症状；如果缺损较深，就要用专门的牙科材料进行充填修复，阻断病变进一步发展，保护牙体牙髓组织的健康。

（朱静/文）

## 老年人败血症症状不典型

由于老年人全身状况差，机体免疫力低下，败血症起病隐匿，早期往往缺乏典型症状。如果体温不太高，多为中、低热，热型不规则，寒战少见，甚至体温不升，仅仅表现为淡漠、嗜睡、心率加快等，提示病情严重，病情发展迅速，极易发生感染性休克，尤其是革兰阴性杆菌败血症时更易出现，常伴有不同程度的意识障碍。由于全身各器官功能退化，病情不易控制，常出现心、肺、肝、肾、脑等重要脏器的损害，最终导致多脏器功能衰竭，如急性肾衰竭、昏迷、心力衰竭、呼吸衰竭，甚至肝功能衰竭，水、电解质紊乱和酸碱平衡失调、弥散性血管内凝血（DIC）等。老年败血症可出现脓毒性皮肤疱疹，但白细胞增高不明显，可正常或偏低，核左移也可不明显，血小板计数下降明显，加上原发病感染症状往往掩盖了败血症症状，使老年败血症漏诊和误诊率高。

凡老年患者急性发热，血白细胞总数及中性粒细胞增高、正常或偏低，而无局限于某一系统的急性感染症状时，应考虑有败血症的可能。

（徐静/文）

## 瘙痒拉响身体警报

肝胆病、糖尿病、肾病都有可能出现瘙痒症状。瘙痒不仅是皮肤病的主要症状，很多时候，病根还在身体中。下面是 10 种可能导致皮肤瘙痒的病因。

（1）妊娠晚期，或患肝、胆管疾病，由于血中脂质盐含量增高，刺激皮肤感觉神经末梢，可致皮肤瘙痒。

（2）慢性肾炎、慢性肾盂肾炎患者出现慢性肾功能不全，均可因血中尿素氮增高致使皮肤瘙痒。

（3）糖尿病患者由于血糖浓度增高，皮肤易被细菌感染，也常出现皮肤瘙痒难忍。

(4)部分甲状腺疾病的患者和贫血的患者皮肤也会发生瘙痒,且干燥粗糙。

(5)因为对镍、铝、汞砷、福尔马林、酒精等物品过敏,会发生皮肤瘙痒。

(6)一些恶性肿瘤的早期临床表现也为皮肤瘙痒。

(7)缺乏维生素可发生阴囊部瘙痒。

(8)妇女月经不调、卵巢病变、外生殖器感染等,可出现外阴部瘙痒。

(9)患脑肿瘤的患者,鼻孔处常有剧烈且持久的瘙痒。

(10)患直肠炎、痔疮、直肠肿瘤和蛲虫病,肛门周围常剧痒难忍。

(杨静/文)

## 腮肿当心干燥综合征

一般人认为腮帮子肿了就是得了腮腺炎,其实不然,老年人如果出现腮帮子肿了,要当心干燥综合征。干燥综合征的患者虽然大多以口干、眼干为主要表现,但是也有将近40%的患者表现为反复发作的腮腺肿大。这是由于大量淋巴细胞浸润腮腺,引起腺体萎缩、结缔组织增生所致。干燥综合征是一种以侵犯腺体为主要表现的弥漫性结缔组织疾病,当疾病累及内脏后,会引发肾衰竭和呼吸系统衰竭,严重的甚至会危及生命。由于这种疾病早期症状酷似腮腺炎,往往易被忽视。因此,老年人发生腮腺肿大应及时到医院诊治。

(薛颖萍/文)

## 迎风流泪?原来是患有球结膜松弛症

70多岁的王阿婆每年秋冬天一出门吹到风,双眼就泪流不止。她看过不少医生,点过多种眼药水,但流泪症状仍不见好转,近两年来迎风流泪症状越来越重,严重影响了她的正常生活和社交活动。

### 泪道阻塞、功能性溢泪都会导致流泪不止

泪液经泪小管、泪囊、鼻泪管进入鼻腔,泪道任一部位有问题都会影响泪液的引流,引起流泪。要排除泪道问题首先要进行泪道冲洗,用泪道冲洗针头将生理盐水通过泪小管注入泪道。如果大部

分冲洗液流入咽喉，则表明泪道畅通。如果鼻腔、咽喉处没有水，却从泪小管反流出来，或伴有黏、脓性液体流出，说明存在泪道阻塞或慢性泪囊炎。

对于泪道冲洗通畅但仍伴有溢泪者，需考虑“功能性溢泪”。临床上功能性溢泪常见病因有泪液泵功能不全、球结膜松弛症、泪阜肥大、下眼睑皮肤松弛、泪点及眼睑位置异常、鼻炎等。

## 球结膜松弛引得眼泪汪汪

王阿婆双眼泪道冲洗通畅，排除了泪道阻塞的可能，接下来要明确功能性溢泪的原因。眼表检查发现，其球结膜松弛明显，并堆积在眼球与下睑缘、内眦部、外眦部之间形成皱褶，引起眼球表面泪液异常，长期流泪致使外眦部皮肤浸渍糜烂、灼痛不适。

另外，秋冬季节户外的冷空气使泪腺分泌反射性地增加，超过泪道的引流能力，进而引起眼泪外流。如果泪道完全堵塞，无刺激也会流泪。往往有部分患者结膜无明显充血，眼睛表面无异物及炎症，亦无明显倒睫，泪道冲洗也通畅，但是流泪症状明显，老年患者就要考虑是否存在球结膜松弛症了。

随着年龄的增长，覆盖在眼白表面的那一层“皮肤”会发生松弛，叫作球结膜松弛症。松弛的球结膜会阻碍泪液的流向，也可直接阻塞下泪小管开口处，导致泪液引流障碍出现溢泪。由于每个人球结膜松弛的部位和程度不同，所以引起症状的严重程度也不尽相同。

## 迎风流泪解决方案

针对不同原因引起的迎风流泪，其治疗方法也不同。

对于泪道阻塞者，根据泪道阻塞的程度和部位，可通过泪道冲洗、泪道探通、泪道激光、泪道置管术、鼻泪管吻合手术等方法治疗。

对于功能性溢泪患者，针对不同病因，可通过下睑眼轮匝肌缩短加固术，治疗下眼睑皮肤松弛和下眼睑高张力。其中，结膜松弛症引起的迎风流泪，症状轻者可通过药物、物理等方法缓解，如局部按摩和湿毛巾热敷、给予人工泪液制剂、皮质类固醇或抗组胺类药物治疗。如果结膜松弛症状严重，则需要手术治疗。

（朱皓皓/文）

# 睑内翻不容忽视

随着生活水平的提高和平均寿命的延长，人们对生存质量的要求越来越高，所以目前到眼科就诊的慢性睑内翻的中老年患者日益增多。

黄老先生今年70岁,他的双眼下睑患有严重睑内翻，整排睫毛倒向眼内摩擦着角膜,使他倍感痛苦。后去医院,经过认真检查并及时实施了下睑缝线法矫正下睑内翻,使病情得到了根治,解除了他多日来的病痛。

老年性睑内翻分为上睑内翻和下睑内翻两种,主要是由于眼肌无力、眶隔薄弱和皮肤松弛所致，除了严重影响视力外，它的临床表现还有上下睑向眼球方向卷曲，导致睫毛卷进结膜囊与角膜接触摩擦角膜,患者会出现眼红、分泌物增多和眼睛磨痛的感觉,时间长了,卷曲的睫毛会将角膜损伤而影响视力，使眼睛感染,因此潜在的危害很大,必须及时治疗。治疗主要通过手术完成。

（李彦荣/文）